血液疾病生物治疗护理手册

名誉主编 范 利 曹 丰
主 编 勇琴歌 张丽娟

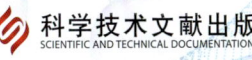

科学技术文献出版社
SCIENTIFIC AND TECHNICAL DOCUMENTATION PRESS

·北京·

图书在版编目（CIP）数据

血液疾病生物治疗护理手册/勇琴歌，张丽娟主编. —北京：科学技术文献出版社，2025.4
ISBN 978-7-5235-1268-5

Ⅰ.①血… Ⅱ.①勇… ②张… Ⅲ.①血液病—生物疗法—手册 Ⅳ.① R552-62

中国国家版本馆CIP数据核字（2024）第066427号

血液疾病生物治疗护理手册

策划编辑：任冬玲　责任编辑：帅莎莎　任冬玲　责任校对：宋红梅　责任出版：张志平

出 版 者	科学技术文献出版社
地　　址	北京市复兴路15号　邮编 100038
编 务 部	（010）58882938，58882087（传真）
发 行 部	（010）58882868，58882870（传真）
邮 购 部	（010）58882873
官方网址	www.stdp.com.cn
发 行 者	科学技术文献出版社发行　全国各地新华书店经销
印 刷 者	北京地大彩印有限公司
版　　次	2025年4月第1版　2025年4月第1次印刷
开　　本	787×1092　1/32
字　　数	283千
印　　张	11.75
书　　号	ISBN 978-7-5235-1268-5
定　　价	88.00元

版权所有　违法必究

购买本社图书，凡字迹不清、缺页、倒页、脱页者，本社发行部负责调换

编委会

名誉主编 范 利　曹 丰

主　　编 勇琴歌　张丽娟

副主编 王永华　杨 波　辛海莉

编　　委（按姓氏笔画排序）

王 贝	王 锐	王 璐	王美英	王意涵	王鑫淼	亓丽君	石瑞君	史小慧
吕忠霖	朱惠雅	刘 欣	刘 娟	刘 霞	刘亚男	杜 辉	李 乔	李 录
李 娜	李 菲	李佳楠	李玲霞	李梦凡	李梦圆	李慧敏	杨金玲	杨爱玲
肖 秧	吴亚妹	沈古薇	宋瑞睿	张 倩	张玉婷	张卉春	张珊珊	张海丽
张馨月	陈 丹	陈亚玲	陈芫敏	陈莉伟	苑平平	范方毅	易 海	周 琳
周洁琼	郑佳蕾	郎蒙蒙	赵 喆	荀海杰	钟亚迪	姚 浩	秦 然	莫 叙
殷 华	栾松华	高 妍	郭 搏	黄 晴	常 浪	寇雪琴	蒋丽娟	蒲红斌
廖 芳	翟 冰	暴 雨	潘仙娜	薛晓娟				

学术秘书 王 贝　张玉婷

主编简介

勇琴歌

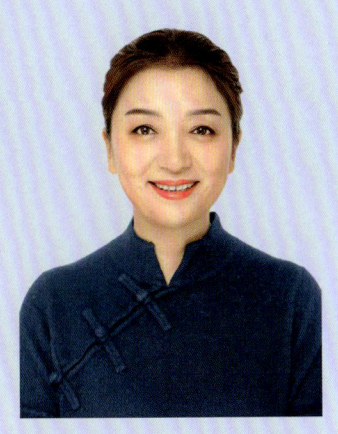

本科学历,解放军总医院第二医学中心健康医学科副主任、副主任护师,担任中华护理学会老年护理专业委员会委员、北京护理学会理事、中国老年医学学会数字诊疗分会副总干事、中国老年医学学会医疗照护分会委员。在老年心内科及护理管理岗位工作近30年,长期从事保健护理、护理管理和教学培训工作,有丰富的老年专科护理和保健护理管理经验。获得国家二级心理咨询师、认知训练师、老年健康照护培训师、航空医疗救护等资质。作为第一作者/通讯作者发表 *SCI*、*Medline*、核心期刊论文40余篇。主编/副主编老年护理相关专著6部,参编中国老年医学学会医疗照护国家级规划教材10余部。主持/参与国家重点研发计划等省部级以上课题10项。获国家发明专利3项、实用新型专利3项。

主编简介

张丽娟

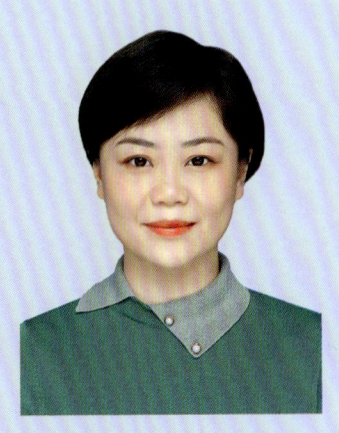

解放军总医院第二医学中心血液科护士长,副主任护师,担任中国老年医学学会医疗照护分会委员、中国老年医学学会血液学分会委员。在老年消化、血液科工作近20年,长期从事老年临床护理及科研教学工作,积累了丰富的相关专科疾病观察、急救配合的护理经验,尤其是照护及管理400余例化疗及免疫治疗老年患者,对老年淋巴瘤、多发骨髓瘤患者专科及生物免疫治疗过程中的综合护理有一定研究。获得老年健康照护培训师、肿瘤专科护士等资质。作为第一作者发表论文8篇,参编中国老年医学学会医疗照护国家级规划教材3部。参与军队及院级课题3项,获国家实用新型专利5项。参加的中华护理学会及中国康复研究中心个案汇报分获一等奖及二等奖,获军队科学技术进步奖二等奖1项。

序

自 20 世纪五六十年代起，人类开始对骨髓造血干细胞移植治疗白血病和造血衰竭疾病进行临床应用研究，70 年代以后其逐步在临床被广泛应用。1997 年，靶向 B 淋巴细胞分化抗原 CD20 分子、用于治疗 B 细胞淋巴瘤的利妥昔单抗获批上市，成为首个抗癌单克隆抗体类药物。2001 年，靶向致病性融合基因 *Bcr/Abl* 编码蛋白的小分子抑制剂伊马替尼获批上市，成为首个抗癌小分子靶向药物。自 20 世纪 80 年代起，免疫细胞疗法在血液肿瘤中也开始进行临床应用研究，包括细胞因子诱导的杀伤细胞（cytokine-induced killer cell，CIK cell）、自然杀伤细胞（natural killer cell，NK cell）、树突细胞等各种免疫细胞都被开发并应用于临床。2010 年以后进入以嵌合抗原受体 T 细胞治疗为代表的基因工程化免疫细胞时代。经过 40 年发展，抗体药物、靶向药物、免疫治疗、细胞治疗成为继化疗、移植后一种新型的治疗方法，即生物治疗。显然，血液病的治疗已进入"无化疗"时代。

血液病的生物治疗在新药研发中是最为活跃的领域之一，每年都有大量的创新药物进入临床。这些新药的使用对于临床医务人员尤其护理人员是一个新事物，他们在具体落实患者的治疗过程当中，面临着全新的挑战。解放军总医院第二医学中心血液科是国内优秀的老年血液专科，科室的医护人员在多年的临床实践过程当中，针对各类生物治疗药物的应用，特别是在对百岁老人应用生物治疗药物进行护理的过程中积累了宝贵的经验，使很多患者转危为安。他们在患者用药过程当中针对出现的各种不良反应做到提前预防、早期发现、早期干预，实现合理用药、安全用药，最终使患者达到预期的治疗目标。这在临床护理观察和照护中极为重要，尤其对罕见致死性不良反应，而对此，解放军总医院第二医学中心血液科团队都能够早期发现并及时给予恰当处置。

本书为生物治疗药物的临床应用提供了非常全面、系统、深入和实用的指导，既拓展了药物说明书的内容，也对临床合理用药、联合用药甚至对药物不良反应的早期发现及其护理要点，提供了宝贵的意见和指导。本书是一种全新的尝试，未来随着新药的不断出现，也会不断地更新，做到与时俱进、满足临床的需要。

最后，希望本书的内容能够使更多的患者获益，使他们不会因为出现轻度不良反应而终止治疗，同时使致死性不良反应在早期能被发现并得到有效控制。如此则是本书的出版目的。是为序。

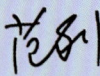

前 言

血液系统疾病是指原发或累及血液、造血器官和组织的疾病,其发病率在我国逐年上升,严重危害了人类健康。生物治疗经过40年的发展,已经成为血液疾病治疗的主力军,也为患者带来了新的希望。目前,国内外血液病生物治疗药物及技术推陈出新,为提高临床护理人员生物治疗的理论知识和操作技能,规范和指导他们在生物治疗期间的护理行为,我们组织了相关领域的医疗、药理、护理专家,编写了《血液疾病生物治疗护理手册》。

本书基于循证基础、结合临床实际、突出护理特色,研究国内外生物治疗发展现状,并针对国内血液疾病常用生物治疗方法,从护理学科的角度,介绍了药物作用,详述了药物保存与配制、给药方法和常见不良反应的预防、观察及处理,同时,充分结合临床实际用药经验,总结出高龄老年患者群体的生物治疗和护理方法,旨在为各级医院临床安全应用生物治疗提供全面和细致的指导依据。

全书共分为5篇:第一篇主要阐述生物免疫治疗、分子靶向药物治疗、生物细胞治疗、免疫调节治疗的概念、发展历程及展望;第二篇至第五篇,完整地介绍了常用单克隆抗体药物、常用分子靶向药物、生物细胞治疗、免疫调节治疗药物的作用、保存与配制、给药方法及常见不良反应的预防、观察及处理，内容紧密贴合临床，具有较强的临床实用性。

本书主要供各级医疗机构的临床护理人员使用，便于护理同行在临床实践中参考。

本书在编写过程中得到了多家医疗单位的大力支持。在此向各位编者及所有帮助本书编写的同人表示诚挚的感谢。感谢科学技术文献出版社对本书出版工作的大力支持。

由于生物免疫治疗手段在不断发展，加之编者的水平有限，书中内容如有不当和遗漏之处，还望广大读者不吝指正，我们也会积极汲取宝贵建议，不断修订更新，以保持内容的科学性、实操性、时效性。

目 录

第一篇 生物免疫治疗概述 ·· 1

第一章 生物免疫治疗的发展及应用 ·· 2
一、定义 ··· 2
二、发展沿革 ··· 2
三、现况及展望 ·· 5

第二章 分子靶向药物治疗概述 ··· 8
一、常用分子靶向药物治疗的血液疾病 ·· 8
二、常见分子靶向治疗药物 ·· 10
三、分子靶向治疗药物的适用范围 ··· 12
四、分子靶向治疗药物的发展前景 ··· 12

第三章 生物细胞治疗概述 ·· 14
一、免疫细胞治疗技术 ·· 14
二、干细胞移植技术 ··· 19

第四章 免疫调节治疗概述 ………………………………………… 22
一、免疫治疗的分类 ……………………………………………… 22
二、免疫调节剂类型 ……………………………………………… 23
三、免疫调节治疗的主要应用 …………………………………… 24
四、免疫调节治疗的发展前景 …………………………………… 25

第二篇 常用单克隆抗体药物 …………………………………… 27

第五章 CD20 单克隆抗体 ………………………………………… 28
一、利妥昔单抗 …………………………………………………… 28
二、奥妥珠单抗 …………………………………………………… 40

第六章 CD79b 单克隆抗体 ……………………………………… 54
维泊妥珠单抗 ……………………………………………………… 54

第七章 CD30 单克隆抗体 ………………………………………… 61
维布妥昔单抗 ……………………………………………………… 61

第八章 CD38 单克隆抗体 ………………………………………… 70
达雷妥尤单抗 ……………………………………………………… 70

第九章 CD3-CD19 双特异性单克隆抗体 ……………………… 77
贝林妥欧单抗 ……………………………………………………… 77

第十章 免疫检查点抑制剂 ……………………………………… 85
一、帕博利珠单抗 ………………………………………………… 85

二、纳武利尤单抗 · 90
　　三、替雷利珠单抗 · 97
　　四、卡瑞利珠单抗 · 104
　　五、信迪利单抗 · 110

第十一章　IL-4 和 IL-13 信号通路抑制剂 · 121
　度普利尤单抗 · 121

第十二章　IL-6 受体抑制剂 · 127
　托珠单抗 · 127

第十三章　补体 C5 抑制剂 · 132
　依库珠单抗 · 132

第三篇　常用分子靶向药物 · 139

第十四章　*Bcr/Abl* 融合基因酪氨酸激酶抑制剂 · 140
　　一、甲磺酸伊马替尼 · 140
　　二、尼洛替尼 · 143
　　三、达沙替尼 · 147
　　四、普纳替尼 · 151
　　五、奥雷巴替尼 · 156

第十五章　B 细胞受体激酶抑制剂 · 165
　　一、伊布替尼 · 165

二、泽布替尼 ·················170

第十六章　JAK1/2 选择性抑制剂 ·················175
　　一、芦可替尼 ·················175
　　二、巴瑞替尼 ·················181

第十七章　MEK1/2 可逆性抑制剂 ·················187
　　曲美替尼 ·················187

第十八章　组蛋白去乙酰化酶抑制剂 ·················191
　　西达本胺 ·················191

第十九章　多靶点酪氨酸激酶抑制剂 ·················195
　　索拉非尼 ·················195

第二十章　Bcl-2 分子抑制剂 ·················200
　　维奈克拉 ·················200

第二十一章　选择性核输出蛋白抑制剂 ·················205
　　塞利尼索 ·················205

第四篇　生物细胞治疗 ·················209

第二十二章　细胞免疫治疗 ·················210
　　一、NK 细胞治疗 ·················210
　　二、CIK 细胞治疗 ·················214
　　三、CAR-T 细胞治疗 ·················218

第二十三章　细胞移植治疗 · 227
造血干细胞 · 227

第五篇　免疫调节治疗 · 231

第二十四章　双向免疫调节剂 · 232
一、沙利度胺 · 232
二、来那度胺 · 235
三、泊马度胺 · 237
四、重组人干扰素 α1b · 241
五、聚乙二醇干扰素 α-2b · 244

第二十五章　免疫抑制剂 · 251
一、硫酸长春新碱 · 251
二、环磷酰胺 · 255
三、糖皮质激素 · 259
四、硫唑嘌呤 · 263
五、环孢素 · 266
六、西罗莫司 · 269
七、他克莫司 · 272
八、吗替麦考酚酯 · 277

第二十六章　免疫增强剂 ····· 285
　　胸腺肽类：胸腺五肽、胸腺法新 ····· 285
第二十七章　其他免疫调节剂 ····· 290
　　一、血小板生成素受体激动剂类药物：艾曲泊帕乙醇胺片、马来酸阿伐
　　　　曲泊帕片、海曲泊帕乙醇胺片 ····· 290
　　二、地西他滨 ····· 298
　　三、阿扎胞苷 ····· 301
　　四、注射用硼替佐米 ····· 306
　　五、枸橼酸伊沙佐米胶囊 ····· 309
　　六、注射用卡非佐米 ····· 311
　　七、罗特西普 ····· 314
　　八、重组人Ⅱ型肿瘤坏死因子受体 – 抗体融合蛋白 ····· 319
　　九、重组人白介素 -2 ····· 323
　　十、达依泊汀 α ····· 327
　　十一、重组人促红素 ····· 332
　　十二、重组人粒细胞刺激因子 ····· 334
　　十三、聚乙二醇化重组人粒细胞刺激因子 ····· 337
　　十四、重组人血小板生成素 ····· 340
　　十五、艾美赛珠单抗 ····· 342

第一篇

生物免疫治疗概述

第一章 生物免疫治疗的发展及应用

一、定义

生物免疫治疗是应用现代生物技术及其产品通过调动宿主天然防御机制或天然产生的强靶向性物质来获得抗肿瘤效应，不仅对肿瘤细胞、肿瘤干细胞及其他处于非增殖期的肿瘤细胞有明显的杀伤作用，还能有效清除患者体内残存的肿瘤细胞、防止肿瘤转移及复发，且还能提高机体免疫力。生物免疫治疗具有安全、有效、不良反应低等特点，成为继手术、放疗、化疗之后第四大肿瘤治疗手段，其是目前已知的唯一一种有望完全消灭肿瘤细胞的手段。目前生物免疫治疗主要包括免疫调节治疗、生物细胞免疫治疗、分子靶向治疗等。

二、发展沿革

19世纪中期德国病理学家鲁道夫·魏尔肖（Rudolf L. K. Virchow）观察到人类肿瘤组织中出现免疫浸润，首次提出肉瘤免疫这一概念。随后美国外科医生威廉·科利（William Coley）发现将灭活细菌注入肉瘤可导致肉瘤缩小，从而使免疫学与肿瘤学这两个领域有了联系。此后，人们对免疫监视与肿瘤发生发展的相互关系的认识也在快速发展，使肿瘤治疗取得了很大进步。20世纪90年代中期，美国国立癌症研究院史蒂文·罗森博格（Steven A. Rosenberg）团队成功使用高剂量白介素-2（IL-2）治愈第1例肿瘤患者，给肿瘤免疫治疗带来一线曙光。2013年，*Science*杂志将肿瘤免疫治疗评为"十大突破性进展"之首。2018 年，美国得克萨斯大学安德森癌症中心詹姆斯·艾莉森（James P. Allison）教授与日本京都大学本庶佑（Tasuku Honjo）教授因新型癌症免疫治疗方法（针对负性免疫调节创立的治疗肿瘤的新方法）获得了诺贝尔生理学医学奖，将肿瘤免疫治疗推向新高度。这一成果充分体现了基于免疫学原理的新策略为恶性肿瘤的治疗带来了新思路，也预示着肿瘤生物免疫治疗的巨大前景。

免疫调节治疗包括免疫增强、免疫抑制、双向免疫调节等。20 世纪 50 年代，沙利度胺作为镇静催眠药被用于治疗孕期的恶心、呕吐，因可导致胎儿海豹样肢体畸形而退市。1999 年辛格哈尔（Singhal）团队观察了沙利度胺单药治疗 84 例复发 / 难治性多发性骨髓瘤（multiple myeloma，MM）患者的临床疗效，从此进入沙利度胺治疗复发 / 难治性多发性骨髓瘤的时代。来那度胺是沙利度胺的结构类似物，具有肿瘤杀伤、免疫调节、抗血管新生和调节骨髓瘤微环境等作用，属于第二代免疫调节剂，2005 年 10 月被美国食品药品监督管理局（Food and Drug Administration，FDA）批准用于复发 / 难治性套细胞淋巴瘤（mantle cell lymphoma，MCL）的二线及以上治疗。2019 年 5 月，FDA 批准来那度胺 + 利妥昔单抗用于治疗复发 / 难治性滤泡性淋巴瘤（follicular lymphoma，FL）和边缘区淋巴瘤（marginal zone lymphoma，MZL）。同时，免疫调节剂在血液肿瘤中也发挥着重要作用，其与其他药物的联合化疗可作为一线治疗方案，如 R-CHOP 方案。

生物细胞免疫治疗包括细胞免疫治疗和免疫移植治疗。T 细胞是机体抗肿瘤免疫的核心，以其功能调控为基础的免疫检查点疗法已经在多种肿瘤的临床治疗中取得重大突破，以基因工程化 T 细胞为基础的过继性免疫细胞疗法在血液肿瘤治疗中也取得了重要进展。T 细胞受体（T-cell receptor，TCR）赋予了 T 细胞识别肿瘤抗原的特异性，其能特异性识别组织相容性复合体（major histocompatibility complex，MHC）呈递的包括胞内抗原在内的广泛肿瘤抗原，具有高度的抗原敏感性，因此具有广泛的抗肿瘤应用前景。2022 年第 1 款 TCR 药物的上市开启了 TCR 药物开发的新纪元，多项 TCR 药物临床研究表现出潜在的肿瘤治疗价值。嵌合抗原受体 T 细胞治疗（chimeric antigen receptor T cell therapy immun-otherapy，CAR-T cell therapy，又称"CAR-T 细胞治疗"）的概念自从 1989 年首次被提出以来，在治疗血液系统肿瘤中取得突破性进展。2017 年 8 月，FDA 批准首个 CAR-T 细胞治疗产品上市，用于难治或至少接受二线方案治疗后复发的急性 B 淋巴细胞白血病。2021 年 6 月，国内首款 CAR-T 细胞治疗产品获批上市，至此，细胞免疫治疗的商业化竞争正式拉开了序幕。从获批上市 CAR-T 细胞产品适应证及正在开展的临床试验中可看出，目前其可以治疗难治性血液系统恶性肿瘤。鉴于快速的创新步伐，未来 CAR-T 细胞治疗领域的突破会接踵而至，其主要趋势涉及靶点、疾病治疗模式等。

随着分子生物学及免疫学的不断发展，一种全新的治疗方法——分子靶向治疗逐渐兴起，其将肿瘤的治疗推向了一个前所未有的阶段，其中新型靶向药物给患者带来了新的曙光。1997 年 11 月，人/鼠嵌合型抗 CD20 单克隆抗体利妥昔单抗被 FDA 批准用于治疗 CD20 阳性的 B 细胞淋巴瘤，其是世界上首个被用于治疗淋巴瘤的单克隆抗体。目前利妥昔单抗已被广泛用于包括弥漫大 B 细胞淋巴瘤（diffuse large B-cell lymphoma，DLBCL）、滤泡性淋巴瘤等在内的多种淋巴细胞恶性肿瘤的一线治疗。随着与肿瘤生长密切相关的特异性基因和蛋白等靶点越来越多地被发现，针对这些位点的靶向治疗药物也相继被研发出来，如达雷妥尤单抗、维布妥昔单抗、芦可替尼等，甚至在短时间内这些药物的二代、三代等被研发并推出，这大大改善了血液肿瘤的治疗现状，使患者无病生存期甚至带瘤生存期显著延长。

三、现况及展望

生物免疫治疗经过 100 多年发展,在肿瘤细胞治疗中发挥着不可替代的作用。对于早期肿瘤,生物免疫治疗能精准杀灭肿瘤细胞,提高康复成功率;对于晚期肿瘤,其能延长生存时间,提升生命质量;其联合手术、放疗、化疗使用时,可以减少不良反应、增强治疗效果。虽然生物免疫治疗已逐渐得到认同并取得了长足的发展,但在临床上其仍不能取代传统的治疗方式。在血液肿瘤中,应当提倡将生物免疫治疗与传统放疗、化疗等手段有机结合,利用他们的相互协同增效作用,最大限度地减少治疗造成的正常造血、免疫和主要器官功能损伤。

目前,生物免疫治疗也面临一些困境:第一,尚缺乏针对肿瘤患者个体化精准生物免疫治疗适应证的检测标准、具体方法的选择标准、个体化治疗剂量等;第二,由于缺乏统一的客观评价指标,多种免疫疗法特别是免疫细胞治疗的疗效尚不确定;第三,创新性问题,我国自主研发的新型生物免疫治疗药物仍不足;第四,治疗费用高,且治疗效果存在较大的个体化差异。因此,亟须建立规范的治疗和护理方案,鼓励科研创新找到更有效的生物标志物,将新抗原的免疫治疗广泛应用到临床;建立个体化治疗策略,降低治疗成本。虽然与化疗和放疗相比,生物免疫治疗具有特异性高、不良反应少的特点,但不能作为治疗肿瘤的单独手段。如何更好地将生物免疫治疗与其他肿瘤治疗手段结合,制定合理的联合治疗方案、实现个体化精准治疗,仍是未来研究的方向。

细胞免疫治疗是基于肿瘤患者基因检测、筛选和大数据分析,获得可引起强烈免疫反应的新抗原,进而寻找并富集针对新抗原的精准 T 细胞(precision T cell for new antigen,PNA-T),并将其扩增后回输患者的治疗新策略。相对于其他精准医学治疗方式,精准细胞免疫治疗具有开发周期相对较短、投入相对较低的优势,适合我国国情,具有巨大的应用前景,有望成为我国恶性肿瘤精准医疗的一大突破口。

"三分治疗,七分护理",护理人员在患者的治疗过程中扮演着不可替代的角色。由于生物免疫治疗在国内起步相对较晚,还有很多治疗和护理方法不太成熟,如细胞因子、细胞免疫、分子靶向等新型治疗和护理方法研究仍停留在护理体会或经验总结层面上。血液病学是新药研发最为活跃的领域之一,随着新药的不断上市,如何安全、有效地应用药物对治疗和护理来说都是一大挑战。因此亟须建立生物免疫治疗指导和操作规范,为临床实践提供依据;同时还需加强对护理人员的培训,使护理人员掌握必要的生物免疫治疗知识和技能,提高护理质量,优化对患者的健康教育,最终提高临床治疗效果、延长患者生命。

(王贝 秦然)

参考文献

1. BALKWILL F, MANTOVANI A. Inflammation and cancer: back to Virchow?. The lancet, 2001, 357(9255): 539-545.
2. COLEY W B. The treatment of malignant tumors by repeated inoculations of erysipelas: with a report of ten original cases. The American Journal of the Medical Sciences, 1893, 105(6): 487.
3. COUZIN-FRANKEL J. Breakthrough of the year 2013: cancer immunotherapy. Science, 2013, 342(6165): 1432-1433.
4. 王青青,熊佳. 恶性肿瘤免疫生物治疗的现状及展望. 浙江医学, 2019, 41(17): 1803-1807, 1815.

5. 李慧茹，马红梅，杨丽萍.复发难治性多发性骨髓瘤的免疫治疗.癌症进展，2021，19（23）：2390-2394，2423.
6. GROSS G，WAKS T，ESHHAR Z. Expression of immunoglobulin-T-cell receptor chimeric molecules as functional receptors with antibody-type specificity. Proceedings of the National Academy of Sciences，1989，86（24）：10024-10028.
7. 陈缘，高福，谭曙光.以T细胞受体为基础的免疫疗法研究进展.生物工程学报，2023，39（10）：4004-4028.
8. 董蒨蒨，李玉淼.CAR-T在血液类恶性肿瘤中的研究进展.中国生物工程杂志，2023，43（6）：43-53.
9. BACH P B，GIRALT S A，SALTZ L B. FDA approval of tisagenlecleucel：promise and complexities of a $475 000 cancer drug. JAMA，2017，318（19）：1861-1862.
10. 中国临床肿瘤学会（CSCO）淋巴瘤专家委员会.奥妥珠单抗临床用药指导原则中国专家共识（2021年版）.白血病·淋巴瘤，2021，30（10）：581-587.
11. NEELAPU S S，ADKINS S，ANSELL S M，et al. Society for Immunotherapy of Cancer（SITC）clinical practice guideline on immunotherapy for the treatment of lymphoma. Journal for Immunotherapy of Cancer，2020，8（2）：1-24.
12. 王雨，徐裕金.基于新抗原免疫疗效预测研究进展.肿瘤学杂志，2023，29（5）：367-372.

第二章　分子靶向药物治疗概述

恶性肿瘤已成为危害人民健康的主要疾病。随着医学的不断发展，肿瘤治疗手段日益丰富。除传统手术和放疗、化疗外，分子靶向药物治疗为肿瘤治疗带来了突破性进展。与化疗不同，分子靶向药物治疗是使用针对特定分子靶点的药物，调控与肿瘤发生密切的突变基因及相关信号通路，从而抑制肿瘤细胞的生长及扩散的一种治疗方法。靶向药物作用于肿瘤细胞时，会通过特有的信号通路精确到达"靶心"——肿瘤组织发生基因突变后与正常机体的差异点，达到杀伤肿瘤细胞的同时不损伤或少损伤正常细胞的效果。目前，分子靶向治疗已逐渐成为重要的新型抗肿瘤治疗手段之一，越来越多的肿瘤患者都可以通过使用靶向药物抑制肿瘤的生长和进展，显著改善了肿瘤病情预后并延长了生存期。

一、常用分子靶向药物治疗的血液疾病

1. **急性淋巴细胞白血病**　急性淋巴细胞白血病（acute lymphoblastic leukemia，ALL）是一种起源于 B 系或 T 系淋巴祖细胞的恶性肿瘤。根据免疫表型不同，ALL 可分为急性 B 淋巴细胞白血病（B-acute lymphoblastic leukemia，B-ALL）和急性 T 淋巴细胞白血病（T-acute lymphoblastic leukemia，T-ALL），其中以 B-ALL 为主。B-ALL 中常伴随染色体重排和数目异常等分子特征，往往导致融合基因的产生或基因表达失调，如 *Bcr/Abl* 融合基因、混合谱系白血病基因重排等。这些基因编码许多关键的转录因子、表观遗传修饰因子或激酶，是临床上进行风险评估的主要指标。此外，组蛋白修饰基因或 RTK-

RAS 信号通路突变也经常在 B-ALL 中发生。针对具有激酶型融合或突变的 B-ALL，利用激酶抑制剂进行干预是目前的主要策略。激酶抑制剂伊马替尼和达沙替尼可靶向 Bcr/Abl 融合蛋白中的 ABL 激酶结构域从而发挥阻断作用。尽管分子靶向药物治疗在 B-ALL 中取得了令人惊喜的结果，但对于 T-ALL 来说，由于缺少能够区分恶性 T 淋巴细胞与正常 T 淋巴细胞的特异性靶标，目前治疗手段仍然有限。

随着新的分子靶向治疗药物的上市、治疗方案的优化、免疫治疗的进展，急性淋巴细胞白血病患者的预后得到一定改善，但整体疗效仍不尽如人意，复发仍是该类治疗失败的根源。骨髓微环境可通过低氧微环境、免疫抑制性细胞等多种机制保护白血病细胞，抵抗化疗药物与免疫细胞的杀伤，这是导致白血病治疗后复发的关键所在，也是未来白血病治疗研究探索的方向。

2. 急性髓系白血病 急性髓系白血病（acute myeloid leukemia，AML）是一类侵袭性强、异质性高的血液恶性肿瘤。一些分子信号的异常改变与 AML 的恶性进展、化疗耐药和复发密切相关，包括在 30%~35% AML 患者中发生突变的 FMS 相关受体酪氨酸激酶 3（FMS related receptor tyrosine kinase 3，FLT3）、在约 10% AML 患者中发生突变的异柠檬酸脱氢酶（isocitrate dehydrogenase），以及在 AML 中异常激活的 B 细胞淋巴瘤 2 凋亡调控因子（B cell lymphoma-2 apoptosis regulator，BCL-2）、Hedgehog 信号通路和黏附因子 CD33。基于以上突变靶点开发出的用于治疗 AML 的药物，包括 BCL-2 抑制剂维奈克拉（venetoclax）等。

3. 霍奇金淋巴瘤 霍奇金淋巴瘤（Hodgkin lymphoma，HL）是 B 细胞来源的恶性淋巴瘤，其特点是肿瘤微环境中恶性细胞数量少、免疫效应细胞数量较多。目前临床上 HL 的治疗主要以化疗或联合放化疗为主。此外，继发性恶性肿瘤也是增加儿童 HL 患者预后风险的主要因素，这也显示出寻找

HL 治疗新策略的重要性。维布妥昔单抗（brentuximab vedotin，BV）是一种抗体偶联药物，能够靶向 HL 细胞表面的 CD30 分子，经内化后释放微管抑制剂 vedotin，已被批准用于治疗一线化疗失败后复发和难治性成人 HL 患者。帕博利珠单抗（pembrolizumab）是一种靶向程序性死亡蛋白 -1（programmed death-1，PD-1）的单克隆抗体，能够特异性阻断 PD-1 与其配体的相互作用，已在多种成人肿瘤中展现出较好的抗肿瘤活性。

4. 非霍奇金淋巴瘤　非霍奇金淋巴瘤（non-Hodgkin lymphoma，NHL）根据病理和组织学特征，主要分为成熟 B 细胞非霍奇金淋巴瘤（B-cell non-Hodgkin lymphoma，B-NHL）、淋巴母细胞淋巴瘤（lymphoblastic lymphoma，LBL）和间变性大细胞淋巴瘤（anaplastic large cell lymphoma，ALCL）。B-NHL 对化疗反应较好，但复发和难治性 B-NHL 患者预后仍然不佳。CD20 被认为是 NHL 免疫治疗的理想靶标，主要在成熟 B 细胞表面表达。目前，中高危组 B-NHL 患者的标准治疗采用高剂量化疗联合靶向 CD20 的单克隆抗体利妥昔单抗。此外，另一个针对 B-NHL 的研究焦点集中在 CAR-T 细胞治疗上，2 种靶向 B 细胞表面受体 CD19 的自体 CAR-T 细胞阿基仑赛注射液和司利弗明（tisagenlecleucel），在 B-NHL 成人患者中显示出较好的治疗前景。

二、常见分子靶向治疗药物

1. Bcr/Abl 酪氨酸激酶抑制剂　大部分慢性髓细胞性白血病（chronic myelogenous leukemia，CML）和 20%～30% 的急性粒细胞白血病（acute myeloblastic leukemia，AML）是由 9 号染色体和 22 号染色

体上易位导致。染色体易位重排形成 *Bcr/Abl* 融合基因，导致体内酪氨酸激酶活性异常。针对酪氨酸激酶的异常，靶向 Bcr/Abl 的小分子抑制剂伊马替尼作为第 1 个被应用于临床的酪氨酸激酶抑制剂，开启了靶向治疗时代；但是 22%～41% 伊马替尼治疗有效的 CML 患者会产生耐药，而 Bcr/Abl 激酶区突变是获得性耐药的重要机制，其中 T315I 突变是常见的耐药突变类型之一，在耐药 CML 中的发生率高达 25% 左右。新一代小分子抑制剂普纳替尼（ponatinib）可以克服 Bcr/Abl T315I 耐药，但会引发与治疗相关不良反应，并且部分突变也会对其产生耐药。

2. BTK 抑制剂　布鲁顿酪氨酸激酶（Bruton's tyrosine kinase，BTK）是 B 细胞受体（B cell receptor，BCR）信号和 Fc 受体的关键激酶，对 B 细胞的生长、发育、分化等起到重要作用。BTK 在 B 细胞和髓系细胞等造血细胞中表达，其功能异常可能会使 BCR 信号通路过度活跃、使 B 细胞异常增殖，导致 B 细胞非霍奇金淋巴瘤等疾病的产生。此外，BTK 也参与趋化因子受体、Toll 样受体、Fc 受体通路等。BTK 抑制剂可通过抑制 B 细胞受体通路从而影响淋巴细胞增殖、成熟、分化。

3. BCL-2 抑制剂（B-cell lymphoma-2，BCL-2）　BCL-2 是凋亡调节中的关键蛋白，在多种血液肿瘤中高表达。BCL-2 抑制剂可通过靶向线粒体凋亡途径诱导肿瘤细胞凋亡，还可直接与关键细胞死亡蛋白 BAX 和 BAK 结合调控细胞死亡。BAX 和 BAK 能够激活线粒体外膜并在外膜上打孔，破坏其极性，释放细胞色素 C，激活半胱天冬酶，促进细胞凋亡。BCL-2 在慢性淋巴细胞白血病（chronic lymphocytic leukemia，CLL）患者中高表达，并且大部分 CLL 细胞生存依赖 BCL-2 的表达。维奈克拉是一种高选择性 BCL-2 抑制剂，目前已获批用于治疗慢性淋巴细胞白血病或小淋巴细胞淋巴瘤及急性髓系白血病。

4. XPO1 抑制剂（exportin 1，XPO1）　核转运蛋白在核质运输过程中发挥重要作用，其在肿瘤中作为治疗靶点也有巨大的潜力。人核转运蛋白 XPO1 通过调节蛋白和 RNA 从细胞核到细胞质的运输，对维持细胞内稳态发挥着重要的作用。XPO1 在多种肿瘤中高表达，可导致抑癌蛋白转运异常，对多种实体肿瘤和血液肿瘤的发展有重要作用。

三、分子靶向治疗药物的适用范围

分子靶向治疗药物并不能包治百病，也不能取代传统的肿瘤治疗手段，且并非所有肿瘤患者都适宜分子靶向治疗药物治疗或需要接受靶向治疗。使用分子靶向治疗药物前，患者必须检测对应的基因，须具有明确的治疗靶点且已经有针对该靶点的特异性药物。大部分分子靶向治疗药物，目前主要用于晚期肿瘤患者，也有某些分子靶向治疗药物可作为早期一线治疗药物，如伊马替尼等为慢性髓细胞性白血病一线治疗药物。对于部分恶性肿瘤患者，即使接受了根治性的外科手术，实体肿瘤虽已切除，但也可能需要使用分子靶向药物作为辅助治疗手段，以便消灭体内残存的肿瘤细胞。

四、分子靶向治疗药物的发展前景

靶向治疗在恶性血液肿瘤治疗中发挥着重要作用，可针对肿瘤发生发展中的关键基因，设计对应的分子靶向治疗药物。药物特异性靶向基因或蛋白能够通过干扰肿瘤细胞生长和增殖，从而实现对肿瘤的治疗。分子靶向治疗药物也经常与传统的化疗、手术治疗和放疗联合使用。与传统的化疗相比，分子靶向治疗药物具有特异性强的特点,能够针对肿瘤中的致癌位点,精确杀死肿瘤细胞,但是未来新一代分子靶向治疗药物仍亟须解决靶点突变、耐药以及脱靶等关键问题。

分子靶向治疗药物如何通过联合用药获得更好的治疗效果也有很大的研究空间。其也存在腹泻、肝病、高血压、脱发和皮肤问题等方面的不良反应,在治疗过程中给患者带来痛苦。因此,如何开发出更加高效、不良反应发生率低的靶向药物仍然是未来血液肿瘤治疗研发的重要方向。

(暴雨　吕忠霖)

参考文献

1. 全国凤. BTK 抑制剂治疗慢性淋巴细胞白血病的有效性及对细胞免疫功能的影响. 合肥:安徽医科大学,2023.
2. 解海谊,廖爱军. BCL-2 抑制剂治疗复发难治性多发性骨髓瘤的研究进展. 实用药物与临床,2022,25(9):851-854.
2. 庄荟琳,廖爱军. XPO1 抑制剂塞利尼索治疗多发性骨髓瘤的研究进展. 实用药物与临床,2023,26(7):663-668.

第三章 生物细胞治疗概述

生物治疗是一个广泛概念,涉及一切应用生物大分子进行治疗的方法,种类繁多,从操作模式上可分为非细胞治疗和细胞治疗。肿瘤的生物细胞治疗一般是指通过体外扩增培养具有肿瘤杀伤作用的细胞,再将其回输到肿瘤患者体内从而达到抗肿瘤目的一种被动免疫治疗方法。在细胞治疗领域,免疫细胞治疗技术、干细胞移植技术等取得重大突破,越来越多的细胞治疗产品进入临床,用以治疗各种严重疾病。

一、免疫细胞治疗技术

免疫细胞治疗技术是指从个体中获取免疫细胞,通过体外培养、活化或基因修饰再回输至患者体内识别并黏附肿瘤细胞,诱导自体产生免疫应答进而杀伤肿瘤细胞的过程。按细胞产品来源,分为自体细胞免疫疗法和同种异体细胞免疫治疗。根据免疫细胞对肿瘤的靶向特异性不同,可分为非特异性肿瘤杀伤免疫细胞疗法和特异性肿瘤杀伤免疫细胞疗法。非特异性肿瘤杀伤免疫细胞疗法主要包括细胞因子诱导的杀伤细胞(cytokine-induced killer cell,CIK cell)疗法和自然杀伤细胞(natural killer cell,NK cell)疗法等,而具有特异性肿瘤杀伤作用的免疫细胞疗法目前主要包括肿瘤浸润淋巴细胞(tumor infiltrating lymphocyte,TIL)治疗、CAR-T 细胞治疗、T 细胞受体基因转导的 T 细胞(T-cell receptor genetically transdused T-cell,TCR-T)疗法等,不同疗法之间存在差异和优劣势。以下主要就 CIK 细胞、NK 细胞、CAR-T 细胞的研究现状及临床研究进展进行概述。

1. CIK 细胞 是采集患者自身血液后,经过体外培养、免疫诱导和扩增 2 周左右后获得新型免疫细胞再回输至患者体内的细胞免疫治疗方法。CIK 细胞表面标记复杂,可同时表达 T 细胞和自然杀伤细胞的标志物,如 CD3、CD56、CD8 等。其具有双重杀伤功能,即通过 T 细胞受体和自然杀伤受体识别和杀伤肿瘤细胞。其对肿瘤细胞的杀伤不依赖于人类白细胞抗原(human leucocyte antigen,HLA)分子的特异性,具有一定的广谱抗肿瘤能力,其在体外培养中可以扩增到较高浓度,从而提高治疗效果。CIK 细胞通过直接细胞接触和释放细胞因子等方式杀伤肿瘤细胞,适用于各个分期的肿瘤患者,但对早期肿瘤患者或经过手术及放化疗后肿瘤负荷较小的患者效果好,其在手术、放化疗或造血干细胞移植后患者体内微小残留病灶的清除、防止肿瘤细胞扩散和复发、提高患者自身免疫力、减少不良反应等方面具有重要作用。对于某些不适合手术、不能耐受放化疗的中晚期肿瘤患者,CIK 细胞疗法可以提高其生活质量、延长带瘤生存时间。

现在主流的 CIK 细胞疗法一般是自体疗法,免疫反应较小,具有较高的安全性,毒副作用小,无严重不良反应。大量临床试验证实,CIK 细胞在呼吸系统肿瘤、消化系统肿瘤、泌尿系统肿瘤、乳腺肿瘤及妇科肿瘤等中具有良好的安全性及疗效。截至 2022 年,美国临床试验数据库(Clinical Trials.gov)显示,CIK/DC-CIK 细胞治疗的相关临床研究有 108 项,涉及的疾病主要包括胰腺癌、胃癌、食管癌、膀胱癌、难治性非霍金奇淋巴瘤、结直肠癌、肺癌、肝癌、肾癌、三阴性乳腺癌、急性白血病、B 细胞淋巴瘤等实体瘤和血液系统肿瘤。

2. NK 细胞 NK 细胞是一种先天淋巴细胞,是 T 细胞、B 细胞之外的第三大类淋巴细胞,是一种兼具免疫监视、免疫应答、免疫记忆三大功能于一身的全能型免疫细胞,在机体免疫监视过程中起着重要作用，是抗肿瘤的第一防线。相对于其他免疫细胞，NK 细胞优点突出：第一，不需要预先识别特定的抗原，可以更快速地杀伤目标细胞；第二，杀伤肿瘤细胞效率高，可以对多种不同类型的肿瘤细胞产生杀伤作用；第三，在免疫治疗中制备和扩增相对容易，且不需要个体化定制，可用于多种不同的患者；第四，体内半衰期较短，可以减少免疫治疗后的不良反应。NK 细胞疗法通过不同渠道收集 NK 细胞，如自体或同种异体外周血 NK 细胞、来自脐带血或胎盘的 NK 细胞，以及从诱导多能干细胞分化生成的 NK 细胞，将其在体外增强功能后进行输注，从而增强肿瘤杀伤能力。

目前 NK 细胞治疗技术尚处于研究阶段，存在一些技术难点。肿瘤细胞可以通过多种途径逃避 NK 细胞的免疫监视和攻击，如降低表面配体、产生免疫抑制因子等，这可影响 NK 细胞的治疗效果。治疗用 NK 细胞需要在体外进行扩增和激活，以达到足够的剂量，这需要解决规模化生产的技术和成本问题。NK 细胞过继移植的临床应用受到限制，对 NK 细胞进行基因工程修饰使其表达高亲和力受体（如 CD16）、靶向表面蛋白（如 PD-L1、CD19、Her-2 等）和内源性细胞因子（如 IL-2 和 IL-15）对其存活和细胞毒性至关重要。鉴于 CAR-T 细胞疗法的成功，CAR 现被用于增强 NK 细胞抗肿瘤活性。2005 年，Imai 等利用基因修饰技术，使 CAR-NK 细胞表面克服了自身的抑制受体，开启了 NK 细胞基因修饰的先河。迄今为止，CAR-NK 细胞疗法进行了广泛的临床前研究，大多数在临床前试验中已在患者源性肿瘤（包括血液肿瘤和实体瘤）异种移植模型中进行了疗效评估。CAR-NK 细胞不需要严格的人白细胞抗原匹配，无移植物抗宿主病风险。实体肿瘤对抗原依赖型 NK 细胞更敏感，CAR-NK 在实体瘤治疗领域更具有优势，有望成为继 CAR-T 之后最令人期待的工程细胞疗法之一。

3. CAR-T 细胞治疗　CAR-T 细胞治疗是从患者身上提取出 T 细胞后，在体外利用基因工程技术将

1个含有识别肿瘤且激活T细胞的嵌合抗原受体（CAR）通过病毒载体转入T细胞，经过扩增后再重新输回患者体内，从而高效识别并杀伤肿瘤细胞。

CAR分子结构的每个模块都独立并协同影响CAR-T细胞的功能。1989年，Cross等3位科学家在人类历史上首次提出了"CAR"这个概念，迄今为止，根据CAR的不同，可以将CAR-T细胞分为5个发展阶段，即无共刺激信号CAR-T细胞（第1代）、单一共刺激信号CAR-T细胞（第2代）、双/多共刺激信号CAR-T细胞（第3代）、精准CAR-T细胞（第4代）。这4代CAR-T细胞的胞外识别区都是抗体的V区或其衍生片段（如单链抗体V区片段、ScFV等），跨膜区也并无很大区别，因此一般以CAR的胞内段结构对他们进行阶段划分。第5代为通用型CAR-T，是指从健康志愿者获取T细胞并进行基因编辑敲除相关基因，然后转入CAR基因制成的CAR-T细胞，其最主要的优势在于不需要从患者体内获取T细胞进行定制，而是可以做到现货供应，从而节约了时间和治疗花费。

CAR-T细胞治疗最常作用的靶点是CD19，后续大量的研究显示其治疗血液恶性肿瘤最有效的靶点包括用于淋系恶性肿瘤的CD22、CD20、ROR1、Ig的Kappa链、B细胞成熟抗原（BCMA）、CD138以及用于髓系恶性肿瘤的CD33、CD123和Lewis Y抗原（Le Y）等。2008年Fred Hutchison肿瘤研究所等机构首次使用CAR-T细胞对B细胞淋巴瘤进行治疗，虽然治疗结果不太理想，但这一临床试验证实了以表达CD20的B细胞作为靶点的CAR-T细胞治疗是相对安全的。随后，JNCI（*Journal of the National Cancer Institute*）杂志在2010年报道了1例B细胞淋巴瘤治疗成功的病例，利用针对CD19的CAR-T使患者的淋巴瘤得到控制，然而人体内正常B细胞也被清除、血清免疫球蛋白显著降低，但值得庆幸的是，人体在一段时间内可耐受B淋巴细胞的耗竭。这一报道也为CAR-T细胞治疗B细胞来源的淋巴瘤的有效性提供了理论和实际的支持。2011 年，随着宾夕法尼亚大学 Carl June 教授的研究取得重大进展，将特异性识别 CD19 的 CAR-T 细胞用于 B 细胞来源的慢性淋巴细胞白血病的治疗，显示了"治愈"的疗效，随后在复发难治性急性淋巴细胞白血病中展开临床试验，也取得了良好的疗效。*Science* 杂志将肿瘤免疫治疗评为 2013 年科技突破进展的第 1 名。由此，CAR-T 细胞治疗也进入了全新的大爆发时期。2017 年 FDA 批准了抗 CD19 的 CAR-T 细胞产品司利弗明、阿基仑注射液上市，这两者在白血病和淋巴瘤中表现出强大的抗肿瘤作用，开启了 CAR-T 细胞的商业化时代发展。截至目前，全球共有 9 款 CAR-T 细胞治疗产品获批，在国内上市的有 3 种。2020 年 FDA 批准了第 3 种 CAR-T 细胞治疗产品 Tecartus 上市。2021 年 FDA 批准了两款 CAR-T 细胞产品 Breyanzi 和 Abecma 上市，分别用于难治或复发性大 B 细胞淋巴瘤和多发性骨髓瘤的治疗。同年，国家药品监督管理局批准靶向 CD19 的阿基仑赛和瑞基奥仑赛两款 CAR-T 细胞治疗产品上市，均用于难治或复发性大 B 细胞淋巴瘤成人患者的治疗。2018 年 Brudno 等进行的一项研究提示 B 细胞成熟抗原（BCMA）可能是 CAR-T 细胞治疗多发性骨髓瘤的最佳靶点。2022 年国内首款 BCMA 的 CAR-T 细胞治疗产品西达基奥仑赛获批上市，也是我国首个获 FDA 批准上市的细胞治疗产品，成为我国创新药发展的里程碑事件。

目前，CAR-T 细胞治疗多用于治疗血液系统肿瘤，如复发难治性 B 细胞白血病和淋巴瘤，以及多发性骨髓瘤等，同时也在实体瘤、感染和自身免疫性疾病等领域中进行了广泛的临床试验探索。目前对实体瘤的临床研究显示效果不佳，肿瘤可用抗原的稀缺性、抗原的异质性、浸润不足、复杂的肿瘤微环境等是 CAR-T 细胞治疗扩展到实体瘤的主要障碍。CAR-T 细胞治疗虽然在血液肿瘤中应用具有很高的治愈率和长期效果，但是也面临着一些挑战，其可能引起严重的细胞因子释放综合征，症状包括高热、低血压、呼吸急促和器官功能衰竭等。CAR-T 细胞治疗也可能导致自身免疫性不良反应，即攻击健康细胞而非肿瘤细胞。由此可见，提升 CAR-T 细胞治疗的疗效及安全性应作为研究之重。

二、干细胞移植技术

干细胞（stem cells，SC）是一类具有自我复制能力的多潜能细胞，按照分化潜能的大小，可以分为全能性干细胞、多功能性干细胞、单能干细胞（也称专能或偏能干细胞）。骨髓造血干细胞是多功能性干细胞的典型例子，其可分化出至少 12 种血细胞，但不能分化出造血系统以外的其他细胞。最成熟的干细胞治疗方式是造血干细胞移植（hematopoietic stem cell transplantation，HSCT），本章节主要就其研究现状及临床研究进展进行概述。

HSCT 是指对患者进行全身照射、化疗和免疫抑制预处理后，将正常供体或者自体的造血干细胞注入患者体内，重建正常造血和免疫功能的一种治疗手段。按照造血干细胞提取的来源分为异体造血干细胞移植和自体造血干细胞移植，其中异体造血干细胞移植又分为异基因移植和同基因移植。异基因移植适用于治疗各种类型的白血病和造血系统恶性疾病、重症遗传性免疫缺陷病以及各种原因引起的骨髓功能衰竭如再生障碍性贫血等，是目前应用最广泛、疗效最好的造血干细胞移植技术。

造血干细胞移植研究始于 20 世纪 40 年代末，由于当时核武器灾难，实验性骨髓移植研究工作进展很快。20 世纪 50 年代美国医生 Thomas 首先将骨髓移植用于白血病的治疗。1977 年 Thomas 等报道了 100 例化疗无效的晚期急性白血病患者的骨髓移植情况，其中部分患者获得长期缓解。直到 20 世纪晚期，随着人们对人白细胞抗原在移植中作用的认识，并有了可靠的人白细胞抗原检测技术、输血医学的发展、新的抗感染药物的出现等，造血干细胞移植已成为临床重要的有效治疗方法。

　　HSCT目前仍然是一种高风险的治疗方法，主要用于治疗血液疾病，也用于非恶性疾病和非血液系统疾病如自身免疫性疾病和实体瘤。非血液系统疾病的造血干细胞移植治疗尚未被广泛接受，原因在于移植有致命的并发症。血液病适应证主要包括：①血液系统恶性肿瘤，如急性白血病、慢性粒细胞白血病、淋巴瘤、多发性骨髓瘤、骨髓增生异常综合征等；②某些血液系统非恶性肿瘤，如重型再生障碍性贫血、地中海贫血。淋巴瘤、多发性骨髓瘤患者以及某些危险程度较低的急性白血病患者适合进行自体造血干细胞移植；危险程度中等或较高的急性白血病、慢性粒细胞白血病、骨髓增生异常综合征、重型再生障碍性贫血、地中海贫血患者适合进行异基因造血干细胞移植。应当强调的是，慢性粒细胞白血病、骨髓增生异常综合征都是造血干细胞异常引起的造血系统恶性肿瘤，虽然目前有很多先进的药物从遗传学水平治疗这些患者，但是异基因造血干细胞移植仍是治愈这些疾病的唯一治疗手段。

　　目前我国HSCT技术走在国际前列，但我国接受HSCT的老年患者占比较低，与欧美国家相比仍具有一定差距。近几年来，我国老年血液系统疾病患者的占比逐渐增高，老年患者HSCT也有所进展。目前判断老年患者能否进行HSCT已不仅仅局限于患者生理年龄，更多的是对患者器官功能进行评估，基于患者的功能年龄来决定。此外，随着HSCT的发展，HSCT相关并发症的治疗、低毒药物在HSCT预处理中的应用以及减低剂量预处理在老年患者中的应用均有所发展。在未来，接受HSCT的老年患者占比将逐年上升。

（张玉婷　钟亚迪）

参考文献

1. 李艳,严胡铃,石瑛,等.肝细胞癌过继细胞免疫治疗研究进展.临床肝胆病杂志,2020,36(8):1852-1857.
2. VALERI A, GARCÍA-ORTIZ A, CASTELLANO E, et al. Overcoming tumor resistance mechanisms in CAR-NK cell therapy. Front Immunol, 2022, 13: 953849.
3. NGUYEN S, LACAN C, ROOS-WEIL D. Allogeneic CAR-NK cells: a promising alternative to autologous CAR-T cells: state of the art, sources of NK cells, limits and perspectives. Bull Cancer, 2021, 108 (10S): S81-S91.
4. SONG M K, PARK B B, UHM J E. Resistance mechanisms to CAR T-cell therapy and overcoming strategy in B-Cell hematologic malignancies. Int J Mol Sci, 2019, 20 (20): 5010.
5. 张青青,许莲蓉.肿瘤过继性细胞免疫治疗中CAR-T及TCR-T疗法研究进展.新医学,2021,3(52):165-169.
6. HERNANI R, BENZAQUÉN A, SOLANO C. Toxicities following CAR-T therapy for hematological malignancies. Cancer Treat Rev, 2022, 111: 102479.
7. ABRANTES R, DUARTE H O, GOMES C, et al. CAR-Ts: new perspectives in cancer therapy. FEBS Lett, 2022, 596(4): 403-416.
8. 闫振龙,滕伊洋,张亚群,等.干细胞来源细胞治疗产品非临床安全性评价概述.中国新药杂志,2023(6):583-588.
9. GOLCHIN A, FARAHANY T Z. Biological products: cellular therapy and FDA approved products. Stem Cell Rev Rep, 2019, 15 (2): 166-175.
10. 朱元玲,马洁娴,谢彦晖.自体造血干细胞移植治疗老年恶性血液病的疗效和安全性.老年医学与保健,2023,3(29):453-456.
11. DAI Y, LIU M, LEI L, et al. Prognostic significance of preoperative prognostic nutritional index in ovarian cancer: a systematic review and meta-analysis. Medicine (Baltimore), 2020, 99 (38): e21840.

第四章 免疫调节治疗概述

1891年，有着"免疫治疗之父"之称的 William Bradley Coley 采用灭活细菌治疗肿瘤，启发了无数科研工作者对免疫调节的深入研究。随着科学的发展与进步，免疫学相关数据呈指数型爆发式增长，不仅为针对机体免疫系统的基础理论研究指引了方向，而且发现了诸多参与调节免疫反应的关键靶标，为自身免疫性疾病及肿瘤等免疫相关疾病的诊断与治疗带来了新契机。免疫调节剂，通过提高机体免疫反应来对抗肿瘤，主要有以下几大类，即双向免疫调节药物、免疫抑制剂、免疫增强剂及其他类型免疫调节药物。血液病患者的机体处于免疫紊乱状态，不仅与疾病本身有关，还与化疗药物等的使用有关。免疫治疗是指针对机体低下或亢进的免疫状态，人为地增强或抑制机体的免疫功能以达到治疗疾病的治疗方法，其方法有很多，适用于多种疾病的治疗。肿瘤的免疫治疗旨在激活人体免疫系统，依靠自身免疫机能杀灭癌细胞和肿瘤组织。与以往手术、化疗、放疗和靶向治疗不同的是，免疫治疗针对的靶标不是肿瘤细胞和组织，而是人体自身的免疫系统。应用免疫调节治疗，不仅有助于增强自身抗病能力，还能减少化疗产生的不良反应。

一、免疫治疗的分类

（1）根据对机体免疫功能的影响，可分为免疫增强疗法和免疫抑制疗法。
（2）根据治疗的特异性，可分为特异性免疫治疗和非特异性免疫治疗。

(3)根据免疫制剂的作用特点,可分为主动免疫治疗和被动免疫治疗。
(4)根据治疗所用的制剂,可分为分子治疗、细胞治疗和免疫调节剂治疗。

二、免疫调节剂类型

1. **双向免疫调节剂(Bidirectional immunomodulator)** 具有双向免疫调节作用,对过低的免疫应答起加强作用,对过高的免疫应答起抑制作用,如人参"虚则补之,实则泻之,低者升之,高者抑之",达到调节免疫功能,保持动态平衡的作用。

2. **免疫增强剂(immunoenhancer)** 根据其作用特点分为两类:非特异性免疫增强剂和特异性免疫促进剂。①非特异性免疫增强剂:主要用于治疗免疫功能低下所致的疾病,如免疫缺陷病、肿瘤或病毒及真菌感染等。A. 胸腺肽类:如胸腺肽、胸腺五肽、胸腺肽 α1、IL-2,可促进淋巴细胞生长,提高吞噬细胞的活性,并可刺激淋巴细胞分泌免疫干扰素(干扰素 γ)等;B. 干扰素类:主要是 γ 干扰素,其对细胞免疫、体液免疫和非特异免疫有调节作用。②特异性免疫促进剂:主要为特异性免疫核糖核酸及特异性转移因子。

3. **免疫佐剂(immunoadjuvant)** 或简称佐剂,制备疫苗如明矾及卡介苗等时,其能辅佐抗原,增强疫苗对机体的免疫力;其先于抗原,或与抗原同时,或与抗原混合后,能非特异性增强抗原的特异性免疫应答、发挥其辅佐作用。

4. **免疫抑制剂(immunosuppressor)** 免疫功能亢进可引起各种类型的超敏反应、移植排斥、炎症和自身免疫病,而应用免疫抑制剂能降低免疫功能,达到治疗目的。

三、免疫调节治疗的主要应用

1. **白血病** 白血病是造血干祖细胞异常的恶性克隆性疾病,而免疫紊乱是其发病机制中的关键节。白血病肿瘤微环境中发挥免疫负调控的细胞募集、扩增导致其相关细胞因子、抑制性受体/配体表达上调,造成免疫耐受和肿瘤免疫逃逸,进一步促进了白血病的发生发展。调节性 T 细胞(regulatory T cell,Tr cell)对免疫耐受和体内平衡至关重要。

2. **慢性髓细胞性白血病** 在慢性髓细胞性白血病中高水平的 TIGIT 可能是 NK 细胞功能障碍的原因之一,其不仅直接抑制 NK 细胞的抗肿瘤能力,还可通过减少 INF-γ、肿瘤坏死因子-α(tumor necrosis factor-α,TNF-α)和 CD107a 的分泌从而抑制 $CD8^+$ T 细胞的功能,发挥抗肿瘤效应。滤泡性淋巴瘤的 $CD8^+$ T 细胞中 IFN-γ 及 TCRr 诱导的蛋白激酶 R 样内质网激酶(protein kinase R-like ER kinase,PERK)的减少与 TIGIT 的表达相关,其中 TIGIT 配体由滤泡性淋巴瘤中的滤泡树突状细胞(follicular dendritic cell,FDC)和内皮细胞表达。另外,滤泡性淋巴瘤中 TIGIT 和 PD-1 在 $CD4^+$ T 细胞中的高表达与晚期疾病阶段相关,表明 TIGIT 可能是治疗滤泡性淋巴瘤的有效靶标。

3. **多发性骨髓瘤** 多发性骨髓瘤是一种浆细胞恶性增殖性疾病,是发病率仅次于白血病的血液系统恶性疾病。随着沙利度胺、来那度胺、硼替佐米和单克隆抗体(如抗 CD38 抗体、抗 CS1 抗体等)的发现,有症状多发性骨髓瘤患者的生存率明显增加。

四、免疫调节治疗的发展前景

尽管免疫调节剂在临床应用已经多年,如来那度胺、沙利度胺等已是经典"老药",但目前其仍有如消化系统不良反应、免疫力失调、自身免疫疾病激活、感染加重、致畸等风险,亟待解决。相信随着人类对疾病发生发展机制研究的深入及新型治疗手段的不断问世,免疫调节剂依然有巨大的潜力可以挖掘、有广阔的应用前景值得继续开发。

(暴雨 吕忠霖)

参考文献

1. 郑杨,帕提古力·阿尔西丁.CTLA-4和PD-1/PD-L1免疫检查点抑制剂在广泛期小细胞肺癌中的研究进展.中国临床研究,2023,36(6):805-809.
2. 杨再林,武坤,刘耀,等.淋巴细胞亚群检测在血液肿瘤中应用的专家共识.国际检验医学杂志,2023,44(15):1793-1802.
3. 杨漾,张义成.自体造血干细胞移植及CAR-T细胞疗法在复发/难治弥漫性大B细胞淋巴瘤中的应用进展.临床血液学杂志,2023,36(9):622-626.
4. 季嘉敏,赵万红.多发性骨髓瘤免疫治疗进展.临床血液学杂志,2023,36(9):680-687.

第二篇

常用单克隆抗体药物

第五章　CD20 单克隆抗体

一、利妥昔单抗

【药物简介】

利妥昔单抗（Rituximab）是人/鼠嵌合型 CD20 单克隆抗体，常用于治疗 B 细胞恶性肿瘤，包括弥漫大 B 细胞淋巴瘤、滤泡性淋巴瘤、慢性淋巴细胞白血病等，以及自身免疫性疾病，包括类风湿性关节炎（rheumatoid arthritis，RA）、自身免疫性肾病、肉芽肿病等。

【给药方法】

静脉输注给药，推荐剂量为 375 mg/m^2，浓度为 1 mg/mL，严禁静脉推注。

> tips：该药物仅适用于静脉限速滴注。

1. 药物保存　未配制的药物于 2～8 ℃冰箱内避光保存。现配现用。配制好的药液，室温下可存放 12 小时。如不能立即使用，将其存放于 2～8 ℃冰箱内，可保存 24 小时。

2. 药液配制　因利妥昔单抗不含微生物防腐剂和抑菌剂，因此必须严格无菌操作。抽取药物前须排空注射器内的空气，将注射器针头插入溶媒液面以下，并缓慢注入，轻柔地颠倒注射袋使溶液混合，避免产生泡沫。勿剧烈摇晃，以免蛋白质分解影响药效，注意观察配制好的药液有无微粒或变色。利妥昔单抗有两种规格，即 100 mg/ 瓶和 500 mg/ 瓶，其溶媒为 0.9% 氯化钠注射液或 5% 葡萄糖注射液，具体配制方法见表 5-1。

表 5-1 利妥昔单抗配制方法

药物规格 /mg	溶媒规格 /mL
100	100
500	500

tips：对于首次用药的患者，建议先配制规格为 100 mg/ 瓶的药物，在无不良反应的情况下，再配制规格为 500 mg/ 瓶的药物，以防患者发生严重不良反应不能继续使用从而导致药物的浪费。

【药液输注】

1. 物品准备

物品：医嘱本，手消液，治疗盘，砂轮，碘伏棉签，一次性精密输液器（2 个），一次性三通接头（1 个），2 mL 注射器（1 支），无菌棉球，止血带，套管针，输液贴膜，输液泵或可调节输液器，胶布，一次性治疗巾，锐器盒，污物罐，心电监护仪，电极片（若干）。

药品：盐酸肾上腺素注射液 1 mg，地塞米松磷酸钠注射液 2 mg，0.9% 氯化钠注射液 100 mL，配制完成的利妥昔单抗溶液。

2. 操作流程

（1）洗手，戴口罩，核对医嘱，检查物品有效期。检查 0.9% 氯化钠注射液有无破损、过期及浑浊。

(2)携用物至床旁。核对患者床号和姓名。

(3)取舒适体位,放治疗巾,评估血管情况。选择粗且直的血管穿刺,留置套管针;或使用深静脉置管输注,如经外周静脉穿刺的中心静脉导管(peripherally inserted central venous catheter,PICC)、中心静脉导管(central venous catheter,CVC)、完全植入式静脉输液港(totally implantable venous access port,TIVAP)等。

> tips:因药物输注时间长且容易发生不良反应,不建议用头皮针建立静脉通道。

(4)采用滤过孔径为3 μm的精密输液器,一次性三通接头连接两条输液管路,一条通路连接0.9%氯化钠注射液,另一条通路连接利妥昔单抗溶液。

> tips:利妥昔单抗需通过独立的、不与其他药物混用的输液管进行静脉滴注,为便于发生不良反应时快速给药,建议用0.9%氯化钠注射液建立备用通道。

(5)用药前30分钟遵医嘱使用糖皮质激素;为预防胃肠道反应,可酌情给予止吐药物。

(6)使用输液泵或可调节输液器控制输注速度,严格控制输注速度能显著降低不良反应的发生率及严重程度。利妥昔单抗输注具有较高的不良反应发生率,首次输注应采用标准输注方案,需6~8小时;如无不良反应,后续可加快输注速度。

> tips:如病区无输液泵或可调节输液器等辅助工具,需准确计算输注滴数。

1)标准输注方案:首次用药初始滴注速度为50 mL/h,最初60分钟后,每30分钟增加50 mL/h,

最大可达 400 mL/h。以 9：00 开始输注为例，输注方案详见表 5-2。

> tips：每次输注，都应根据实际建立好输注速度调整时间表，并严格按照表格执行。

表 5-2 利妥昔单抗标准输注方案

输注时间	输注速度/（mL·h^{-1}）	每分钟输注滴数/滴
9：00—10：00	50	17
10：00—10：30	100	34
10：30—11：00	150	51
11：00—11：30	200	69
11：30—12：00	250	87
12：00—12：30	300	101
12：30—13：00	350	118
13：00—13：30	400	135

2）快速输注方案：目前两种比较成熟的快速输注方案分别为 60 分钟和 90 分钟输注方案，详见表 5-3。

> tips：适用于此前至少接受 1 次标准输注方案、未发生不良反应且无严重心肺疾病的患者。

表 5-3 利妥昔单抗快速输注方案

快速输注方案	步骤	输注速度/(mL·h⁻¹)	每分钟输注滴数/滴	输注时间/min
60 分钟输注方案	1	100	34	15
	2	700	233	45
90 分钟输注方案	1	—	—	30（20% 输注量）
	2	—	—	60（80% 输注量）

3）如老年患者基础疾病多或年龄大于 80 岁，应谨慎控制输注速度。首次用药，推荐初始速度为 25 mL/h，每 30 分钟增加 25 mL/h 至 200 mL/h。以 9：00 输注为例，输注方案详见表 5-4。

tips：建议心肺功能不全的老年患者最大速度为 150 mL/h。

表 5-4 老年患者输注方案

输注时间	输注速度/(mL·h⁻¹)	每分钟输注滴数/滴
9：00—9：30	25	8
9：30—10：00	50	17
10：00—10：30	75	25
10：30—11：00	100	34
11：00—11：30	125	42
11：30—12：00	150	51
12：00—12：30	175	60
12：30—13：00	200	69

4）老年患者非首次用药且之前无利妥昔单抗过敏史，初始滴注速度建议为 50 mL/h，每 30 分钟增加速度 25 mL/h，最大为 200 mL/h。以 9：00 输注为例，输注方案详见表 5-5。

tips：老年患者非首次用药且有利妥昔单抗过敏史的情况下，输注方案同表5-4。

表5-5 老年患者非首次用药输注方案

输注时间	输注速度/(mL·h^{-1})	每分钟输注滴数/滴
9：00—9：30	50	17
9：30—10：00	75	25
10：00—10：30	100	34
10：30—11：00	125	42
11：00—11：30	150	51
11：30—12：00	175	60
12：00—12：30	200	69

（7）输注前测量生命体征，输注过程中给予心电监护、密切监测生命体征。加强巡视，重视患者主诉。同时备好急救药品及设备。

【常见不良反应的预防及处理】

利妥昔单抗不良反应包括输注相关反应和迟发性不良反应，常出现在首次输注中。输注相关反应出现的时间集中于开始输注的第21～40分钟。

（一）输注相关反应

输注相关反应发生的机制与B细胞清除后引起细胞因子释放有关，往往不可预测，治疗终止后消退。根据CTCAE分级（4.0版），输注相关反应分为5级：1级反应为轻度的一过性反应，不需中断输注,无须治疗;2级反应为较重的反应,需中断输注,对症治疗,需要24小时内预防性用药;3级反应为重度延迟性反应,初始处理后症状又复发,因继发症状住院治疗;4级反应危及生命,需紧急处置;5级反应为死亡。

1. **发热反应** 发热反应可能与细胞因子或化学介质释放有关,临床表现为发热、畏寒、寒战等。

(1)预防:①在使用利妥昔单抗前30分钟应用糖皮质激素;②输注过程中每30分钟巡视1次,严格按输注要求控制输液速度。

(2)观察:①观察患者有无畏寒、寒战症状的出现;②密切监测生命体征的变化,尤其是体温的变化,一旦发现异常,立即报告医生。

(3)处理:①寒战是最常见和最早的症状。寒战出现时立即暂停输注,更换为0.9%氯化钠注射液输注,遵医嘱给予药物治疗及氧气吸入。②寒战时注意保暖,防止坠床;指导患者深呼吸,避免因紧张加重症状。寒战停止后体温会升高,若体温≤38℃,给予物理降温;若体温>38℃,可结合实际情况,遵医嘱给予药物降温。③指导老年患者适量多饮水;密切监测体温,停止出汗后及时更换衣裤,避免着凉;准确评估出入量,防止发生低血容量性休克。④全身症状消退后,遵医嘱继续进行输注,复输的初始速度为停止输液时速度的1/2。后续如无输注相关反应,按照前期方法定时递增输注速度;如再次发生输注反应,则需立即停止输注,以后对此类药物要禁用、慎用。

2. **过敏反应** 过敏反应是一种异常免疫反应。利妥昔单抗可引起严重过敏反应,一般为Ⅰ型过敏反应,即速发型变态反应,表现为过敏性休克和急性呼吸衰竭。临床表现为皮肤潮红、瘙痒、荨麻疹、胸闷、气短等症状,严重者可因支气管痉挛、喉头水肿、血管水肿而出现喉咙疼痛、喉咙紧缩感、舌和咽喉肿胀感、呼吸困难等，甚至有濒死感及呼吸、心搏骤停。

（1）预防：①用药前向患者和家属做好解释工作，如患者为高度过敏体质，尤其是对鼠类蛋白或其他蛋白制剂过敏者，禁止使用利妥昔单抗治疗；②预防性使用糖皮质激素药物；③严格按要求控制输注速度。

（2）观察：①密切观察患者有无荨麻疹、皮肤潮红、呼吸困难、喉头水肿等不良反应的发生；②输注期间定时进行生命体征监测，每30分钟监测1次；③密切关注临床症状，及早发现，及时处理。

（3）处理：①如发生轻微皮疹，应密切观察，减慢输注速度，指导患者勿抓挠患处，局部涂抹止痒药物；当皮疹或瘙痒严重或出现胸闷、气短及呼吸困难等症状时，应立即暂停输注，更换为0.9%氯化钠注射液输注，遵医嘱给予糖皮质激素及抗组胺药物治疗及氧气吸入。②密切观察患者生命体征、神志及尿量的变化。待症状缓解，复输速度同发热反应后的处理。③如上述症状持续加重，出现严重呼吸困难、低血压性休克，立即按呼吸衰竭、休克抢救预案处理。遵医嘱给予0.1%盐酸肾上腺素皮下注射，可反复使用，同时给予半卧位、氧气吸入、保暖。低血压时给予补充血容量；若血压不升，也可给予血管活性药物。④保持呼吸道通畅，若出现喉头水肿或呼吸道梗阻，立即行气管插管或气管切开，并进行呼吸机辅助通气。⑤心搏骤停时可立即行胸外按压等心肺复苏措施。

tips：若患者出现严重不良反应，此后此类药物要禁用、慎用。

3. 心血管系统反应 临床表现为心慌、心前区不适、血压升高或降低等，也可出现心律失常。既往有冠心病、心肌梗死的患者，有发生心绞痛及心肌梗死的风险。

（1）预防：①用药前禁止口服降压药。②用药前行心电图检查，必要时行心脏彩超。输注全程给予心电监护。③向患者及家属介绍相关注意事项：用药期间应卧床休息，如厕时有人陪同、久蹲后慢起立及防止出现体位性低血压、晕厥。

（2）观察：①密切观察患者有无心慌、心前区不适、胸痛、呼吸困难、心悸、眩晕或晕厥等症状；②监测患者血压、心率的变化，心电监护波形有无心律失常表现；③重视患者主诉，发现异常，立即通知医生，给予对症处理。

（3）处理：①如出现心动过速，患者无自觉症状，给予动态观察或减慢输注速度。②如出现高血压，根据血压升高的幅度给予口服降压药物。若降压过程中出现无法控制血压或高血压危象等情况，则需永久停药。③若出现直立性低血压，需动态观察，根据血压降低的幅度决定是否减慢输注速度或停止输注。④监测心电图，完善心脏超声检查，监测心肌肌钙蛋白、BNP 或 NT-pro BNP 水平，病情稳定后再评估是否有继续用药的指征。⑤若出现严重心绞痛或心律失常，应立即停止输注，更换为 0.9% 氯化钠注射液输注，遵医嘱给予对症处理。待症状缓解，复输速度同发热反应后处理。

4. 消化系统反应：胃肠道反应　　常发生在化疗后第 2 天，临床表现为恶心、呕吐、腹痛及腹泻等。

（1）预防：①用药前评估患者排便次数、性状等，预防性给予止吐类药物；②向患者做好解释工作，告知患者出现消化系统反应属用药后正常现象，给予饮食上个性化指导，少量多餐，低纤维饮食，忌辛辣、油腻、高盐、油炸、生冷食物及咖啡和酒，避免其他产气、易致泻的食物，少食红肉、牛奶和奶制品、含糖食物，注意饮食卫生；③指导患者应对恶心、呕吐，如闻柠檬片、橙皮、姜片或听音乐、深呼吸等使注意力分散。

（2）观察：①按时巡视病房，询问患者有无恶心、呕吐、腹泻及腹胀等不适主诉；②密切观察大便次数、性状及肛周皮肤情况，监测便常规及血生化指标的变化，避免发生电解质紊乱。

（3）处理：①药物输注过程中若患者胃肠道反应较轻，可继续输注，应持续观察病情变化。②如出现剧烈呕吐、腹泻症状，给予蒙脱石散等止泻药物口服，以补充电解质，及时纠正水电解质紊乱。③鼓励患者进食清淡、易消化食物，遵循少量多餐的原则，禁忌油腻、刺激性食物，以减轻胃肠道负担。必要时请营养科会诊，做好肠内外营养护理，保证营养摄入。④做好皮肤护理，及时擦拭，保持皮肤清洁干燥。

（二）迟发性不良反应

1. 呼吸系统反应：肺炎　使用利妥昔单抗的患者可能会出现进行性肺弥漫功能下降，有一定的肺毒性。超急性肺弥漫功能下降主要表现为急性呼吸窘迫综合征，多发生在用药后数小时内。临床表现为进行性呼吸困难，常伴有烦躁、焦虑、出汗，患者感到胸廓紧束、严重憋气。慢性肺损伤表现为呼吸衰竭、间质性肺病、肺间质纤维化等，患者出现呛咳、胸闷、气短、呼吸困难等症状。

（1）预防：①用药前评估患者肺功能及行肺部影像学检查；②评估患者吸烟史、放疗史、肺部疾病史；③用药过程中，床边备好吸氧装置、急救物品及药品。

（2）观察：①观察患者有无胸闷、气短、咳嗽及呼吸困难等症状；②密切监测呼吸频率、节律、深度及有无发绀。

（3）处理：①如出现胸闷、气短、呼吸困难等症状，遵医嘱给予对症处理及氧气吸入，并嘱患者采取半卧位，以减少静脉回流、改善呼吸。②监测生命体征的变化，如发生低氧血症，遵医嘱抽动脉血行血气分析及血培养，根据患者致病菌选择性使用抗菌药物；如发生呼吸衰竭，立即行气管插管或气管切开，备好急救药品及物品。

2. 消化系统反应：乙型肝炎病毒再激活　利妥昔单抗能使乙型肝炎病毒（hepatitis B virus，HBV）再激活而诱发肝功能衰竭。临床表现为急性肝炎或慢性肝炎反复发作甚至急性重型肝炎导致肝衰竭，危及生命。患者常出现食欲缺乏、恶心、呕吐、厌油腻、腹胀等消化道症状，以及全身乏力、体重下降、皮肤瘙痒；还有出血倾向，如牙龈出血、皮肤瘀斑、消化道出血等。

（1）预防：①遵医嘱预防性使用保肝及抗病毒药物，预防乙型肝炎病毒再激活；②评估患者肝功能，筛查所有患者乙型肝炎表面抗原和乙型肝炎核心抗体，或行肝脏彩超检查，明确是否感染乙型肝炎病毒和肝损伤；③用药前对患者各项资料进行整合，包括既往病史、用药史等。

（2）观察：①用药后观察患者有无周身乏力、腹痛、腹胀、恶心、呕吐及食欲减退等症状；②密切监测病毒复制水平、抗病毒治疗效果和耐药状况。

（3）处理：①一旦发现有肝损伤现象，立即遵医嘱给予保肝及抗病毒药物治疗。接受抗病毒治疗的患者需要根据基线乙型肝炎病毒 DNA 水平、免疫功能受抑制程度、是否给予维持治疗及其他高危因素来决定停止抗病毒治疗的时机。②皮肤护理：嘱患者保持皮肤清洁，勤翻身，避免摩擦、抓伤皮肤，必要时涂炉甘石止痒。③饮食护理：予以高维生素、低盐、低脂、清淡、易消化饮食，根据患者口味烹调食物，保证营养摄入。④健康指导：劝导患者戒烟、酒，避免劳累，注意休息。

3. 血液系统反应：血细胞减少症 利妥昔单抗可导致骨髓抑制，从而使中性粒细胞、白细胞、血小板、血红蛋白等下降，临床表现为乏力、困倦、头晕、发热等症状，黏膜及各器官有出血倾向。患者可呈贫血貌，面色苍白，皮肤可见出血点或瘀斑。

（1）预防：①饮食上避免食用坚硬粗糙、辛辣刺激的食物，鼓励患者进食高热量、高蛋白、富含维生素食物，以增加营养、提高机体免疫力。②指导患者卧床休息，注意保暖，避免受凉，减少活动，避免接触尖利物品，防止外伤，不挖鼻孔，避免用力咳嗽。③减少探视人员；定时开窗通风，保持室内空气新鲜，必要时给予紫外线消毒。④各项操作严格执行无菌操作，做好口腔、肛周及皮肤护理。⑤每天饮水 1500 mL 以上，以便机体能产生充足的尿量，预防泌尿系感染。

（2）观察：①用药后密切观察患者有无乏力、发热、面色苍白、出血情况，关注黏膜及各器官是否有出血倾向，如皮肤上有无出现压之不褪色的红色瘀点、瘀斑，询问患者有无牙龈出血、流鼻血等；②在日常的护理工作中注意查看患者的各项化验指标，及时了解患者病情状态，在患者白细胞计数低于 $1 \times 10^9/L$、血小板计数低于 $20 \times 10^9/L$ 时及时评估患者病情，并记录于护理记录单上；③每天监测患者体温变化。

（3）处理：①如有白细胞、血小板、血红蛋白降低，遵医嘱给予升血小板、白细胞及红细胞等药物治疗，必要时输注血小板和红细胞；②如果发生 3 级或 4 级中性粒细胞减少症，考虑推迟给药或者减少剂量；重度中性粒细胞减少超过 1 周，考虑暂停给药或给予抗病毒和抗真菌治疗，采取保护性隔离，尽量采用单间隔离，严格无菌操作，限制探视。

（刘欣 秦然）

二、奥妥珠单抗

【药物简介】

奥妥珠单抗（Obinutuzumab）是目前全球首个人源化、糖基化修饰的 II 型抗 CD20 单克隆抗体。常用于治疗初治或难治复发的滤泡性淋巴瘤及初治慢性淋巴细胞白血病，也可用于治疗原发性肾病综合征（primary nephrotic syndrome，PNS）、系统性红斑狼疮（systemic lupus erythematosus，SLM）等。

【给药方法】

静脉给药，推荐浓度为（0.4～4）mg/mL。

tips：该药物仅适用于静脉限速滴注。

1. **药物保存**　未配制的药物于 2～8 ℃冰箱内避光保存。配制好的液体在 2～8 ℃冰箱内可保存 24 小时，随后在室温下 ≤ 30 ℃存放 24 小时。在 24 小时内完成输注，可保持输注液的理化稳定性。

tips：该药物禁止冻结及摇动。

2. **药液配制**　同利妥昔单抗药液配制，奥妥珠单抗规格为 1000 mg/瓶，具体配制方法见表 5-6。

表 5-6　奥妥珠单抗配制方法

药物规格/（mg·mL^{-1}）	溶媒规格/mL
1000	250

> tips：应使用 0.9% 氯化钠注射液作为溶媒，不得使用其他稀释剂如 5% 葡萄糖注射液。

【药液输注】

1. 物品准备

物品：同利妥昔单抗物品准备。

药品：盐酸肾上腺素注射液 1 mg，地塞米松磷酸钠注射液 2 mg，0.9% 氯化钠注射液 100 mL，配制完成的奥妥珠单抗溶液。

2. 操作流程

（1）~（3）同利妥昔单抗。

> tips：因药物输注时间长且容易发生不良反应，不建议用头皮针建立静脉通道。

（4）采用精密输液器，一次性三通接头连接两条输液管路，一条通路连接 0.9% 氯化钠注射液，另一条通路连接奥妥珠单抗溶液。

> tips：奥妥珠单抗需通过独立的、不与其他药物混用的输液管进行静脉滴注，为便于发生不良反应时快速给药，建议用 0.9% 氯化钠注射液建立备用通道。

（5）为降低输注相关反应，输注奥妥珠单抗前应预防用药，详见表 5-7。

表 5-7 奥妥珠单抗预防用药

治疗周期、天数	需要用药的患者	预防用药	给药时间
第1周期 第1天	所有患者	静脉注射糖皮质激素	用药前至少1小时
		口服解热镇痛药	用药前至少30分钟
		抗组胺药物	
所有后续输注	首次输注未出现输注相关反应	口服解热镇痛药	用药前至少30分钟
	首次输注出现1级或2级输注相关反应	口服解热镇痛药	用药前至少30分钟
		抗组胺药物	
	首次输注出现3级及以上输注相关反应	静脉注射糖皮质激素	用药前至少1小时
		口服解热镇痛药	用药前至少30分钟
		抗组胺药物	

(6)使用输液泵或可调节输液器控制输注速度,严格控制输注速度能显著降低不良反应的发生率及严重程度。

tips:如病区无输液泵或可调节输液器等辅助工具,需准确计算液体滴速。

1)标准输注方案:首次用药初始滴注速度12.5 mL/h,每30分钟增加12.5 mL/h,最大可达100 mL/h。以9:00开始输注为例,输注方案详见表5-8。

tips:每次输注,都应根据实际建立好输注速度调整时间表,并严格按照表格执行。

表 5-8　奥妥珠单抗标准输注方案

输注时间	输注速度/(mL·h^{-1})	每分钟输注滴数/滴
9：00—9：30	12.5	4
9：30—10：00	25	8
10：00—10：30	37.5	12
10：30—11：00	50	17
11：00—11：30	62.5	21
11：30—12：00	75	25
12：00—12：30	87.5	29
12：30—13：00	100	34

2）若首次用药未发生或发生 1 级以上输注相关反应，初始输注速度 25 mL/h，每 30 分钟增加 25 mL/h，最大可达 100 mL/h。以 9：00 开始输注为例，详见表 5-9。

表 5-9　奥妥珠单抗非首次用药输注方案

输注时间	输注速度/(mL·h^{-1})	每分钟输注滴数/滴
9：00—9：30	25	8
9：30—10：00	50	17
10：00—10：30	75	25
10：30—11：00	100	34

3）快速输注方案：目前比较成熟的快速输注方案为 90 分钟输注方案，详见表 5-10。

tips：适用于此前至少接受 1 次标准输注方案、发生 ≤ 1 级输注相关反应且无严重心肺疾病的患者。

表 5-10　奥妥珠单抗快速输注方案

快速输注方案	步骤	输注速度 /（mL·h^{-1}）	每分钟输注滴数 / 滴	输注时间 /min
90 分钟输注方案	1	194	66	90

4）首次用药分剂量分次给药：第 1 天给予 100 mg，第 2 天给予 900 mg，可降低所有级别输注相关反应，但 3、4 级输注相关反应的发生率未有变化。奥妥珠单抗分剂量分次给药方案详见表 5-11。

表 5-11　奥妥珠单抗分剂量分次给药方案

日期	剂量 /mg	输注速度 /（mL·h^{-1}）	输注时间
第 1 天	100	12.5	持续 4 小时，不要增加输注速度
第 2 天	900	25	每 30 分钟增加 25 mL/h，最大可达 100 mL/h

注：①若首次用药发生 2 级以上输注相关反应，输注方案同标准输注方案（表 5-8）。
②年龄 ≥ 65 岁老年患者的输注方案同标准输注方案（表 5-8）。

（7）输注前测量患者生命体征，输注过程中给予心电监护、密切监测生命体征。加强巡视，重视患者的主诉。同时备好急救药品及设备。

【常见不良反应的预防及处理】

（一）输注相关反应

输注相关反应一般发生在首次输注后30~120分钟内。首次输注奥妥珠单抗的输注相关反应发生率高，可达69%；第2次及以后用药时输注相关反应发生率明显下降，约为1%。12%的患者发生了3、4级输注相关反应，4%的患者发生了导致停用奥妥珠单抗的输注相关反应。

输注相关反应的症状有心血管系统反应，如低血压、面色潮红、高血压、心动过速、房颤等症状；呼吸系统反应，如支气管痉挛、喉部刺激、哮鸣、喉水肿、胸部不适和呼吸困难等；消化系统反应，如恶心、呕吐、腹泻等症状；神经系统反应，如头痛、头晕等；其他全身反应，如疲乏、寒战、发热等。

（1）预防：①用药前30分钟使用解热镇痛药及抗组胺药，用药前1小时遵医嘱使用糖皮质激素；奥妥珠单抗输注过程中可能会出现低血压，高血压患者在输注前12小时及输注期间和输注后1小时内，应考虑暂停使用降压药；对于有急性高血压危象风险的患者，应评价停用降压药的收益和风险。②用药前行心电图检查，必要时行心脏彩超。输注全程给予心电监护，输注过程中每30分钟巡视1次，严格按输注要求控制输注速度。③向患者及家属介绍相关注意事项：用药期间应卧床休息，如厕时有人陪同，久蹲后慢起立，防止出现体位性低血压、晕厥。④告知患者出现胃肠道不良反应属于用药后正常现象，给予饮食上个性化指导，注意饮食卫生。

（2）观察：①观察患者有无输注相关反应的出现及生命体征的变化。一旦发现异常，立即报告医生。②对于有心脏或肺部疾病的患者,应谨慎补液,以防发生体液潴留,体液超负荷或感染可诱发心脏并发症。

(3)处理:同利妥昔单抗的发热反应、过敏反应、心血管系统反应及消化系统反应的处理方案。全身症状消退后,遵医嘱继续进行输注,复输速度方案详见表5-12。

表5-12 奥妥珠单抗复输速度方案

输注相关反应等级	复输速度方案
4级(危及生命)	停止输注并永久终止治疗
3级(重度)	暂时中断输注,并给予对症治疗; 症状消退后,以不超过之前一半的速度开始输注; 如未再出现输注相关反应,可以按照剂量增幅和时间间隔重新开始输注; 如再出现3级以上的症状,则停止输注并永久停止治疗
1、2级(轻度和中度)	降低输注速度或暂时中断输注,并给予对症治疗; 症状消退后,继续进行输注; 如未再出现输注相关反应,可以按照剂量增幅和时间间隔重新开始输注

(二)药物超敏反应综合征

药物超敏反应综合征是一种罕见但可能致命的过敏反应,也称药物反应伴嗜酸性粒细胞增多和全身性症状。其特征包括广泛皮疹伴内脏器官受损、淋巴结肿大、嗜酸性粒细胞增多和异型淋巴细胞增多。其症状出现在既往暴露后,首次输注时非常罕见。

(1)预防:同输注相关反应的预防措施。

(2)观察:①密切观察有无出现发热、皮疹及内脏器官受累的临床表现,如有异常,立即报告医生,给予处理;②定期行临床、实验室和影像学检查。

(3)处理:①已知对奥妥珠单抗有超敏反应综合征的患者不得接受治疗;②如果在输注过程中或输注后疑似出现超敏反应综合征,则应停止输注,并永久终止治疗;③给予支持治疗,包括静脉补液和营养支持;④若伴有单个或多个器官损伤的中度超敏反应,一线治疗方法为口服皮质类固醇,并逐渐减量至停药;二线治疗方法包括环孢素、静注人免疫球蛋白和其他免疫抑制剂。

(三)血液系统反应

1. 中性粒细胞减少症　奥妥珠单抗联合化疗最常见的血液系统反应是中性粒细胞减少症。单药治疗中,3、4级中性粒细胞减少症很罕见,常见于联合化疗,发生率为29%~64%,出现的中位时间为7天。有4.5%的患者出现发热。临床表现为乏力、困倦、头晕、发热等症状。

(1)预防:①用药前检查血常规、胸部X线片等,并进行感染性疾病的筛查;②化疗后次日或最长至化疗后3~4天预防性给予粒细胞刺激因子治疗;③每周复查1~2次血常规,监测白细胞与中性粒细胞计数,准确评估患者粒细胞减少的风险程度。

(2)观察:①密切观察患者有无头晕、疲乏、发热等症状;②用药后定期监测白细胞及中性粒细胞计数。

（3）处理：①如有必要进行治疗，应按指南给予粒细胞刺激因子治疗；②任何迹象显示伴随感染立即给予相应治疗；③对于严重或危及生命的中性粒细胞减少症，建议考虑延迟奥妥珠单抗给药。

2. 血小板减少　血小板减少在奥妥珠单抗联合化疗的第1周期最常见，其中3、4级血小板减少的意外发生率和急性发生率较高。

（1）预防：①奥妥珠单抗联合化疗或单药化疗前应停用血小板抑制剂和抗凝剂等，预防性使用促血小板生成药物。②患者需要减少运动，避免碰撞，防止出血。

（2）观察：①观察皮肤黏膜有无出血点、瘀斑，有无咳血、血尿、血便、呕血以及颅内出血等症状；②在治疗期间（尤其第1个周期）应密切监测血小板计数变化。

（3）处理：①如发生重度或危及生命的血小板减少，考虑延迟输注奥妥珠单抗。②可参考美国临床肿瘤学会（ASCO）指南和《中国肿瘤药物相关血小板减少诊疗专家共识（2023版）》，并结合临床，对血小板减少进行管理和治疗。血小板减少时，进行升血小板治疗，可采用输注血小板和血小板生成素受体激动剂治疗或联合治疗。

（四）感染

奥妥珠单抗引起感染较为常见，但多器官功能障碍目前尚未报道。联合化疗的患者中感染发生率增加，多为上呼吸道感染、肺部感染及尿路感染等。奥妥珠单抗联合苯达莫司汀治疗惰性淋巴瘤时，感染发生率明显高于单药治疗，因此应提高警惕。

（1）预防：①中性粒细胞减少时应使用粒细胞刺激因子，或预防性使用粒细胞刺激因子和经验性使用抗菌药物。②用药前评估患者肺功能及行肺部影像学检查，观察有无感染诱因如过度疲劳、受凉等；监测患者血常规、尿常规、胸部 X 线检查、血培养及药敏试验结果，监测体温变化；观察并鉴别患者不同感染部位分泌物、渗出物的性状、颜色、气味和量等。③做好自我防护，预防感染。指导患者卧床休息，注意保暖，避免受凉；减少探视人员；定时开窗通风，保持室内空气新鲜；做好口腔、肛周及皮肤护理；各项操作严格执行无菌操作；增加营养，提高机体免疫力。

（2）观察：①用药后密切观察患者有无发热、干咳、低氧血症、尿频、尿痛等，注意有无感染征象，警惕感染性休克的发生；②监测生命体征的变化，尤其是血压、体温变化，注意患者意识状态、血氧饱和度、末梢循环情况等，准确记录出入量，并重视患者主诉，发现异常，立即报告医生，给予对症处理。

（3）处理：①患者有活动性感染时，不建议输注奥妥珠单抗。②对于有反复感染或慢性感染史的患者，应该慎用奥妥珠单抗。③遵医嘱采集血送检，根据药敏试验结果，积极给予抗感染治疗，严重感染患者可遵医嘱输注白蛋白、免疫球蛋白等以提高机体免疫能力。④做好皮肤、口腔、会阴及肛周护理。⑤当患者体温升高时，皮肤耗氧量增加，需注意皮肤有无皮疹、破损，并注意保持皮肤清洁、干燥，出现皮疹时给予外用软膏涂抹。嘱患者修剪指甲，以防抓伤皮肤从而引起感染。高热患者给予物理降温，如冰敷前额及大血管经过处；禁用酒精或温水擦浴降温，必要时，遵医嘱给予药物降温，及时补充水分和电解质。⑥感染性休克者，应给予抗休克治疗，并严密观察患者生命体征，尤其是体温、血压、尿量变化，准确记录 24 小时出入量。

(五)肿瘤溶解综合征

肿瘤溶解综合征是一种潜在的危及生命的代谢综合征,由恶性细胞广泛快速死亡引发,经常发生在肿瘤治疗的高危患者中,其特征是一系列代谢紊乱,包括高血钾、高尿酸血症、高磷血症和低钙血症,可导致临床并发症,包括急性肾损伤、心律失常、癫痫发作和死亡等。

(1)预防:①在输注前先充分评估,如有风险,预防性服用药物,治疗前后均需监测实验室相关指标(血尿酸、磷酸、钾、肌酐、钙等)。②充分水化并维持出入量平衡。在奥妥珠单抗输注前的12~24小时内开始,应充分水化,给予抑制尿酸的药物(如别嘌醇)或尿酸氧化物(如拉布立酶)等适用的替代药物;非布司他也是口服强效黄嘌呤氧化酶选择性抑制剂。

(2)观察:①密切观察患者有无出现疲乏、呼吸深快及恶心、呕吐、嗜睡、昏迷等代谢性酸中毒症状;②在治疗期间监测有风险的患者,特别关注肾功能、钾和尿酸值。

(3)处理:①发生肿瘤溶解综合征时,应积极给予支持治疗、持续水化,在心和肾功能允许的情况下可加快滴注速度和增加水化液量,直到尿量达标。②给予心电监护,每4~6小时监测电解质、肌酐和尿酸。③高血钾时应限制钾的摄入,当血清钾浓度>7 mmol/L、出现症状时尽快进行血液透析或血液滤过;出现无症状高血钾时,可给予沙丁胺醇雾化吸入、静脉缓慢注射葡萄糖或葡萄糖注射液加胰岛素静脉滴注。④无症状低钙血症无须处理,当出现症状时可用小剂量葡萄糖酸钙缓解症状,可不将血钙补充至正常,以免增加磷酸钙在肾小管等组织中沉淀的风险。

（六）消化系统反应：乙型肝炎病毒再激活

乙型肝炎病毒再激活的时间定义为从第1次接受免疫治疗到首次发生乙型肝炎病毒再激活的时间。在接受奥妥珠单抗治疗时，乙肝表面抗原阳性患者乙型肝炎病毒再激活的风险为59%～80%，而乙型肝炎病毒感染缓解的患者再激活的风险仍为9%～24%。

其预防、观察及处理同利妥昔单抗。

（刘欣　秦然）

参考文献

1. 中国临床肿瘤学会（CSCO）抗淋巴瘤联盟.生物类似药临床应用专家共识.白血病·淋巴瘤，2021，30（3）：129-136.
2. 黄敏清，张玉如，胡春仪，等.精密过滤输液器预防利妥昔单抗所致不良反应的效果.中华现代护理杂志，2011，17（12）：1462-1463.
3. 胡娟，彭艳妮，廖英霞，等.调整输注方法减轻弥漫大B细胞淋巴瘤患者首次使用利妥昔单抗致不良反应的效果观察.解放军护理杂志，2020，37（10）：88-90.
4. 刘双娇，孟韦，张艳彬.60 min利妥昔单抗快速输注治疗成人B细胞淋巴瘤的安全性：一项单中心、单臂临床试验.中国医学科学院学报，2018，40（2）：264-267.
5. ZHAO W，GAO Y，BAI B，et al. Safety and efficacy of non-initial rapid infusion of rituximab plus chemotherapy in Chinese patients with CD20+ non-Hodgkin's lymphoma. Expert Opin Drug Saf，2015，14（1）：21-29.
6. 张蒙，夏连红，王雪伶，等.肾病综合征患者首次应用利妥昔单抗治疗的护理体会.中日友好医院学报，2022，36（1）：58-59.

7. 粟丽, 程丽, 刘莉. 1例利妥昔单抗治疗激素耐药性肾病综合征患者的护理. 当代护士（下旬刊）, 2018, 25（3）: 120-122.
8. 诸慧, 周丰, 金剑. 56例利妥昔单抗不良反应文献分析. 中国药物警戒, 2018, 15（1）: 52-56.
9. 江巧珠. 利妥昔单抗注射液治疗淋巴瘤中的不良反应及预防对策研究. 中国卫生管理标准, 2020, 11（21）: 94-97.
10. FRANZEN D, CIUREA A, BRATTON D J, et al. Effect of rituximab on pulmonary function in patients with rheumatoid arthritis. Pulm Pharmacol Ther, 2016, 37: 24-29.
11. 张春燕, 邢丽秋, 钟蕾, 等. 2003—2019年北京市利妥昔单抗不良反应报告分析. 中国新药杂志, 2020, 29（18）: 2157-2160.
12. 中国临床肿瘤学会（CSCO）淋巴瘤专家委员会. 奥妥珠单抗临床用药指导原则中国专家共识. 白血病. 淋巴瘤, 2021, 10（30）: 581-587.
13. 智元昭, 曹璐, 张建江, 等. 抗CD20单抗治疗儿童原发性肾病综合征的研究进展. 中华实用儿科临床杂志, 2022, 37（23）: 1833-1836.
14. SETHI S, KUMARS, LIM K, et al. Obinutuzumab is effective for the treatment of refractory membranous nephropathy. Kidney Int Rep, 2020, 5: 1515.
15. 沈静, 杨融辉, 杨威, 等. 奥妥珠单抗治疗CD20阳性复发／难治非霍奇金淋巴瘤的研究进展. 现代肿瘤医学, 2018, 26（21）: 3512-3516.
16. ALBENDEA M A A C, BUCHHOLZ T A, IZUTSU K, et al. Obinutuzumab short-duration（SDI）inpreviously untreated advanced follicular lymphoma: results from the end of induction analysis of the phase IV GAZELLE study. Clin Oncol, 2021, 39（15）: 7545.
17. GREIL R, TEDESCHI A, MORENO C, et al. Pretreatment with ibrutinib reduces cytokine secretion and limits the risk of obinutuzumab-induced infusion-related reactions in patients with CLL: analysis from the iLLUMINATE study. Ann

Hematol, 2021, 100 (7): 1733-1742.
18. FUJIWARA Y, URATA T, NIIYA D, et al. Higher incidence of thrombocytopenia during obinutuzumab plus bendamustine therapy for untreated follicular lymphoma: a retrospective analysis by the Okayama Hematology Study Group. Int J Hematol, 2022, 115 (6): 811-815.
19. CALDITO N G, SHIRANI A, SALTER A, et al. Adverse event profile differences between rituximab and ocrelizumab: findings from the FDA adverse event reporting database. Mult Scler, 2021, 27 (7): 1066-1076.
20. AUL F, CARTRON G. Infusion-related reactions to rituximab: frequency, mechanisms and predictors. Expert Rev Clin Immunol, 2019, 15 (4): 383-389.
21. 秦叔逵, 马军. 中国临床肿瘤学会（CSCO）肿瘤放化疗相关中性粒细胞减少症规范化管理指南（2021）. 临床肿瘤学杂志, 2021, 7 (26): 642-648.

第六章　CD79b 单克隆抗体

维泊妥珠单抗

【药物简介】

维泊妥珠单抗（Polatuzumab Vedotin）是通过中国仓鼠卵巢（Chinese hamster ovary，CHO）细胞表达制备的人源化免疫球蛋白 G1（immunoglobulin，IgG1）抗 CD79b 单克隆抗体，用于未经治疗或复发、难治性弥漫大 B 细胞淋巴瘤成人患者。

【给药方法】

静脉输注给药。推荐剂量为 1.8 mg/kg。每 21 天（1 个周期）给药 1 次。

1. **药物规格**　30 mg/瓶，140 mg/瓶。
2. **延迟或遗漏给药**　如在规定日期内漏用了本品，应尽快给药，并调整给药时间表，以保持 21 天的给药间隔。

> tips：不能采用静脉内推注或快速注射。

3. **药物保存**　置于原包装盒中，2~8 ℃冰箱内避光保存和运输。配制后保存时限见表 6-1。

表 6-1　稀释后的维泊妥珠单抗输注溶液保存时限

用于制备输注溶液的稀释剂	稀释后的输注溶液的保存时限[*]
0.9% 氯化钠注射液	2～8℃下最长 36 小时，9～25℃下最长 4 小时
0.45% 氯化钠注射液	2～8℃下最长 18 小时，9～25℃下最长 4 小时
5% 葡萄糖注射液	2～8℃下最长 36 小时，9～25℃下最长 6 小时

注：[*] 为确保产品的稳定性，请勿超过规定的保存时限。

tips：不得冷冻和振摇。

4. 药液配制

（1）复溶：使用无菌注射器，将 1.8 mL 无菌注射用水缓慢注入维泊妥珠单抗 30 mg 规格瓶中，或将 7.2 mL 无菌注射用水缓慢注入维泊妥珠单抗 140 mg 规格瓶中，制得含维泊妥珠单抗 20 mg/mL 的单次使用溶液。注入无菌注射用水时，将其引向瓶壁，并沿瓶壁流下，避免无菌用水直接落在冻干块状物上。

（2）稀释：必须在含有 0.9% 氯化钠注射液、0.45% 氯化钠注射液或 5% 葡萄糖注射液的输液袋中稀释维泊妥珠单抗至终浓度为 0.72～2.7 mg/mL，输液袋的最小体积为 50 mL。

tips：复溶后溶液和稀释后制备的输注溶液，请勿冷冻或直接暴露于阳光下。

【药液输注】

1. 物品准备

物品：同利妥昔单抗物品准备。

药品：盐酸肾上腺素注射液 1 mg，地塞米松磷酸钠注射液 2 mg，0.9% 氯化钠注射液 100 mL，配制完成的维泊妥珠单抗溶液。

2. 操作流程

（1）~（4）同利妥昔单抗。

（5）预防性用药：用药前至少 30 分钟给予抗组胺药和解热镇痛药。

（6）维泊妥珠单抗首次给药时采用 90 分钟静脉输注给药。应在输注期间和完成首次给药后至少 90 分钟期间监测患者是否发生输注相关反应。如果之前输注时患者对本品的耐受良好，在后续给药时可以采用 30 分钟输注给药，并且在输注期间和输注完成后至少 30 分钟期间对患者进行监测。

【常见不良反应的预防及处理】

1. 输注相关反应　在接受维泊妥珠单抗输注 24 小时内发生反应称为输注相关反应。输注相关反应的发生率为 13.3%~16%，严重输注相关反应发生率为 0.5%~0.7%。临床表现为寒战、发热、皮肤瘙痒、头痛、腹痛、胸闷、气短等全身症状，也可发生支气管水肿、痉挛及全身荨麻疹等。

其预防、观察同利妥昔单抗。

处理：如首次用药发生 3 级输注相关反应将永久性停药；如发生 1、2 级输注相关反应立即暂停输注，给予对症处理，待症状完全消退后，复输的初始速度为停止输液时速度的 1/2。如无输注相关反应发生，可每 30 分钟以 50 mg/h 的增量递增输注速度。

2. 神经系统反应

周围神经病　在接受维泊妥珠单抗治疗的患者中报告了周围神经病早在第 1 个治疗周期即可发生，患者面临的风险随后续给药而增加周围神经病的发生率为 30.5% ~ 52.9%，原患有周围神经病的患者病情可能加重。接受维泊妥珠单抗治疗患者的周围神经病主要是外周感觉神经病，运动和感觉周围神经病也有发生。

（1）预防：①饮食上给予高蛋白、高维生素、高热量且富含维生素 B 的食物，避免辛辣、刺激性、冰凉食物；②在药物治疗期间，保持适宜的室内温、湿度，嘱患者用温水洗手、洗脸，外出注意保暖、戴手套，避免接触冰冷与金属类物体。

（2）观察：密切关注患者的神经病变症状，如感觉异常、不适、灼热感、神经性疼痛或虚弱。

（3）处理：一旦患者感觉异常和出现周围运动神经病变，鼓励患者进行适当的肢体锻炼与活动，对下肢的末梢血管进行按摩，以促进血液循环，必要时可采用中医针灸治疗，提高患者运动神经和感觉神经的传导速度。

3. 血液系统反应

在接受维泊妥珠单抗治疗的患者中发生了严重和重度中性粒细胞减少症和发热性中性粒细胞减少症，早在第 1 个治疗周期即可发生。31.8% ~ 45.7% 患者发生了中性粒细胞减少症，32.5% 患者发生血小板减少症。

（1）其预防及观察同利妥昔单抗。

（2）处理：如果患者发生3级或4级中性粒细胞减少症和血小板减少症，应考虑提高实验室监测频率和（或）延迟或终止维泊妥珠单抗给药。

4. 感染 接受维泊妥珠单抗治疗的患者中有48.3%发生感染，6.6%曾发生严重、危及生命或致死性感染，包括机会性感染，如感染性肺炎（包括耶氏肺孢子虫和其他真菌性肺炎）、菌血症、脓毒症、疱疹感染和巨细胞病毒感染。治疗期间应密切监测患者是否出现细菌、真菌或病毒感染的体征。

（1）预防：用药前评估患者肺功能及行肺部影像学检查。

（2）观察：患者有无胸闷、气短、咳嗽及呼吸困难等症状；密切观察呼吸频率、节律、深度及有无发绀。

（3）处理：①如出现胸闷、气短、呼吸困难等症状，遵医嘱给予对症处理及氧气吸入，并嘱患者采取半卧位，以减少静脉回流，改善呼吸。②监测生命体征的变化，如发生低氧血症，遵医嘱抽动脉血行血气分析及血培养，根据患者致病菌选择性使用抗菌药物；如发生呼吸衰竭，立即行气管插管或气管切开，备好急救药品及物品。如出现新发肺部症状或肺部症状恶化，在评价期间暂停给药，直至症状改善。

5. 肿瘤溶解综合征 高肿瘤负荷和快速增殖性肿瘤患者发生肿瘤溶解综合征的风险可能增加。其预防、观察和处理同奥妥珠单抗。

6. 消化系统反应：肝炎 曾有维泊妥珠单抗引发符合肝细胞损伤特征的严重肝毒性报告，包括转氨酶和（或）胆红素升高。原患有肝脏疾病、基线转氨酶升高和合并用药均可能增加该风险。应监测转氨酶和胆红素水平。

（1）预防：①用药前评估患者肝功能或行肝脏彩超检查，明确是否感染乙型肝炎病毒。遵医嘱预防性使用保肝药物。②HBsAg阳性淋巴瘤患者的乙型肝炎病毒再激活风险高，推荐选用强效低耐药的恩替卡韦或替诺福韦作为预防的一线药物，且抗病毒治疗应在免疫抑制治疗开始之前（通常为1周）或最迟与之同时应用，并在最后一次免疫抑制治疗后维持至少6个月，预防乙型肝炎病毒再激活。

（2）观察：用药后观察患者有无周身乏力、腹部疼痛、腹胀、恶心、呕吐及食欲减退等症状。

（3）处理：定时检查肝功能，监测转氨酶和胆红素水平及氨基酸转移酶有无升高。淋巴瘤合并乙型肝炎病毒感染患者在治疗期间应每个月检测1次病毒载量，化疗结束后每3个月检测1次，故对于携带乙型肝炎病毒且合并使用细胞毒性药物的患者，临床应谨慎用药，并在用药前后检查肝功能、病毒载量。一旦出现异常，立即停药，同时遵医嘱给予保肝及抗病毒治疗。

（高妍　钟亚迪）

参考文献

1. 许彭鹏，赵维莅.中国临床肿瘤学会淋巴瘤诊疗指南解读之弥漫性大B细胞淋巴瘤的规范治疗.华西医学，2019，34（4）：351-354.
2. 杨君义，接贵涛.治疗非霍奇金淋巴瘤新药：匹杉醇.中国新药与临床杂志，2018，37（1）：17-20.
3. 朱明月，郭靖，郝晨洲，等.抗体药物偶联物的研究进展.中国药物化学杂志，2017，27（6）：490-497.
4. 胡馨月，李艳萍，李卓荣.抗体药物偶联物的弹头分子研究进展.中国医药生物技术，2017，12（6）：549-555.

5. 王彦明, 郝伯钧, 钟武, 等. Auristatin 类抗体药物偶联物研究进展. 国际药学研究杂志, 2015, 42（4）: 427-438.
6. HERRERA A F, MOLINA A. Investigational antibody-drug conjugates for treatment of B-lineage malignancies. Clin Lymphoma Myeloma Leuk, 2018, 18（7）: 452-468.
7. PALANCA-WESSELS M C, CZUCZMAN M, SALLES G, et al. Safety and activity of the anti-CD79B antibody-drug conjugate polatuzumab vedotin in relapsed or refractory B-cell non-Hodgkin lymphoma and chronic lymphocytic leukaemia: a phase 1 study. Lancet Oncol, 2015, 16（6）: 704-715.

第七章　CD30 单克隆抗体

维布妥昔单抗

【药物简介】

维布妥昔单抗（brentuximab vedotin，BV）是全球首个以 CD30 为靶点的抗体偶联药物（antibody-drug conjugate，ADC）。常用于治疗 CD30 阳性淋巴瘤成人患者，包括复发或难治性系统性间变性大细胞淋巴瘤、复发或难治性经典型霍奇金淋巴瘤（classical Hodgkin lymphoma，CHL），以及既往接受过系统性治疗的原发性皮肤间变性大细胞淋巴瘤（primary cuta neous anaplastic large cell lymphoma，PCALCL）或蕈样真菌病（mycosis fungoides，MF）。

【给药方法】

静脉给药，推荐剂量为 1.8 mg/kg，浓度为 5 mg/mL。常规推荐每 3 周给药 1 次。儿童用药剂量与成人一致。如果患者体重大于 100 kg，请使用 100 kg 推荐剂量，最大剂量为 180 mg（表 7-1）。

表 7-1　推荐剂量的药品计算方法

患者体重 /kg	总剂量 [a]/mg	需稀释的总体积 [b]/mL	需要药品瓶数 [c]/ 瓶
60	108	21.6	2.16
80	144	28.8	2.88
100	180	36	3.6

续表

患者体重 /kg	总剂量 [a]/mg	需稀释的总体积 [b]/mL	需要药品瓶数 [c]/ 瓶
120	180	36	3.6

注:[a] 总剂量 = 患者体重 × 推荐剂量（1.8 mg/kg）。
　[b] 需稀释的总体积（mL）= 总剂量 / 复溶药品浓度（5 mg/mL）。
　[c] 需要药品瓶数（瓶）= 需要稀释的总体积 / 每瓶总体积（10 mL/ 瓶）。

tips：该药物仅适用于静脉滴注，严禁静脉推注和快速滴注。

1. **药物保存**　未配制的药物应避光保存在 2～8 ℃冰箱内。如复溶 / 稀释后不能立即使用，将其放在 2～8 ℃冰箱内可保存 24 小时。

2. **药液配制**

（1）复溶：因药物不含抑菌剂、防腐剂，必须全程严格无菌操作。抽取 10.5 mL 灭菌注射用水，沿瓶壁缓慢加入维布妥昔单抗 50 mg 标准瓶中，轻轻旋转药瓶直至复溶。注意观察药瓶中的复溶液体应为澄清至微乳光的无色溶液，且无可见颗粒。

tips：不得直接加注在药品块状物或粉末上，不得振摇。

（2）输注溶液配制：抽取适当体积的复溶维布妥昔单抗溶液，加入含 0.9% 氯化钠注射液、5% 葡萄糖注射液或乳酸林格注射液的输注袋中，轻轻翻转输注袋，避免产生泡沫，以免影响药效。

tips：推荐稀释液的体积为 150 mL。

【药液输注】

1. 物品准备

物品：同利妥昔单抗物品准备。

药品：盐酸肾上腺素注射液 1 mg，地塞米松磷酸钠注射液 2 mg，0.9% 氯化钠注射液、5% 葡萄糖注射液或乳酸林格注射液，配制完成的维布妥昔单抗溶液。

2. 操作流程

（1）~（3）同利妥昔单抗。

（4）采用一次性输液器，一次性三通接头连接两条输液管路，一条通路连接 0.9% 氯化钠注射液、5% 注射用葡萄糖溶液或注射用乳酸林格液，另一条通路连接维布妥昔单抗溶液。在稀释后，应立即输注维布妥昔单抗溶液。

> tips：维布妥昔单抗需通过独立的、不与其他药物混用的输液管进行静脉滴注，为便于发生不良反应时快速给药，建议用 0.9% 氯化钠注射液建立备用通道。

（5）输注时间大于 30 分钟，根据溶液的总量调整输液速度。

（6）输注前测量生命体征，输注过程中给予心电监护，密切监测生命体征。加强巡视，重视患者主诉。同时备好急救药品及设备。

【常见不良反应的预防及处理】

（一）输注相关反应

接受维布妥昔单抗治疗的患者约 12% 会发生输注相关反应，主要表现为发热反应和过敏反应。最常见的体征和（或）症状包括寒战、恶心、呼吸困难、瘙痒、发热和咳嗽等。

1.发热反应 输注相关反应可能与细胞因子或化学介质释放有关，临床表现为发热、畏寒、寒战等。其预防、观察、处理同利妥昔单抗。

2.过敏反应 过敏反应是 IgE 介导的一种异常免疫反应（Ⅰ型超敏反应），即速发型变态反应，表现为过敏性休克和急性呼吸衰竭。临床表现为皮肤潮红、瘙痒、荨麻疹、胸闷、气短等，严重者可因支气管痉挛、喉头水肿、血管水肿而出现喉咙疼痛、喉咙紧缩感、舌和咽喉肿胀感、呼吸困难等，甚至有濒死感及呼吸心搏骤停。

其预防、观察、处理同利妥昔单抗。

> tips：若患者发生严重过敏反应，则应立即并永久性终止使用维布妥昔单抗，并进行适当的治疗。

（二）神经系统反应

1.周围神经病变 使用维布妥昔单抗治疗会导致周围神经病变，该病变是累积性的，主要症状是感觉异常和周围运动神经病变。

其预防、观察、处理同维泊妥珠单抗。

2.进行性多灶性白质脑病 维布妥昔单抗治疗后的患者中性粒细胞减少、机体免疫机能低下，若感染 JC 病毒（JC virus）可导致进行性多灶性白质脑病（progressive multifocal leukoencephalopathy, PML），并可诱发死亡，临床表现为进行性加重的神经系统症状。随着受累中枢神经系统出现相应的偏瘫、失语、视野缺损、皮质盲、共济失调、构音障碍、智能进行性下降至痴呆、精神退缩呈精神紊乱状态，患者最终昏迷，出现并发症而死亡。

（1）预防：①维布妥昔单抗治疗后患者若出现中性粒细胞减少、机体免疫力下降，应定期监测 JC 病毒感染情况，并在发现感染迹象时采取相应的预防措施；②避免与感染者的体液直接接触，定期洗手，咳嗽、打喷嚏时遮挡口鼻。

（2）观察：观察患者有无出现偏瘫、失语、视野缺损、皮质盲、共济失调、构音障碍、智能进行性下降至痴呆、精神退缩呈精神紊乱状态。

（3）处理：目前尚无针对 JC 病毒的特异性抗病毒药物或治疗方法。西多福韦及阿糖胞苷的疗效尚有诸多争议。对于任何疑似 PML 病例，应暂停维布妥昔单抗给药；如果确诊为 PML，终止维布妥昔单抗给药。

（三）消化系统反应

1. 胃肠道反应　胃肠道反应的临床表现为恶心、呕吐、腹痛及腹泻等，严重者出现急性胰腺炎，其他致死性和严重胃肠道并发症包括穿孔、出血、糜烂、溃疡、肠梗阻、小肠结肠炎、中性粒细胞减少性结肠炎。

（1）预防：同利妥昔单抗。

（2）观察：①、②同利妥昔单抗；③对患者进行病情评估，主要包括体格检查、血清淀粉酶、血清脂肪酶的实验室评估和腹部影像学检查。

（3）处理：①~③同利妥昔单抗；④如患者发生胰腺炎，给予禁食，同时遵医嘱使用抑酸药物，对腹痛严重患者遵医嘱使用止痛药。

2. 肝炎　维布妥昔单抗通过细胞旁作用杀伤体内T淋巴细胞，严重影响T细胞亚群的平衡，从而影响乙肝病毒在肝细胞中的清除；同时该药包含化疗药物甲基澳瑞他汀E，可能对肝脏有一定损害。临床表现为急性肝炎或慢性肝炎反复发作甚至急性重型肝炎，可导致肝衰竭，危及生命。患者常出现食欲缺乏、恶心、呕吐、厌油腻、腹胀等消化道症状，以及全身乏力、体重下降、皮肤瘙痒；有出血倾向，如牙龈出血、皮肤瘀斑、消化道出血等。

其预防、观察、处理同维泊妥珠单抗。

（四）血液系统反应

维布妥昔单抗可导致严重和致命的发热性中性粒细胞减少症，表现为严重中性粒细胞减少超过1周、3级或4级血小板减少或贫血。临床表现为乏力、困倦、头晕、发热等症状，黏膜及各器官有出血倾向。患者可呈贫血貌，面色苍白，皮肤可见出血点或瘀斑。应监测患者的发热情况。

（1）预防：在维布妥昔单抗给药前，应监测血常规。对3级或4级中性粒细胞减少症患者，应更频繁地监测血常规。其余同利妥昔单抗。

（2）观察：同利妥昔单抗。

（3）处理：同利妥昔单抗。

tips: 维布妥昔单抗应避免与长春碱类药物同时使用，可能会导致骨髓抑制等不良反应。

（五）内分泌系统反应

使用维布妥昔单抗可致严重高血糖如新发高血糖，或使原患有糖尿病的患者发生恶化的糖尿病和酮症酸中毒（包括致命结局）。高血糖多出现于体重指数高或糖尿病患者。

（1）预防：原患有糖尿病的患者使用维布妥昔单抗治疗前，监测并调整血糖，使之控制在合适的水平。

（2）观察：观察患者有无出现多饮、多食、多尿、恶心、呕吐、厌食、极度口渴、皮肤干燥等一系列症状。

（3）处理：定时监测患者血糖水平，一旦发现血糖升高，嘱避免高脂、高糖饮食，进行适当运动，必要时遵医嘱给予降糖药或皮下注射胰岛素。

（六）其他系统反应

1. 肿瘤溶解综合征　肿瘤溶解综合征是一种由于肿瘤细胞大量破坏引起的一系列代谢紊乱综合征，表现为高尿酸血症、高钾血症、高磷血症及低钙血症，可导致急性肾损伤、心律失常、癫痫发作甚至死亡。

其预防、观察和处理同奥妥珠单抗。

2. 呼吸系统反应：急慢性肺炎、严重感染和机会性感染　在接受维布妥昔单抗治疗的患者中已有报告严重感染和机会性感染，如菌血症和败血症、肺炎或感染性休克（包括致死性结局）。临床表现为进行性呼吸困难，常伴有烦躁、焦虑、出汗，患者感到胸廓紧束、严重憋气。慢性肺损伤表现为呼吸衰竭、间质性肺病、肺间质纤维化等，患者出现呛咳、胸闷、气短、呼吸困难等症状。

其预防、观察、处理同利妥昔单抗。如出现新发肺部症状或肺部症状恶化，在评价期间暂停维布妥昔单抗给药，直至症状改善。

3. 严重皮肤反应 维布妥昔单抗可致重症多形红斑和中毒性表皮坏死松解症，包括致死性结局。虽然此反应罕见，但病死率高，是免疫介导的严重皮肤黏膜不良反应，表现为发热（前驱症状）和广泛的表皮坏死、脱落。

（1）预防：此严重皮肤反应常由药物和感染引起，避免感染是预防的重要方法。

（2）观察：观察患者有无突然发生的高热、皮疹、皮肤黏膜损伤，尤其是眼部、口腔黏膜情况，是否有渗血、渗液、水疱或脓疱，是否有表皮剥脱、破溃现象。

（3）处理：①一旦发生重症多形红斑或中毒性表皮坏死松解症，应终止维布妥昔单抗给药。需要特殊的护理和药物治疗，特别是对体液平衡、呼吸功能、营养状态的监护和病变部位的细致护理。②根据药物敏感试验结果选择抗生素。局部脱落皮肤可使用硝酸银溶液湿敷、生物性覆盖物局部遮盖，以起到减轻疼痛、预防感染的作用。同时遵医嘱使用糖皮质激素和静注人免疫球蛋白注射液。③有眼部症状者需保持眼部清洁，使用平衡盐溶液冲洗和预防性使用抗生素；有倒睫时，给予拔除、冷冻、电解、睑板切开术来破坏睫毛，还可以使用维生素A眼膏来改善眼部症状。

（蒲红斌　王美英）

参考文献

1. 周慧萍,马涛,李宇华,等.布妥昔单抗治疗霍奇金淋巴瘤致乙肝病毒再激活并发急性肝衰竭1例.人民军医,2020,63(11):1126-1128.
2. 付子仪,谢婷婷.维布妥昔单抗不良反应文献分析.中国药物应用与监测,2022,19(4):254-257.
3. 中国临床肿瘤学会(CSCO)淋巴瘤专家委员会.维布妥昔单抗治疗CD30阳性淋巴瘤临床应用指导原则中国专家共识(2022年版).白血病·淋巴瘤,2022,31(8):449-458.
4. 李洁,张勇,张越,等.维布妥昔单抗治疗淋巴瘤的研究进展.中国癌症防治杂志,2022,14(6):693-697.
5. 陈美容.护理干预对万珂治疗多发性骨髓瘤诱发周围神经炎病变患者护理.实用临床护理学电子杂志,2019,4(49):11.
6. 雷巧,罗春香.肿瘤溶解综合征的处理.中国临床医生杂志,2022,50(1):23-25.
7. 李菲,袁妮妮.1例拉莫三嗪过量致Stevens-Johnson综合征病人的护理.全科护理,2022,20(4):574-576
8. 缪祎,徐卫,李建勇.维布妥昔单抗治疗CD30阳性外周T细胞淋巴瘤的研究进展.中国肿瘤临床,2022,49(12):627-630.
9. SVOBODA J, BAIR S M, LANDSBURG D J, et al. Brentuximab ve-dotin in combination with rituximab, cyclophosphamide, doxorubi-cin, and prednisone as frontline treatment for patients with CD30-positive B-cell lymphomas. Haematologica, 2021, 106(6): 1705-1713.
10. HORWITZ S, O'CONNOR O A, PRO B, et al. The ECHELON-2 Tri- al: 5-year results of a randomized, phase Ⅲ study of brentuximab vedotin with chemotherapy for CD30-positive peripheral T-cell lym- phoma. Ann Oncol, 2022, 33(3): 288-298.

第八章　CD38 单克隆抗体

达雷妥尤单抗

【药物简介】

达雷妥尤单抗（Daratumumab）是一种人源化、抗 CD38 IgG1 单克隆抗体，在单药治疗或联合治疗复发 / 难治性多发性骨髓瘤中均显示出临床疗效。

【给药方法】

静脉输注给药，推荐剂量为 16 mg/kg，严禁静脉推注。

> tips：该药物仅适用于静脉限速滴注。

1. **药物保存**　未配制的药物于 2～8 ℃冰箱内避光保存，禁止冷冻，有效期为 24 个月。现配现用。配制好的溶液，在冷藏 2～8 ℃避光条件下贮存不得超过 24 小时。给药前可将溶液恢复至室温，在室温 15～25 ℃和室内照明条件下不得超过 15 小时（包括输注时间）。

> tips：该药物不含防腐剂，因此需现配现用，未用完的输注液应按当地要求进行弃置。

2. **药液配制**　达雷妥尤单抗有两种规格，分别为 100 mg/ 瓶和 400 mg/ 瓶，仅供一次性使用。使用 0.9% 氯化钠注射液稀释后静脉输注。制备输注液时，请按照以下步骤进行无菌操作。

（1）根据患者的体重计算所需的溶液剂量（mg）和总体积（mL），以及需要使用的支数。

（2）检查确认溶液是否呈无色至淡黄色。如出现不透明颗粒、变色或其他异物颗粒，不得使用。

（3）使用无菌操作方法，从输液袋/容器中抽除一定体积的0.9%氯化钠注射液，抽除的体积与所需的达雷妥尤单抗溶液体积相等。

（4）抽取所需体积的达雷妥尤单抗溶液，并将其加入含0.9%氯化钠注射液的输液袋/容器中稀释至适当体积。必须采用由聚氯乙烯（polyvinyl chloride，PVC）、聚丙烯（polypropylene，PP）、聚乙烯（polyethylene，PE）或聚烯烃混合物（PP+PE）制成的输液袋/容器，在恰当的无菌条件下进行稀释。

（5）轻轻倒置输液袋/容器，使溶液混合均匀。请勿振摇。

（6）在使用前，肉眼观察药物是否有悬浮微粒或变色。由于达雷妥尤单抗是一种蛋白质，所以稀释后的溶液可能会产生极微小的透明至白色蛋白质颗粒。如果观察到不透明的颗粒、变色或者异物颗粒，请勿使用。

【药液输注】

1. 物品准备

物品：同利妥昔单抗物品准备。

药品：盐酸肾上腺素注射液1 mg，地塞米松磷酸钠注射液2 mg，0.9%氯化钠注射液100 mL，配制完成的达雷妥尤单抗溶液。

2. 操作流程

（1）~（3）同利妥昔单抗。

（4）应使用装有无菌、无热源、低蛋白结合的聚醚砜（polyether sulfone，PES）过滤器（孔径为 0.2 μm 或 0.2 μm）的输液器静脉输注稀释后的溶液。给药装置必须由聚氨酯（polyurethane，PU）、聚丁二烯（polybutadiene，PBD）、PVC、PP 或 PE 制成。一次性三通接头连接两条输液管路，一条通路连接 0.9% 氯化钠注射液，另一条通路连接达雷妥尤单抗溶液。

> tips：由于达雷妥尤单抗是一种蛋白质，因此需谨慎选择输液器，防止药物药效降低、失效、污染等。

（5）用药前 1~3 小时使用糖皮质激素、非甾体抗炎药、抗组胺药；为预防胃肠道反应，可酌情给予止吐药物。

（6）使用输液泵或可调节输液器控制输注速度，严格控制输注速度能显著降低不良反应的发生率及严重程度。为了便于给药，第 1 周的首剂药物（剂量为 16 mg/kg）可以分成连续两天给予，即第 1 天和第 2 天分别给予 8 mg/kg。输注速度详见表 8-1。

表 8-1 达雷妥尤单抗（16 mg/kg）给药的输注速度

时间		稀释体积/mL	初始速度/($mL·h^{-1}$)	每小时速度增量[a]/($mL·h^{-1}$)	最大速度/($mL·h^{-1}$)
第 1 周输注					
方案 1（单次输注）	第 1 周第 1 天（16 mg/kg）	1000	50	50	200

续表

时间		稀释体积/mL	初始速度/(mL·h^{-1})	每小时速度增量[a]/(mL·h^{-1})	最大速度/(mL·h^{-1})
方案2（分次输注）	第1周第1天（8 mg/kg）	500	50	50	200
	第1周第2天（8 mg/kg）	500	50	50	200
第2周输注[b]（16 mg/kg）		500	50	50	200
后续（第3周开始，16 mg/kg）输注[c]		500	100	50	200

注：[a] 仅在没有输注相关反应的情况下才可考虑递增输注速度。

[b] 仅在前一周16 mg/kg给药后没有发生输注相关反应的情况下，才可使用500 mL稀释体积；否则，使用1000 mL稀释体积。

[c] 仅在之前输注期间没有发生输注相关反应的情况下，才可使用调整后的初始速度（100 mL/h）进行后续输注（即从第3周开始）。否则，继续按表中所示第2周输注速度进行后续输注。

tips：每次输注，都应根据实际建立好输注速度调整时间表，并严格按照表格执行。

（7）输注前测量生命体征；输注中给予心电监护，密切监测生命体征。加强巡视，重视患者主诉。同时备好急救药品及设备。

【常见不良反应的预防及处理】

1. 输注相关反应 输注相关反应是应用达雷妥尤单抗时最常见的不良反应，发生率高达45.3%，多发生于输注开始的0.5~2小时。严重的输注相关反应包括支气管痉挛、呼吸困难、喉头水肿、肺水肿、缺氧以及高血压。其他输注相关反应包括鼻充血、咳嗽、寒战、咽喉刺激、呕吐以及恶心。此外，还包括过敏性鼻炎、鼻漏、哮鸣、发热、胸部不适、低血压、潮红、皮疹、瘙痒、流泪增加、头痛和心动过速。

（1）预防：①药品配制和连接输液装置限制在 15 分钟以内。②用药前 1 小时给予解热镇痛药、皮质类固醇、抗组胺药。③严格控制输液速度：起始速度为 50 mL/h，如无不良反应可每小时上调 50 mL/h，最大速度为 200 mL/h。④为降低迟发性输注相关反应发生风险，可在输注后给予口服皮质类固醇。

（2）观察：密切观察有无鼻塞、咳嗽、咽部刺激感、寒战、发热、憋气、呼吸困难等不良反应的发生。输注期间定时进行生命体征监测，一般每 30 分钟监测 1 次。

（3）处理：①当患者出现憋气、寒战等不良反应时，应立即通知医生，暂停给药，给予低流量鼻导管吸氧，可酌情再次给予苯海拉明、地塞米松等抗过敏药缓解症状。②让患者卧床休息，安抚患者，舒缓其紧张情绪，并观察其停药后症状有无缓解。③待症状缓解后可遵医嘱继续输注。复输的初始速度为停止输液时速度的 1/2，若无不良反应，可继续递增输注速度，直至最大速度为 200 mL/h。④如果发生速发过敏反应或危及生命的输注相关反应，应立即急救复苏，并永久停药。⑤在护理记录中应对输注速度和发生输注相关反应的时间做详细描述，且记录给予的对症处理，以确保患者顺利完成治疗。

2. 消化系统反应：胃肠道反应　是化疗期间常见的不良反应，表现为恶心、呕吐、腹泻、便秘等症状，严重者可引起电解质紊乱、误吸、窒息、肺部感染等，进而危及生命。

其预防、观察、处理同利妥昔单抗。

3. 消化系统反应：乙型肝炎病毒再激活

（1）预防：同利妥昔单抗。

（2）观察：同利妥昔单抗。

（3）处理：①对于乙型肝炎病毒血清学检测结果呈阳性的患者，应在达雷妥尤单抗治疗期间以及治疗结束后至少6个月内监测乙型肝炎病毒再激活的临床和实验室指征。②对于在达雷妥尤单抗治疗期间发生乙型肝炎病毒再激活的患者，应暂停本品治疗及任何伴随的类固醇和化疗，并给予相应治疗。对于乙型肝炎病毒再激活得到充分控制的患者，应与有乙型肝炎病毒治疗专业知识的医生讨论是否重新开始达雷妥尤单抗治疗。

4. 血液系统反应

达雷妥尤单抗可导致骨髓抑制，从而使中性粒细胞、白细胞、血小板、血红蛋白等下降，具有一定的血液学毒性。临床表现为乏力、困倦、头晕、发热等症状，黏膜及各器官有出血倾向。患者可呈贫血貌，面色苍白，皮肤可见出血点或瘀斑。

其预防、观察和处理同利妥昔单抗。

（杜辉　秦然）

参考文献

1. ABDALLAH N, KUMAR S K. Daratumumab in untreated newly diagnosed multiple myeloma. Ther Adv Hematol, 2019, 10: 1-18.

2. 项秋晴, 陆敏秋, 褚彬, 等. 达雷妥尤单抗治疗复发/难治性多发性骨髓瘤疗效观察研究. 中国全科医学, 2021, 24（2）: 237-242.
3. 贾亚静, 刘辉, 王立茹, 等. 达雷妥尤单抗在治疗复发难治骨髓瘤的应用. 中华内科杂志, 2020, 59（5）: 347-352.
4. 于军, 刘婕, 刘静, 等. 达雷妥尤单抗联合标准疗法治疗多发性骨髓瘤的Meta分析. 现代药物与临床, 2022, 37（5）: 1133-1143.
5. 赵莹, 王丽, 杨便红. 达雷妥尤单抗治疗复发难治性多发性骨髓瘤不良反应分析与护理. 中国病案, 2021, 22（9）: 104-107.
6. BAHLIS N J, DIMOPOULOS M A, WHITE D J, et al. Daratumumab plus lenalidomide and dexamethasone in relapsed/refractory multiple myeloma: extended follow-up of POLLUX, a randomized, open-label, phase 3 study. Leukemia, 2020, 34（7）: 1875-1884.
7. 高飞丹. 达雷妥尤单抗治疗多发性骨髓瘤的研究进展. 中国肿瘤生物治疗杂志, 2021, 28（6）: 643-646.
8. CHARI A, MARTINEZ-LOPEZ J, MATEOS M V, et al. Daratumumab plus carfilzomib and dexamethasone in patients with relapsed or refractory multiple myeloma. Blood, 2019, 134（5）: 421-431.

第九章　CD3-CD19 双特异性单克隆抗体

贝林妥欧单抗

【药物简介】

贝林妥欧单抗（blinatumomab）是靶向 CD19 和 CD3 双特异性 T 淋巴细胞衔接因子，适用于成人前体 B 细胞急性淋巴细胞白血病（B-cell precursor acute lymphoblastic leukemia，BCP-ALL）、复发或难治性前体 B 细胞急性淋巴细胞白血病（relapsed/refractory BCP-ALL，R/R BCP-ALL）患者。

【给药方法】

静脉输注给药，严禁静脉推注。

1. **药物保存**　使用前，将药品和稳定剂置于原包装中，于 2～8℃冰箱内避光保存。配制好的液体，将其存放于 2～8℃冰箱内可保存 10 天，常温 24 小时。请勿冷冻。

2. **用法用量**　贝林妥欧单抗规格为 35 μg/瓶，每盒含有 1 瓶冻干粉和 1 瓶静脉输注溶液稳定剂。

（1）1 个疗程包括最多 2 个周期的诱导治疗、3 个周期的巩固治疗及最多 4 个周期的维持治疗。

（2）1 个诱导或巩固治疗周期为 42 天，即 28 天连续输注 + 随后 14 天无治疗间歇期。

（3）1 个维持治疗周期为 84 天，即 28 天连续输注 + 随后 56 天无治疗间歇期。

（4）具体方案和剂量则需根据患者体重是否 ≥ 45 kg 以及药物反应确定（表 9-1）。

表 9-1　治疗前体 B 细胞急性淋巴细胞白血病时的推荐剂量和用药方案

周期	固定剂量 / ($\mu g \cdot d^{-1}$)	基于患者体表面积计算剂量 / ($\mu g \cdot m^{-2} \cdot d^{-1}$)
诱导周期 1 　第 1 ~ 7 天 　第 8 ~ 28 天 　第 29 ~ 42 天	 9 28 停药 14 天	 5 15 停药 14 天
诱导周期 2 　第 1 ~ 28 天 　第 29 ~ 42 天	 28 停药 14 天	 15 停药 14 天
诱导周期 3 ~ 5 　第 1 ~ 28 天 　第 29 ~ 42 天	 28 停药 14 天	 15 停药 14 天
诱导周期 6 ~ 9 　第 1 ~ 28 天 　第 29 ~ 84 天	 28 停药 56 天	 15 停药 56 天

（5）剂量调整：若不良事件发生后中断给药未超过 7 天，则继续该周期治疗直至输注 28 天；若中断给药超过 7 天，则需重新开始治疗周期（表 9-2）。

表 9-2 针对毒性的剂量调整

毒性	分级	患者体重 ≥ 45 kg	患者体重 < 45 kg
细胞因子释放综合征（cytokine release syndrome，CRS）	3 级	1. 立即停药； 2. 地塞米松 8 mg/8 小时，共 3 天，而后 4 天内逐渐减量； 3. CRS 消退后，以 9 μg/d 重启治疗，7 天后升高至 28 μg/d	1. 立即停药； 2. 地塞米松 5 mg/($m^2 \cdot 8h$)，共 3 天，而后 4 天内逐渐减量； 3. CRS 消退后，以 5 μg/($m^2 \cdot d$) 重启治疗，7 天后升高至 15 μg/($m^2 \cdot d$)
	4 级	永久停药	永久停药
神经系统反应	惊厥	一旦发生，永久停药	一旦发生，永久停药
	3 级	暂时停药直至神经系统反应不超过 1 级，至少持续 3 天，然后以 9 μg/d 重启治疗，7 天后升高至 28 μg/d。若以 9 μg/d 的剂量治疗仍发生不良事件或神经系统反应超过 7 天才消退，均需永远停药	暂时停药直至神经系统反应不超过 1 级，至少持续 3 天，然后以 5 μg/($m^2 \cdot d$) 重启治疗，7 天后升高至 15 μg/($m^2 \cdot d$)。若以 5 μg/($m^2 \cdot d$) 的剂量治疗仍发生不良事件或神经系统反应超过 7 天才消退，均需永远停药
	4 级	永久停药	永久停药
其他不良反应	3 级	同前	同前
	4 级	永久停药	永久停药

3. 药液配制 严格无菌操作。配制时，先抽吸 5.5 mL 静脉输注溶液稳定剂（贝林妥欧单抗药物内

自带）至 270 mL 的 0.9% 氯化钠注射液中，随后抽吸 3 mL 灭菌注射用水注入贝林妥欧单抗冻干药剂瓶，制备成 12.5 μg/mL 的贝林妥欧单抗复溶液。禁止将稳定剂直接加入贝林妥欧单抗药剂中，配制过程需沿管壁缓缓注入，轻轻混匀液体。禁止直接注入或剧烈摇晃产生泡沫，禁止用稳定剂复溶冻干粉。

【药液输注】

1. 物品准备

物品：同利妥昔单抗物品准备。

药品：盐酸肾上腺素注射液 1 mg，地塞米松磷酸钠注射液 2 mg，0.9% 氯化钠注射液 100 mL，配制完成的贝林妥欧单抗溶液。

2. 操作流程

（1）~（3）同利妥昔单抗。

> tips：贝林妥欧单抗的输注要求临床护士具备更高的静脉导管维护技术，避免输注中断，影响治疗。

（4）采用专用滤过口径为 0.2 μm 的精密输液器，直接用配制好的贝林妥欧单抗溶液排气，检查有无气泡。

> tips：使用单独静脉通道输注贝林妥欧单抗，严禁与其他药液共用同一通道。使用配制好的溶液进行排气，勿用生理盐水排气，且输注结束后也无须对管道冲洗，以确保药物有效浓度和用量。

（5）按输液泵操作要求正确安装输液泵。

（6）遵医嘱使用输液泵严格控制输注速度和量，控制输注速度能显著降低不良反应的发生率及严重程度。

（7）用药前 30 分钟遵医嘱使用地塞米松；为预防胃肠道反应，可酌情给予止吐药物。

> tips：每个治疗周期开始、增加剂量或输注中断时间 ≥ 4 小时，均需遵医嘱使用地塞米松 20 mg，预防细胞因子释放综合征。

【常见不良反应的预防及处理】

1. 细胞因子释放综合征　细胞因子释放综合征是贝林妥欧单抗最严重的不良反应之一，可能是由于免疫细胞激活、大量细胞因子释放，导致机体产生细胞因子风暴和过度炎症反应，从而引起严重全身症状。临床表现为头痛、发热、消化道反应（恶心、呕吐）、低血压、丙氨酸转氨酶、天冬氨酸转氨酶升高及弥散性血管内凝血等。严重的细胞因子释放综合征可导致患者呼吸衰竭、肝肾功能衰竭甚至死亡，因此早期识别和干预是安全治疗的关键。

（1）预防：①在用药前或增加剂量前应用糖皮质激素药物，并按照标准用药方案准确配制药液，确保药液剂量准确。②输注过程中严格按输注要求控制输注速度。

（2）观察：①发热一般发生于首次用药 1~2 天，因此要密切监测、记录患者体温变化。②输注过程中若出现细胞因子释放综合征疑似症状，立即报告医生，遵医嘱抽取血行血培养，查超敏 C 反应蛋白和降钙素原等。用药期间密切观察患者生命体征、实验室检查结果（如血常规、肝肾功能、凝血功能、细胞因子、淋巴细胞亚群等）。

（3）处理：①监测生命体征，注意有无全身感染征象。遵医嘱给予物理降温，必要时予以药物（如口服对乙酰氨基酚）降温和抗生素抗感染治疗，警惕感染性休克的发生。及时更换床单、衣物等，避免受凉。准确记录出入量，嘱患者多饮水，以防虚脱。②若出现严重细胞因子释放综合征，需及时予以地塞米松，暂停输注直至症状消退后重启治疗。若发生危及生命的细胞因子释放综合征，需永久停药。

2. **神经系统反应**　临床表现为头痛、抽搐甚至意识丧失、昏迷等。发生抽搐时，若未及时控制，易引起脑功能障碍等严重后果，因此，及时控制抽搐是治疗的关键。

（1）预防：①用药前向患者和家属做好解释工作，预防性使用糖皮质激素药物；②严格按要求控制输液速度。

（2）观察：输注期间密切观察患者有无神经系统表现征象，如出现意识丧失、双眼凝视、牙关紧闭、四肢肌张力增高等表现。

（3）处理：①护士及时快速评估患者，立即报告医生，给予氧气吸入，使患者头偏向一侧，保持呼吸道通畅。勿强行按压肢体，移除患者身边坚硬物体，防止医源性损伤。②遵医嘱给予地西泮缓慢静脉注射。若患者停止抽搐，仍需暂停输注，避免神经反应加重，抽搐后连续3天密切观察患者神志、精神、肌张力变化情况。若未再出现神经系统相关症状后重启贝林妥欧单抗治疗；若7天后神经反应症状才消退或又复发，则需永久停药。

3. **感染**　由于前体B细胞急性淋巴细胞白血病患者体内含有大量白血病细胞，机体自身造血功能受抑制，白细胞减少，机体免疫功能低下，因此预防感染尤其重要。

其预防、观察及感染同奥妥珠单抗。

（陈丹　姚浩）

参考文献

1. LOCATELLI F, ZUGMAIER G, MERGEN N, et al. Blinatumomab in pediatric relapsed/refractory B-cell acute lymphoblastic leukemia: RIALTO expanded access study final analysis. Blood Advances, 2022, 6（3）: 1004–1014.
2. KANTARJIAN H, STEIN A, GÖKBUGET N, et al. Blinatumomab versus chemotherapy for advanced acute lymphoblastic leukemia. New England Journal of Medicine, 2017, 376（9）: 836-847.
3. 王颖莉, 杨润瑜, 邹夏, 等. 贝林妥欧单抗治疗成人复发或难治性前体B细胞急性淋巴细胞白血病的安全用药实践经验. 广西医学, 2023, 45（3）: 346-350.
4. 常英军, 王玥雯. 微小残留病指导的急性淋巴细胞白血病免疫干预和治疗策略. 现代免疫学, 2023, 43（2）: 89-94.
5. 王迎. 抗体治疗急性淋巴细胞白血病的临床应用. 临床血液学杂志, 2022, 35（3）: 155-158.
6. 杨琇莹, 张丽英, 张超琅. 贝林妥欧单抗治疗急性B淋巴细胞白血病复发患儿的护理. 护理与康复, 2023, 22（4）: 77-79.
7. 解姣, 杜薇薇, 刘素香, 等. 贝林妥欧单抗治疗儿童复发急性B淋巴细胞白血病3例临床分析. 中国小儿血液与肿瘤杂志, 2022, 27（6）: 379-382.
8. 李晓兰, 刘立鹏, 刘芳, 等. 贝林妥欧单抗治疗儿童复发/难治急性淋巴细胞白血病的安全性及近期疗效分析. 中国当代儿科杂志, 2023, 25（4）: 374-380.
9. 王雪云, 董江萍. 罕见病药品贝林妥欧单抗临床开发和风险获益评估及启示. 药物评价研究, 2022, 45（4）: 618-623.

10. 袁茜，赵娟，刘宁，等．贝林妥欧单抗在费城染色体阳性急性淋巴细胞白血病治疗中的应用研究进展．山东医药，2023，63（17）：83-86.
11. 宋红芳，徐香，朱霞明，等．16例贝林妥欧单抗治疗的急性淋巴细胞白血病患者临床护理报告．护理实践与研究，2023，20（5）：784-788.
12. VON STACKELBERG A, LOCATELLI F, ZUGMAIER G, et al. Phase I/phase II study of blinatumomab in pediatric patients with relapsed/refractory acute lymphoblastic leukemia. J Clin Oncol，2016，34（36）：4381-4389.

第十章 免疫检查点抑制剂

一、帕博利珠单抗

【药物简介】

帕博利珠单抗（Pembrolizuman）是一种 PD-1 阻断抗体，常用于治疗黑色素瘤、非小细胞肺癌、食管癌、头颈部鳞状细胞癌、结直肠癌、肝细胞癌、三阴性乳腺癌。

【给药方法】

静脉输注给药，推荐剂量为 2 mg/kg，浓度为 1 ~ 10 mg/mL。严禁静脉推注。

tips：该药物仅适用于静脉限速滴注。

1. **药物保存** 未配制的药物于 2 ~ 8 ℃冰箱内避光保存。现配现用。配制好的液体，室温下可存放 6 小时。如不能立即使用，将其存放于 2 ~ 8 ℃冰箱内，可保存 96 小时。

2. **药液配制** 帕博利珠单抗在使用前应将药瓶恢复至室温（25 ℃或以下）。其是一种无色至轻微乳白色、无色至微黄色溶液。给药前检查药液是否存在悬浮颗粒和变色的情况，如有异常应丢弃药瓶。抽取药物前须排空注射器内的空气，将注射器针头插入药液液面以下，并缓慢抽取，避免产生泡沫。勿剧烈摇晃，以免影响药效，注意观察配制好的药液有无微粒或变色。帕博利珠单抗的规格为

100 mg/支，溶媒为 0.9% 氯化钠注射液或 5% 葡萄糖注射液，具体配制方法见表 10-1。

表 10-1　帕博利珠单抗配制方法

药物规格 / [mg·(4 mL)$^{-1}$]	溶媒规格 /mL
100	100

【药液输注】

1. 物品准备

物品：同利妥昔单抗物品准备。

药品：盐酸肾上腺素注射液 1 mg，地塞米松磷酸钠注射液 2 mg，0.9% 氯化钠注射液 100 mL，配制完成的帕博利珠单抗溶液。

2. 操作流程

（1）~（3）同利妥昔单抗。

> tips：因药物输注刺激血管且容易发生不良反应，不建议用头皮针建立静脉通道。

（4）采用滤过孔径为 3 μm 的精密输液器，一次性三通接头连接两条输液管路，一条通路连接 0.9% 氯化钠注射液，另一条通路连接帕博利珠单抗溶液。

> tips：帕博利珠单抗需通过独立的、不与其他药物混用的输液管进行静脉滴注，为便于发生不良反应时快速给药，建议用 0.9% 氯化钠注射液建立备用通道。

(5)初次使用帕博利珠单抗时,输注时间需在60分钟;如无不良反应,后续输注时,输注时间为>30分钟且<60分钟。

1)标准输注方案:首次用药初始输注速度为60 mL/h,最初10分钟后以120 mL/h匀速输注。以9:00开始输注为例,输注方案详见表10-2。

tips:每次输注都应根据实际建立好输注速度调整时间表,并严格按照表格执行。

表10-2 帕博利珠单抗标准输注方案

输注时间	输注速度/(mL·h^{-1})	每分钟输注滴数/滴
9:00—9:10	60	20
9:10—10:00	120	40

2)快速输注方案:输注时间为>30分钟且<60分钟,详见表10-3。

tips:适用于此前至少接受1次标准输注方案,未发生不良反应,且无严重心肺疾病的患者。

表10-3 帕博利珠单抗快速输注方案

快速输注方案	步骤	输注速度/(mL·h^{-1})	每分钟输注滴数/滴	输注时间/min
40分钟输注方案	1	90	30	10
	2	180	60	30

(6)输注前测量患者生命体征,输注过程中给予心电监护、密切监测生命体征。加强巡视,重视

患者主诉。同时备好急救药品及设备。

【常见不良反应的预防及处理】

帕博利珠单抗不良反应包括输注相关反应和免疫相关不良反应，常出现在治疗过程中或治疗结束后。输注相关反应出现的时间集中于开始输注的 20～40 分钟。

（一）输注相关反应

1. 发热反应　发热反应可能与细胞因子或化学介质释放有关，临床表现为发热、畏寒、寒战等。其预防、观察及处理同利妥昔单抗。

2. 过敏反应　过敏反应是一种异常免疫反应，临床表现为皮肤潮红、瘙痒、荨麻疹、胸闷、气短等，严重者可因支气管痉挛、喉头水肿、血管水肿而出现喉咙疼痛、喉咙紧缩感、舌和咽喉肿胀感、呼吸困难等，甚至有濒死感及呼吸、心搏骤停。

其预防、观察及处理同利妥昔单抗。

> tips：若患者出现严重不良反应，以后此类药物要禁用、慎用。

3. 消化系统反应　常发生在治疗后，临床表现为恶心、呕吐、腹痛及腹泻等。

其预防、观察及处理同利妥昔单抗。

（二）免疫相关不良反应

对于使用帕博利珠单抗的患者，虽然免疫治疗可通过增强免疫系统功能从而产生确切疗效，然而免疫检查点阻断会出现炎症不良反应，称免疫相关不良反应，包含肺炎、肝炎及内分泌疾病。

1. 呼吸系统反应：肺炎 既往接受过胸部放射性治疗的患者发生免疫相关性肺炎的概率更高，临床表现为新出现的或恶化的咳嗽，以及胸痛、胸闷、气短、呼吸困难等症状。

其预防、观察及处理同利妥昔单抗。

2. 消化系统反应：肝炎 临床表现为转氨酶升高，常出现食欲缺乏、恶心、呕吐、厌油腻、腹胀等消化道症状，以及全身乏力、体重下降、皮肤瘙痒；有出血倾向，如牙龈出血、皮肤瘀斑、消化道出血等。

（1）预防：①用药前对患者各项资料进行整合，包括既往病史、用药史等；②用药前后，需抽血检测肝功能。

（2）观察：用药后观察患者有无周身乏力、腹痛、腹胀、恶心、呕吐及食欲减退等症状。

（3）处理：一旦发现有肝损伤现象，立即给予保肝治疗。指导患者卧床休息，少量多餐，饮食清淡。

3. 内分泌系统反应 临床表现为垂体功能减退、肾上腺皮质功能不全、甲状腺功能异常、血糖异常等。

（1）预防：指导患者进食高热量、高蛋白、富含维生素食物，以增加营养、提高机体免疫力。

（2）观察：用药后密切观察患者心率、血压变化，必要时进行血糖检测。

（3）处理：如有血糖升高，及时处理高血糖反应，防范糖尿病酮症酸中毒的发生。

（李录　张海丽）

二、纳武利尤单抗

【药物简介】

纳武利尤单抗（Nivolumab）是一种 PD-1 受体的人源化 IgG4 单克隆抗体。常用于治疗霍奇金淋巴瘤，包括经自体造血干细胞移植和维布妥昔单抗治疗后复发或难治的经典型霍奇金淋巴瘤或包括自体造血干细胞移植在内的 3 种或多种药物治疗后复发或进展的经典型霍奇金淋巴瘤。

【给药方法】

静脉注射给药，推荐剂量为 3 mg/kg 或 240 mg、每 2 周 1 次或 480 mg、每 4 周 1 次，持续 30 分钟以上，直至出现疾病进展或产生不可接受的反应。

> tips：该药物不得采用静脉推注或单次快速静脉注射给药。

1. 药物保存　未配制的药物于 2～8 ℃冰箱内避光保存，不可冷冻。配制好的液体，于 20～25 ℃室温下最多保存 8 小时，包括给药时间。如不能立即使用，将其存放于 2～8 ℃冰箱内，可保存 24 小时。

2. 药液配制　纳武利尤单抗有两种规格，分别为 40 mg/瓶和 100 mg/瓶，可采用 10 mg/mL 溶液直接输注，或者采用 0.9% 氯化钠注射液或 5% 葡萄糖注射液稀释，浓度为 1～10 mg/mL。对于体重 ≥ 40 kg 的患者，总输注量不得超过 160 mL；对于体重 < 40 kg 的患者，总输注量按体重计算不得超过 4 mL/kg。抽取药物前须排空注射器内的空气，将注射器针头插入溶媒液面以下，并缓慢注入，轻柔

地颠倒注射袋使溶液混合，避免产生泡沫。勿剧烈摇晃，以免蛋白质分解影响药效，注意观察配制好的药液为无微粒或变色。

> tips：该药不含微生物防腐剂和抑菌剂，因此必须严格无菌操作。

【药液输注】

1. 物品准备

物品：同利妥昔单抗物品准备。

药品：盐酸肾上腺素注射液 1 mg，地塞米松磷酸钠注射液 2 mg，0.9% 氯化钠注射液 100 mL，配制完成的纳武利尤单抗溶液。

2. 操作流程

（1）~（3）同利妥昔单抗。

（4）输注时采用的输液管须配有一个无菌、无热源、低蛋白结合的输液管过滤器（孔径为 0.2 ~ 1.2 μm），一次性三通接头连接两条输液管路，一条通路连接 0.9% 氯化钠注射液，另一条通路连接纳武利尤单抗溶液。

> tips：每次输注需使用单独的输液袋和过滤器，输注结束时冲洗输液管，请勿通过同一根输液管同时给予其他药物。

（5）使用输液泵或可调节输液器控制输注速度，严格控制输注速度能显著降低不良反应的发生率及严重程度。纳武利尤单抗首次输注需 60 分钟以上,如患者耐受良好、无不良反应,后续可改为 30 分钟。

> tips:如病区无输液泵或可调节输液器等辅助工具,需准确计算输注滴数。

(6)与伊匹木单抗联用时应先输注纳武利尤单抗;在同日联合含氟尿嘧啶和铂类药物化疗时,应先输注纳武利尤单抗,然后给予含氟尿嘧啶和铂类药物化疗。

(7)输注前测量生命体征,过程中给予心电监护、密切监测生命体征。加强巡视,重视患者主诉。同时备好急救药品及物品。

(8)用药后可遵医嘱使用全身性皮质类固醇及其他免疫制剂。

【常见不良反应的预防及处理】

纳武利尤单抗不良反应包括输注相关反应和免疫相关不良反应(immune-related adverse events,irAEs),通常在 1~6 个月内发生,发生时间最快为输注后 10 分钟左右,最长为用药后 23 个月甚至发生在停药后。

(一)输注相关反应

在接受纳武利尤单抗治疗的患者中,超敏反应或输注相关反应发生率为 4.7%,可表现为患者首次输注后 5~10 分钟出现面色潮红、呼吸困难、喉头水肿、支气管痉挛及心慌等症状。

(1)预防:同利妥昔单抗。

（2）观察：同利妥昔单抗。

（3）处理：①一旦患者出现过敏反应，需立即停止输注，更换为 0.9% 氯化钠注射液输注，遵医嘱给予糖皮质激素及抗组胺药物治疗及氧气吸入；若患者有过敏反应，以后每次使用时严密观察；若患者症状严重，应永久性停药。②~⑤同利妥昔单抗过敏反应。

（二）免疫相关不良反应

1. 皮肤反应　皮肤反应分为 4 级：①轻度（1 级）症状：斑疹/丘疹覆盖的体表面积（BSA）＜10%，伴或不伴症状（如：瘙痒、灼痛或紧绷）。②中度（2 级）症状：斑疹/丘疹覆盖的体表面积占 10%~30%，伴或不伴症状（如：瘙痒、灼痛或紧绷）；日常使用工具受到限制。③重度（3~4 级）症状：斑疹/丘疹覆盖的体表面积＞30%，伴或不伴症状（如：红斑、紫癜或表皮脱落），日常生活自理受限。

纳武利尤单抗所致皮肤反应除常见的斑丘疹样皮疹和苔藓样皮疹外，还有罕见的重症多形红斑。皮肤反应多发生于治疗早期，可发生在治疗后几天或几周内甚至治疗结束。临床表现大多数为轻度反应，主要为红斑、皮疹、瘙痒、白癜风等，偶见银屑病或苔藓样皮肤反应，未见致死性、全身剥脱性皮炎的报道。

（1）预防：遵医嘱在治疗前给予抗组胺药、抗过敏药物预处理。

（2）观察：用药后观察患者有无皮疹、瘙痒等症状。

（3）处理：①临床对于 1 级皮肤不良反应，建议可继续行免疫治疗，同时给予中等强度局部糖皮质激素、润肤剂、口服抗组胺药对症治疗。②对于2级皮肤不良反应，应暂停用药，同时给予高剂量糖皮质激素治疗，推荐应用泼尼松或甲泼尼龙治疗；如用药后症状未缓解，激素加量，症状好转后逐渐减量。③对于3、4级皮肤不良反应，如重症多形红斑和中表皮坏死松解症等，应永久停药。④除用激素进行免疫抑制外，可以用补充IgG的方法加速药物清除。对于3级以上免疫相关不良反应，在糖皮质激素无效的情况下，可考虑使用其他免疫抑制剂，包括肿瘤坏死因子制剂（TNF抑制剂）、英夫利昔单抗、吗替麦考酚酯、他克莫司及生物免疫性抑制剂如抗胸腺细胞球蛋白等。

2. **胃肠道反应**　胃肠道不良反应主要以腹泻及结肠炎为主。与皮肤反应相似，腹泻是早期反应，发病中位时间小于2个月。

腹泻的不良反应分级：0级，无腹泻；1级，有腹泻，排便次数为4次/天；2级，水样排泄，排便次数为4～6次/天；3级，排便增加次数>7次/天，腹部疼痛；4级，血样便，排便次数>9次/天。

（1）预防：研究表明，对于免疫相关性结肠炎尚无有效的预防措施，同步给予维生素D可降低其发生率。其余同利妥昔单抗。

（2）观察：注意观察有无腹膜炎和肠穿孔征象。其余同利妥昔单抗。

（3）处理：①、②同利妥昔单抗胃肠道反应。③1级腹泻：对症治疗。2～3天后症状恶化者加用泼尼松龙治疗，症状仍持续但无加重时可应用布地奈德治疗。同时，可通过调整饮食来减轻症状，如清淡饮食、避免辛辣刺激性食物和乳制品、餐中及餐后1小时避免饮水以减缓食物通过胃肠道的速度。④2级腹泻：应借助结肠镜诊断，若明确诊断为结肠炎，应暂停药物使用，立即给予泼尼松龙治疗。同时，不推荐应用长效糖皮质激素如布地奈德预防腹泻。

3. 内分泌系统反应 纳武利尤单抗所致内分泌系统不良反应表现为肾上腺功能不全、甲状腺功能减退、垂体功能减退。作用机制尚不明确,多数认为这与免疫检查点在维持机体免疫稳态中发挥的作用有关。肾上腺功能不全大多是继发性的,其临床表现缺乏特异性,通常表现为乏力、高钾血症等,严重者可发生肾上腺危象,在治疗上应根据不良反应分级选择相应的糖皮质激素进行替代治疗,并停用纳武利尤单抗。

甲状腺功能减退分级:1级,TSH < 10 mU/L,无症状,只需临床或诊断性观察,暂无须治疗;2级,TSH 持续 > 10 mU/L,有症状,影响使用工具性日常生活活动;3级,症状严重,个人自理能力受限,需要住院治疗;4级,危及生命,需要紧急干预处理。

(1)预防:内分泌系统反应在免疫治疗中通常出现较晚,应定期进行生化检测和影像学检查。

(2)观察:建议每 2 ~ 3 周进行血糖和甲状腺激素水平检测。

(3)处理:纳武利尤单抗引起的甲状腺功能减退通常为 1、2 级。对于无临床症状患者,仅需进行监测,无须治疗。对于有临床症状者,给予左甲状腺素替代治疗,建议暂停免疫治疗直至临床症状消退后再重启治疗。

4. 呼吸系统反应 纳武利尤单抗所致呼吸系统反应为免疫相关性肺炎,表现类型为非特异性间质性肺炎和机化性肺炎,可能发生在用药后 9 天至 19.2 个月,中位发生时间为 2.8 个月。临床主要表现为呼吸困难、咳嗽和发热等肺炎常见症状,影像学检查最主要的特征为肺部磨玻璃样改变,也可表现为网格状阴影、实变影、小叶结节和胸腔积液。

(1)预防:同利妥昔单抗。

（2）观察：同利妥昔单抗。

（3）处理：①免疫相关性肺炎是免疫检查点抑制剂的主要致死原因之一，病死率达35%，患者一旦出现症状，应永久停药。②按照不良反应分级选择不同种类和剂量的糖皮质激素治疗。其余措施同利妥昔单抗呼吸系统反应处理①、②。

5. 血液系统反应　　纳武利尤单抗可导致骨髓抑制，从而使中性粒细胞、白细胞、血小板、血红蛋白等下降，具有一定的血液学反应。临床表现为乏力、困倦、头晕、发热等症状，黏膜及各器官有出血倾向。患者可呈贫血貌，面色苍白，皮肤可见出血点或瘀斑。

其预防、观察、处理同利妥昔单抗。

6. 心血管系统反应　　纳武利尤单抗所致心脏毒性反应罕见，但致死率近半。主要包括心肌炎、心包炎和非炎性心脏毒性反应，如心力衰竭、心肌纤维化等。因部分不良反应如心包积液与原发肿瘤进展的临床表现难以区分，故应引起足够重视。临床表现为心慌、心前区不适、血压升高或降低等，也可出现心律失常。既往有冠心病、心肌梗死的患者有发生心绞痛及心肌梗死的风险。最早发生在首次用药后4天，最晚则在首次用药后327天。

（1）预防：①在应用该药前应充分考虑患者年龄，详细了解患者有无心血管病史、有无靶向药物和蒽环类药物使用史。②做好心电图、心肌肌钙蛋白、脑利尿钠肽（brain natriuretic peptide，BNP）或氨基末端脑钠肽前体（N terminal pro B type natriuretic peptide，NT-pro BNP）等心脏相关指标的评估与检测，必要时行心脏超声检查，密切监测患者心脏功能。③对使用该药的患者进行有关心脏毒性反应的宣教，早发现、早治疗。由于心脏毒性反应的潜伏期较分散，对于长疗程用药的患者也需要警惕心脏毒性反应，需要定期复查患者的心脏功能。输注全程给予心电监护。

（2）观察：同利妥昔单抗。

（3）处理：同利妥昔单抗。

（杜辉　秦然）

三、替雷利珠单抗

【药物简介】

替雷利珠单抗（Tislelizumab）是 PD-1 的人源化 IgG4 单克隆抗体，用于治疗复发或难治性经典型霍奇金淋巴瘤、尿路上皮癌（urothelial carcinoma，UC）、非小细胞肺癌（non-small cell lung carcinoma，NSCLC）、肝细胞癌（hepatocellular carcinoma，HCC）等。

【给药方法】

静脉输注。推荐剂量为 200 mg，每 3 周给药 1 次。对于 ≥ 65 岁的老年患者，建议在医生指导下慎用，如需使用，无须进行剂量调整。

> tips：该药物仅供静脉输注使用。联合化疗时，若为同日给药则先输注该药物。

1. 药物保存　未配制的药物于 2 ~ 8 ℃冰箱内避光保存。药品从冰箱中取出后，稀释前可在室温下（25 ℃及以下）最长放置 2 小时。现配现用，如不能立即使用，稀释液保存不超过 24 小时。该 24 小时包括冷藏条件下（2 ~ 8 ℃）保存不超过 20 小时，以及恢复至室温（25 ℃及以下）且完成输液不超过 4 小时。

> tips：替雷利珠单抗是一种澄清至微乳光、无色至淡黄色液体。如观察到可见颗粒或异常颜色，应直接弃用。

2. 药液配制　抽取两瓶该药物（共 20 mL，含本品 200 mg）转移到 0.9% 氯化钠注射液中，配制成终浓度范围为 1 ~ 5 mg/mL 的溶液。将稀释液缓慢翻转混匀。临床上多采用 0.9% 氯化钠注射液 100 mL，配制成终浓度为 1.67 mg/mL 的溶液。

【药液输注】

1. 物品准备

物品：同利妥昔单抗物品准备。

药品：盐酸肾上腺素注射液 1 mg，地塞米松磷酸钠注射液 2 mg，0.9% 氯化钠注射液 100 mL，配制完成的替雷利珠单抗溶液。

2. 操作流程

（1）~（3）同利妥昔单抗。采用配有一个无菌、无热源、低蛋白结合的输液管过滤器（孔径为 0.2 μm 或 0.22 μm）的输液器，一次性三通接头连接两条输液管路，一条通路连接 0.9% 氯化钠注射液，另一条通路连接替雷利珠单抗溶液。

> tips：替雷利珠单抗不能使用同一输液器与其他药物同时给药。

（4）第 1 次输注时间应不短于 60 分钟；如果耐受良好，则后续每次输注时间应不短于 30 分钟。

（5）输注结束后用 0.9% 氯化钠注射液冲管。

（6）输注过程前测量患者生命体征，过程中给予心电监护、密切监测生命体征。加强巡视，重视患者主诉。同时备好急救药品及设备。

【常见不良反应的预防及处理】

替雷利珠单抗不良反应包括免疫相关不良反应和输注相关反应。

（一）免疫相关不良反应

虽然替雷利珠单抗可增强机体抗肿瘤效应，但也可使自身正常免疫反应异常增强、免疫稳态被破坏，导致免疫相关不良反应。免疫相关不良反应可发生在治疗期间及停药后任何时间，可能累及任何组织器官，表现为皮肤反应、胃肠道反应、内分泌系统反应、消化系统反应、呼吸系统反应、全身性反应等。针对免疫相关不良反应的评估应至少持续至治疗结束后 1 年。因此，针对患者及照顾者的免疫相关不良反应的健康教育至关重要，鼓励其主动参与不良反应的预防和自我监测，如果条件允许，可成立个案管理团队，与患者保持密切联系，进行全程管理，实现综合、全面、动态的护理评估，达到早观察、早识别和早管理的目标。

1. **皮肤反应**　免疫相关性皮肤反应是最常见的不良反应，表现为斑丘疹和瘙痒，通常症状较轻，多数出现在治疗后数周内，也可出现在治疗结束后，大多数患者在对症治疗后均可缓解。临床也有重症多形红斑和中毒性表皮坏死松解症的报告，较罕见，表现为广泛红斑、水疱、表皮坏死、松解、剥脱、表皮松解或剥脱面积≥全身体表面积的 30%。1、2 级最多见，其症状轻、预后好、持续时间短，如不及时干预可严重影响患者的生活质量，部分轻、中度不良反应可能是重度不良反应的前期表现。3、4 级较罕见，其发生率低、死亡率高、预后差、常延迟性发生，重者可危及生命。

（1）预防：用药前评估患者一般情况，包括既往抗肿瘤治疗情况、皮肤黏膜情况。

（2）观察：用药后观察患者皮肤完整性、颜色，口腔黏膜是否出现异常，有无瘙痒等不适症状。

（3）处理：①1、2 级免疫相关性皮肤反应：A. 原则是保护皮肤完整性、避免感染、减少刺激、以局部护理为主，可继续使用替雷利珠单抗。1 级可不进行药物干预，2 级可通过口服抗组胺药物、口服糖皮质激素、外用糠酸莫米松乳膏、炉甘石洗剂、莫匹罗星软膏等治疗。使用含尿素或甘油的保湿制剂涂抹皮肤以保持湿润，皮疹和瘙痒处可使用添加薄荷醇的保湿霜或凡士林。B. 修剪指甲，避免用手抓挠；温水洗浴，选择温和的洗护用品，禁用肥皂；注意防晒，避免阳光直射；饮食清淡，忌油腻、辛辣刺激食物，忌浓茶、咖啡、酒类等饮料；穿棉质、宽松衣物。②3、4 级免疫相关性皮肤反应：A. 应立即停用替雷利珠单抗。经专科会诊后给予全身激素联合免疫球蛋白治疗。B. 伴有高热患者需进行药物降温、补充水电解质，给予肠外营养、升白细胞、预防感染等支持治疗。C. 皮肤疼痛处可根据疼痛评分选择外贴敷料如芬太尼透皮贴，或定时、定量、规律口服镇痛药物。D. 保护性隔离，限制探视，严格按照隔离及无菌原则进行护理，每天给予无菌换药，保护新生黏膜，防止抓挠。破损及结痂处的皮肤使用 0.9% 氯化钠注射液 250 mL + 利多卡因 0.1 g + 硫酸庆大霉素 8 万单位配制的溶液擦拭，可止痛消炎；溃疡处涂抹溃疡油剂促进创面愈合；结痂处使用红霉素等软膏类药物软化硬痂部位，促进结痂脱落；皮肤损伤引起疼痛者选择合适的方法控制疼痛。

E. 做好基础护理，如每天行会阴护理、口腔护理；每天更换消毒灭菌的床单、被套及衣物，保持床单位清洁干燥；每天开窗通风 30 分钟；每天用含氯消毒剂擦拭物品表面、地面等。

2. 胃肠道反应 包括恶心、呕吐、食欲下降、腹胀、腹泻、腹痛等，其中结肠炎是最常见不良反应，表现为腹痛、腹泻、黏液便或血样便，严重时可引起肠穿孔甚至死亡。

其预防、观察、处理同纳武利尤单抗。

3. 内分泌系统反应 有垂体炎、甲状腺功能紊乱、高血糖症及 I 型糖尿病等，也可累及肾上腺，表现为肾上腺皮质功能减退症。

（1）预防：治疗前监测甲状腺功能，评估皮质醇和促肾上腺皮质激素水平。

（2）观察：护士要有预警意识，及早识别不良反应征象。①当出现心悸、出汗、进食和排便次数增多、体重减轻时，需考虑甲状腺功能亢进。②当出现乏力、体重增加、毛发脱落、畏寒、便秘时，需考虑甲状腺功能减退。③当出现持续头痛、视觉改变时，需考虑垂体炎。④当出现多尿、烦渴、体重下降、恶心、呕吐时，需考虑 I 型糖尿病。⑤观察患者行为及精神状况。

（3）处理：①遵医嘱用药，做好用药指导，包括用药时间、剂量、不良反应情况。告知患者遵医嘱用药的重要性和必要性，不可随意停药和改变剂量。②告知患者充分休息与适当活动，注意保暖；指导患者每天饮水 > 2000 mL，进食高蛋白、高维生素、粗纤维食物，少量多餐，养成良好的排便习惯。

4. 消化系统反应：肝炎 表现为丙氨酸转氨酶和（或）天门氨酸转氨酶升高，伴或不伴胆红素升高。

（1）预防：用药前评估患者有无活动期自身免疫性疾病或病毒性肝炎、肝功能损伤等。

（2）观察：用药后观察患者巩膜及大小便颜色，皮肤有无出血点、瘀斑等，是否存在疲乏、瘙痒、恶心、呕吐、食欲下降等。关注意识和生命体征。

（3）处理：①指导患者低脂肪、高蛋白清淡饮食，合理安排休息与运动。②增加肝功能监测频率，避免使用其他可能导致肝损伤的药物，遵医嘱使用保肝药物。③遵医嘱给予吸氧，以提高血氧浓度，增加肝细胞供氧量。④一旦发现有肝损伤现象，立即遵医嘱给予保肝及抗病毒药物治疗。

5. 呼吸系统反应：肺炎　表现为胸闷、气促、咳嗽、胸痛和呼吸困难，肺部 CT 显示不透明磨玻璃样变。

（1）预防：研究表明，既往行胸部放疗、吸烟可能是免疫相关性肺炎的危险因素，用药前应进行筛查。

（2）观察：同利妥昔单抗。

（3）处理：同利妥昔单抗。

6. 罕见免疫相关不良反应　罕见免疫相关不良反应发生率低，起病迅速，致死率高。替雷利珠单抗诱发的心肌炎发生率为 0.02%～1%，患者可能无症状，或出现心悸、胸痛、晕厥、心律失常等，典型特征为肌钙蛋白 T 升高。神经性免疫相关不良反应发生率小于 1%，表现为头痛、头晕、震颤、麻痹、肌阵挛等，严重时可发展为脑炎、重症肌无力、吉兰-巴雷综合征等。

（1）预防：用药前筛查并控制心血管、神经系统等相关基础疾病。

（2）观察：密切观察患者有无发病征兆，及时汇报，请专科医生会诊。

（3）处理：备好急救药品和设备，配合医生抢救。

（二）输注相关反应

在接受单药治疗出现输注相关反应的患者中，最常报告的事件为发热。在与化疗联合治疗的患者中，3.6%患者出现输注相关反应。

（1）预防：替雷利珠单抗输注前测量生命体征，评估患者一般情况。

（2）观察：替雷利珠单抗输注过程中，观察是否出现发热、寒战、恶心、瘙痒、血管性水肿、低血压、头痛、支气管痉挛、荨麻疹、皮疹、呕吐、肌痛、头晕或高血压等；密切观察患者生命体征，一旦发现异常，立即汇报医生。

（3）处理：①一旦发现异常，应立即暂停输注替雷利珠单抗，更换为0.9%氯化钠注射液输注，遵医嘱给对症处理。②按照美国国立癌症研究所的不良事件通用术语标准（common terminology standard for adverse events，CTCAE）5.0版确定严重程度分级：出现1级或2级输注相关反应，应降低输注速度或暂停给药，当症状缓解后可继续输注并密切观察；出现3级或4级输注相关反应，必须停止输注并永久停药。③同利妥昔单抗发热反应处理的②、③。

（李梦凡　钟亚迪）

四、卡瑞利珠单抗

【药物简介】

卡瑞利珠单抗（Camrelizumab）是一种人源化 IgG4 单克隆抗体，常用于治疗经典型霍奇金淋巴瘤及食管鳞癌、非小细胞肺癌、鼻咽癌、肝细胞癌等恶性肿瘤。

【给药方法】

静脉给药。推荐剂量为 200 mg/ 次，静脉注射，每 2 周 1 次。联合化疗给药时，应首先给予卡瑞利珠单抗静脉滴注，间隔至少 30 分钟后再给予化疗。

药品规格：200 mg/ 瓶。

> tips：卡瑞利珠单抗仅适用于静脉限速滴注，不得采用静脉推注或快速静脉输注给药。

1. 药物保存　未配制的药物于 2～8 ℃冰箱内避光保存，从冰箱取出后应立即复溶和稀释。稀释后药液在室温条件下，贮存不超过 6 小时（包含输注时间）；在冷藏（2～8 ℃）条件下，贮存不超过 24 小时。稀释后的药液在冷藏条件下（2～8 ℃）贮存，使用前应恢复至室温。

2. 药液配制　因不含防腐剂，配制时应注意采用无菌操作。每瓶注射用卡瑞利珠单抗应采用 5 mL 灭菌注射用水复溶，复溶时应避免直接将灭菌注射用水滴撒于药粉表面，而应将其沿瓶壁缓慢加入，并缓慢涡旋使其溶解，静置至泡沫消退，切勿剧烈震荡西林瓶。复溶后药液应为无色或微黄色液体，如观察到可见颗粒，应丢弃药瓶。抽取 5 mL 复溶后药液转移到含有 100 mL 5% 葡萄糖注射液或 0.9%

氯化钠注射液的输液袋中。具体配制方法见表 10-4。

表 10-4　卡瑞利珠单抗配制方法

药物规格 /mg	溶媒规格 /mL
200	100（5% 葡萄糖注射液）
200	100（0.9% 氯化钠注射液）

tips：仅供一次性使用，单次使用后剩余的药物必须丢弃。

【药液输注】

1. 物品准备

物品：一次性精密输液器（2 个，孔径分别为 3 μm 和 0.2 μm），其余同利妥昔单抗物品准备。

药品：盐酸肾上腺素注射液 1 mg，地塞米松磷酸钠注射液 2 mg，0.9% 氯化钠注射液 100 mL，配制完成的卡瑞利珠单抗溶液。

2. 操作流程

（1）~（3）同利妥昔单抗。

tips：因药物输注容易发生不良反应，不建议用头皮针建立静脉通道。

（4）采用一次性三通接头连接两条输液管路，滤过孔径为 3 μm 的精密输液器连接 0.9% 氯化钠注射液，并经由内置或外加 1 个无菌、无热源、低蛋白结合的 0.2 μm 过滤器的精密输液器连接卡瑞利珠单抗溶液。

> tips：卡瑞利珠单抗需通过独立的、不与其他药物混用的输液管进行静脉滴注，为便于发生不良反应时快速给药，建议用 0.9% 氯化钠注射液建立备用通道。

（5）使用输液泵或可调节输液器控制输注速度，宜在 30～60 分钟内完成输注。在接受卡瑞利珠单抗单药治疗或卡瑞利珠单抗联合化疗的患者中，超敏反应、输注相关反应的发生率为 1.1%，因此严格控制输注速度能显著降低不良反应的发生率及严重程度。年龄 ≥ 65 岁患者无须调整剂量。

> tips：如病区无输液泵或可调节输液器等辅助工具，需准确计算输注滴数。

【常见不良反应的预防及处理】

卡瑞利珠单抗最常见的不良反应是反应性皮肤毛细血管增生症（reactive cuta neous capillary the lial proliferation，RCCEP）和免疫相关反应，包括免疫相关性肺炎、肝炎、内分泌系统反应、血液系统反应、输注相关反应等。

（一）反应性皮肤毛细血管增生症

反应性皮肤毛细血管增生症是由于药物治疗损害了皮肤的毛细血管，刺激局部而产生增生，大多发生于体表皮肤，少数可见于口腔黏膜、鼻腔黏膜及眼睑结膜。

（1）预防：①向患者做好解释工作，告知首次用药患者出现反应性皮肤毛细血管增生症属用药后常见不良反应。②给予饮食上个性化指导，避免辛辣刺激食物，避免接触冷空气或刺激皮肤。

(2)观察:需观察有无临床症状和体征。发生于皮肤的反应性毛细血管增生症初始多表现为体表鲜红色点状物、直径≤2 mm,随着用药次数增加,病变范围可逐渐增大,多为结节状,也有斑片状,颜色鲜红或暗红。反应性皮肤毛细血管增生症可在皮肤以外的其他组织发生(包括睑结膜、内外眦、口腔黏膜、咽喉等消化道黏膜或其他脏器),应根据患者临床体征和症状进行相应检查,如便潜血试验、内镜及影像学检查。一旦发现异常,立即报告医生。

(3)处理:当患者出现该不良反应时,应避免抓挠或摩擦,易摩擦部位可用纱布或外用创可贴保护,避免出血。破溃出血者可用棉签黏附少许云南白药粉末或凝血酶冻干粉压迫止血3~5分钟直至出血停止,反复出血者可于止血后采取如激光或手术切除等措施。局部并发感染者应给予局部抗感染治疗。遵医嘱使用抗血管生成药物,可以减少反应性皮肤毛细血管增生症的发生。可参照表10-5分级标准和治疗建议进行处理。

表10-5 反应性皮肤毛细血管增生症分级标准和治疗建议

分级	临床表现	治疗建议
1级	单个或多个结节的最大直径≤10 mm,伴或不伴破溃出血	继续用药,易摩擦部位可用纱布保护,避免出血。破溃出血者可采用局部压迫止血治疗
2级	单个或多个结节的最大直径>10 mm,伴或不伴破溃出血	继续用药,易摩擦部位可用纱布保护,避免出血。破溃出血者可局部压迫止血治疗或采取局部治疗措施如激光或外科切除等。避免破溃处感染

续表

分级	临床表现	治疗建议
3级	呈泛发性，可并发感染，可能需要住院治疗	暂停用药，待恢复至≤1级后恢复给药，易摩擦部位可用纱布保护，避免出血。破溃出血者可局部压迫止血治疗，或采取局部治疗措施如激光或外科切除等，并发感染者给予抗感染治疗
4级	多发和泛发，威胁生命	永久停药并立即就医
5级	死亡	—

tips：分级依据《CSCO免疫检查点抑制剂相关的毒性管理指南2021》。

（二）免疫相关不良反应

1. **呼吸系统反应：免疫相关性肺炎**　卡瑞利珠单抗引起的免疫相关性肺炎，多发生在用药后15～98天。患者可能会出现胸部不适、胸闷、气短、咳嗽、咳痰等症状，可见双肺多发磨玻璃影，甚至出现胸腔积液、呼吸衰竭等严重不良反应。

其预防、观察及处理同利妥昔单抗呼吸系统反应。

2. **消化系统反应：免疫相关性肝炎**　卡瑞利珠单抗引起的免疫相关性肝炎，主要表现为丙氨酸转氨酶和（或）天门氨酸转氨酶升高，伴或不伴有胆红素升高，一般无特征性临床表现，部分患者可伴有疲乏、发热、食欲下降、饱胀不适等非特异性表现。

（1）预防：用药前评估患者既往史、用药史和饮酒史，监测患者肝功能或行肝脏彩超检查，遵医嘱预防性使用保肝药物。

（2）观察：用药后观察患者有无全身乏力、发热、腹胀及食欲减退等症状。

（3）处理：一旦发现有免疫相关性肝炎现象，立即遵医嘱给予保肝药物及糖皮质激素治疗。

3. 血液系统反应　卡瑞利珠单抗可导致骨髓抑制，从而使血小板、中性粒细胞、白细胞减少以及血红蛋白等下降，具有一定的血液系统毒性。临床表现为乏力、困倦、头晕、发热等，黏膜及各器官有出血倾向。患者可呈贫血貌，面色苍白，皮肤可见出血点或瘀斑。

其预防、观察及处理同利妥昔单抗血液系统反应。

4. 甲状腺功能减低　甲状腺功能减低是常见的相关性内分泌系统反应，常发生在第10～24周，临床表现为乏力、精神状态差、嗜睡，血生化检测提示血清促甲状腺激素（thyroid stimulating hormone，TSH）升高、游离甲状腺素（thyroxine，T4）降低。

（1）预防：评估并监测患者甲状腺、肾上腺、垂体功能。

（2）观察：①患者在治疗过程或治疗后出现无法解释的乏力、体重增加、毛发脱落、畏寒、便秘、抑郁或其他症状，需要考虑甲状腺功能减退的可能；②需要对甲状腺功能、肾功能、垂体功能等指标进行定期监测和随访。

（3）处理：行甲状腺激素替代疗法，定期检测甲状腺功能指标，适时调整药物剂量，大多需要长期接受激素替代治疗，并需要长期监测和随访。需要注意的是，在甲状腺功能减退的治疗中，可能发生甲状腺功能减退与甲状腺功能亢进的转换。

(三)输注相关反应

在卡瑞利珠单抗治疗过程中可出现重度输注相关反应,包括超敏反应和过敏性休克。

(1)预防:用药前向患者和家属做好解释工作,询问患者过敏史,对本品活性成分或辅料(包括α,α-二水合海藻糖、聚山梨酯20、冰醋酸、氢氧化钠和注射用水)存在过敏反应的患者禁用;严格按要求控制输液速度。

(2)观察:用药后需密切观察患者临床症状和体征,包括有无寒战、发热、胸闷、瘙痒、皮疹、低血压和低氧血症等。

(3)处理:①对于发生1级输注相关反应的患者,在密切监测下可继续接受卡瑞利珠单抗治疗。②发生2级输注相关反应者,可降低输注滴数或暂停给药,可考虑给予解热镇痛药和抗组胺药,当症状缓解后可考虑恢复用药并密切观察。③发生3级及以上输注相关反应时须立即停止输液并永久停药,并给予适当药物治疗。

> tips:不良反应严重程度依据美国国立癌症研究所的不良事件通用术语标准5.0版。

(寇雪琴 钟亚迪)

五、信迪利单抗

【药物简介】

信迪利单抗(Sintilimab)是一种人类IgG4单克隆抗体。常用于治疗经典型霍奇金淋巴瘤;呼吸系疾病，如非小细胞肺癌；消化系统疾病，包括肝细胞癌、食管腺鳞癌、胃腺癌、食管胃结合部腺癌等。

【给药方法】

静脉滴注。药物规格：100 mg/瓶。体重 ≥ 60 kg 的患者，推荐剂量为 200 mg，每 3 周给药 1 次；体重 < 60 kg 的患者，推荐剂量为 3 mg/kg，每 3 周给药 1 次。

信迪利单抗联合化疗给药时，应先给予信迪利单抗；信迪利单抗联合贝伐珠单抗给药时，应先给予信迪利单抗，两药间隔至少 5 分钟，建议当天给予贝伐珠单抗。

> tips：信迪利单抗禁止静脉推注或单次快速静脉注射给药。

1. 药物保存　未配制的药物于 2 ~ 8 ℃冰箱内避光保存，避免冷冻，避免震荡。现配现用。配制前可在室温（25 ℃或以下）最长放置 24 小时。配制好的液体在 20 ~ 25 ℃室内光照下最多保存 6 小时（包括输液时间）；如不能立即使用，将其存放于 2 ~ 8 ℃冰箱内避光保存，可保存 24 小时。

2. 药液配制　操作过程必须严格无菌操作。将溶媒 0.9% 氯化钠注射液 100 mL 抽出 20 mL 并弃去。再抽取 2 瓶信迪利单抗注射液（200 mg），抽取前须排空注射器内的空气。将注射器针头插入溶媒液面以下，缓慢注入。轻柔地翻转、混匀注射袋，勿剧烈摇晃。注意观察配制好的药液有无微粒或变色。

【药液输注】

1. 物品准备

物品：同利妥昔单抗物品准备。

药品:盐酸肾上腺素注射液 1 mg,地塞米松磷酸钠注射液 2 mg,0.9% 氯化钠注射液 100 mL,配制完成的信迪利单抗溶液。

2. 操作流程

(1)~(3)同利妥昔单抗。

(4)采用滤过孔径为 0.2 ~ 5 μm 的精密输液器、一次性三通接头,连接两条输液管路,一条通路连接 0.9% 氯化钠注射液,另一条通路连接信迪利单抗溶液。

> tips:信迪利单抗需通过独立的、不与其他药物混用的输液管进行静脉滴注,为便于发生不良时快速给药,建议用 0.9% 氯化钠注射液建立备用通道。

(5)输液时间在 30 ~ 60 分钟。输注过程中加强巡视,严密监测,重视患者的主诉。同时备好急救药品及设备。

【常见不良反应的预防及处理】

(一)输注相关反应

1. 发热反应 临床表现以发热、寒战为主。

其预防、观察处理同利妥昔单抗发热反应。

2. 过敏反应 过敏反应是一种异常的免疫反应。信迪利单抗引起的已知的过敏反应中,皮疹、瘙痒、皮炎、呼吸困难等较为常见。

其预防、观察及处理同利妥昔单抗过敏反应。

3. **心血管系统反应**　心血管系统反应常见的临床表现为高血压，也可见心律失常。

其预防、观察及处理同利妥昔单抗心血管系统反应。

4. **消化系统反应：胃肠道反应**　胃肠道反应常见的临床表现为恶心、腹泻、结肠炎等。

其预防、观察及处理同利妥昔单抗。

（二）迟发性不良反应

1. **肺炎**　信迪利单抗的肺毒性所致疾病常见为肺炎，分为4级：1级，无症状，病变局限于单一肺叶或病变范围<25%的肺实质；2级，出现新的呼吸道症状或原有症状加重，包括气短、咳嗽、胸痛、发热，以及所需吸氧条件升高；3级，症状严重，病变累及所有肺叶或>50%肺实质，日常活动受限；4级，危及生命的呼吸损害。

（1）预防：同利妥昔单抗。

（2）观察：同利妥昔单抗。

（3）处理：根据NCCN指南建议，1级肺炎的患者通常需停药2~4周并密切观察，如果出现症状或影像学进展，可用糖皮质激素治疗；≥2级肺炎的患者应暂停用药，使用糖皮质激素治疗，如尚未排除感染，经验性给予广谱抗生素并覆盖非典型病原体，如病情进一步进展可启动其他免疫抑制治疗。

2. **肝炎**　根据患者肝功能水平可将免疫检查点抑制剂相关肝损害分为4级：1级，转氨酶为1.0~

3.0 ULN；2级，转氨酶为3.0～5.0 ULN；3级，转氨酶为5.0～20.0 ULN；4级，转氨酶＞20.0 ULN。3、4级需永久停药，1级不需停药，2级在患者肝功能好转后可继续应用信迪利单抗治疗。

（1）预防：①用药前对患者各项资料进行整合，包括既往病史、用药史等；②评估患者肝功能，或行肝脏彩超检查，明确是否感染乙型肝炎病毒；③遵医嘱预防性给予保肝及抗病毒药物，预防乙型肝炎病毒再激活。

（2）观察：①密切观察有无恶心、呕吐、乏力、皮肤黄染；②检测丙氨酸转氨酶、天门氨酸转氨酶是否升高，是否伴有胆红素升高。必要时进行肝活检。

> tips：肝活检是诊断免疫相关性肝炎的金标准。

（3）处理：进行肝炎病毒检查及排除其他原因导致的肝损伤。根据肝损伤的严重程度、肝炎的组织类型进行评估，选择适宜的糖皮质激素。对于大剂量激素治疗后效果差的患者，可以考虑加用其他免疫抑制剂。

3. 血液学系统反应　同利妥昔单抗。

4. 内分泌系统反应　信迪利单抗的内分泌毒性常表现为甲状腺功能异常、自身免疫性糖尿病、糖尿病酮症酸中毒、肾上腺皮质功能减退以及尿崩症等，其中主要表现为甲状腺功能异常。

（1）预防：同纳武利尤单抗。

（2）观察：同纳武利尤单抗。

（3）处理：NCCN《免疫检查点抑制剂相关毒性的管理指南2022.1版》建议，发生甲状腺功能异常的患者通常不需要停止免疫检查点抑制剂治疗。若为原发性甲状腺功能减退，需要补充左甲状腺素，每4~6周复查促甲状腺激素，适时调整剂量；如表现为甲状腺毒症，心率加快者可用普萘洛尔或阿替洛尔改善症状。出现自身免疫性糖尿病的患者在诊断时即需要胰岛素治疗，并且依赖胰岛素控制血糖；如出现酮症酸中毒或其他急性并发症，按照糖尿病相关指南治疗，不推荐使用糖皮质激素治疗。

5. 心血管系统反应

（1）预防：同利妥昔单抗。

（2）观察：同利妥昔单抗。

（3）处理：一旦发现心肌损伤，必须立即停用信迪利单抗。根据心肌损伤的分型给予激素治疗。除亚临床心肌损伤患者外均需卧床休息。对于不稳定的亚临床心肌损伤，应给予口服1~2 mg/(kg·d)泼尼松治疗。轻症患者给予甲泼尼龙1~2 mg/(kg·d)治疗；重症患者予以激素冲击治疗，根据患者的病情逐渐减量。若激素治疗后病情反复，可增加激素用量或联用免疫抑制剂治疗。

（赵喆　宋瑞睿）

参考文献

1. CHEN WZHENG R，BAADE P D，et al. Cancer statisticsin China，2015. CA Cancer J Clin，2016，66（2）：115132.
2. JACKSON R，PSARELLI E E，BERHANE S，et al. Impactof viral status on survival in patientsreceiving sorafenib for advanced hepatocellular eancer：ameta-analysis of randomized phase I trials. J Clin Oncol，2017，35（6）：622-628.
3. 余杨，路虹，朱小翼. 免疫治疗相关皮肤毒性的护理研究进展. 护士进修杂志，2018，33（19）：1751-1755.

4. 武馨, 朱文婷, 张晓红, 等. PD-1单抗治疗21例恶性肿瘤晚期患者安全性和疗效的临床观察. 癌症进展, 2018, 16 (3): 334-338.
5. 郭卫婷, 王文君, 白雪, 等. 老年住院患者医用胶粘剂相关性6皮肤损伤的危险因素分析及对策. 中华现代护理杂志, 2019, 25 (34): 4426-4443.
6. 王艳, 何瑞仙, 翟敏峰, 等. 程序性死亡蛋白抑制剂引起免疫相关性皮肤毒性的护理. 中华现代护理杂志, 2020, 26 (25): 3526-3529.
7. 唐淑慧, 侯黎莉, 王汇. 非小细胞师癌患者免疫治疗致皮肤毒性的调查研究. 护理学杂志, 2020, 35 (16): 35-37.
8. 李小银, 杨云英, 郭艳霞, 等. 晚期原发性肝癌患者行帕博丽珠单抗免疫治疗的护理. 现代护理杂志, 2020, 19 (1): 63-66.
9. 胡志皇, 常建华. PD-1/PD-L1抑制剂的剂量选择与优化. 中国肿瘤, 2021, 30 (5): 385-392.
10. 丘九望, 卢翠婷, 曾晓华, 等. 179例日间化疗中心患者纳武利尤单抗应用分析. 中国医院用药评价与分析, 2020, 20 (5): 599-602.
11. 苏毅馨, 薛鹏, 毛昀, 等. 纳武利尤单抗在非小细胞肺癌治疗中的研究进展. 中国肿瘤临床, 2020, 47 (6): 304-308.
12. 包涓, 卿磊, 何新荣, 等. 纳武利尤单抗致不良反应的文献分析. 中国药物应用与监测, 2021, 18 (5): 318-321.
13. 沈珠, 汪硕闻, 高君伟, 等. 纳武利尤单抗致严重免疫相关皮肤不良反应的病例分析. 中国医院药学杂志, 2021, 41 (20): 2150-2153.
14. 周守宁, 何玉文, 谢晓鸿, 等. 1例纳武利尤单抗致免疫性肝损伤的病例分析. 今日药学, 2021, 31 (4): 318-320.
15. WAGNER G, STOLLENWERK H K, KLERINGS I, et al. Efficacy and safety of immune checkpoint inhibitors in patients with advanced nonsmall cell lung cancer (NSCLC): a systematic literature review. Onomatology, 2020, 9 (1): 1-16.
16. 谢婷婷, 王伟兰. 纳武利尤单抗注射液致甲状腺功能减退1例. 中国药物应用与监测, 2021, 18 (4): 274-276.
17. XU J, JIANG H, PAN Y, et al. LBA53 Sintilimab plus chemotherapy (chemo) versus chemo as first-line treatment for

advanced gastric or gastroesophageal junction (G/GEJ) adenocarcinoma (ORIENT-16): first results of a randomized, double-blind, phase Ⅲ study. Ann Oncol, 2021, 32: S1331.
18. NIE C, LV H, LIU Y, et al. Clinical study of sintilimab as second-line or above therapy in patients with advanced or metastatic gastric cancer: a retrospective study. Front Oncol, 2021, 11: 741865.
19. ZHAO Z N, JIN P F, ZHAO F, et al. Establishment and application of the active surveillance program for PD-1/PD-L1 inhibitor-associated lung injury. ADRJ, 2022, 24 (2): 61-66.
20. 段曼,黄秋明.纳武利尤单抗心脏毒性反应文献病例分析.药物不良反应杂志,2019,21(2):102-107.
21. 唐淑慧,李丽,侯黎莉.PD-1抑制剂免疫相关不良反应的研究进展.临床与病理杂志,2021,41(3):720-725.
22. 马艳梅,刘玉,倪宏,等.免疫检查点抑制剂治疗相关不良反应的护理.护理研究,2021,35(16):2966-2970.
23. 方兆珺,王鲁梅,李俊杰.晚期肺癌患者应用PD-1抑制剂致银屑病样药疹一例并文献复习.中国麻风皮肤病杂志,2022,38(3):161-163.
24. 王秀丽,刘婷,冯钊慧,等.替雷利珠单抗相关药物不良反应文献分析.中国医药学杂志,2022,42(19):2064-2067.
25. 马永红,敬洁,周敏,等.PD-1/PD-L1抑制剂相关性皮肤免疫不良反应护理对策的研究进展.实用医院临床杂志,2022,19(4):218-221.
26. 王艳,何瑞仙,翟敏锋,等.84例肺癌患者应用程序性死亡蛋白-1的免疫不良反应及护理.护理学报,2021,28(10):67-69.
27. 杨艳利,宁亮,宋宝美.特瑞普利单抗治疗相关性皮肤不良反应的护理.中西医结合护理(中英文),2020,6(6):137-139.
28. DOUGAN M, BLIDNER A G, CHOI J, et al. Multinational Association of Supportive Care in Cancer (MASCC) 2020 clinical practice recommendations for the management of severe gastrointestinal and hepatic toxicities from checkpoint inhibitors. Support Care Cancer, 2020, 28 (12): 6129-6143.

29. GROVER S, DOUGAN M, TYAN K, et al. Vitamin D intake is associated with decreased risk of immune checkpoint inhibitor-induced colitis. Cancer, 2020, 126（16）: 3758-3767.
30. 刘俊, 刘晓丹, 朱立勤. 替雷利珠单抗致不良反应的文献分析. 现代药物与临床, 2022, 37（9）: 2122-2125.
31. 许秀梅, 崔苗苗, 雒晓燕, 等. 免疫检查点抑制剂治疗恶性肿瘤的免疫相关不良反应及护理. 中国医药科学, 2023, 13（1）: 53-56.
32. HUFFMAN B M, KOTTSCHADE L A, KAMATH P S, et al. Hepatotoxicity after immune checkpoint inhibitor therapy in melanoma: natural progression and management. Am J Clin Oncol, 2018, 41（8）: 760-765.
33. LEE A, KEAM S J. Tislelizumab: first approval. Drugs, 2020, 80（6）: 617-624.
34. BRAHMER J R, LACCHETTI C, SCHNEIDER B J, et al. Management of immune-related adverse events in patients treated with immune checkpoint inhibitor therapy: american society of clinical oncology clinical practice guideline. J Clin Oncol, 2018, 36（17）: 1714-1768.
35. 佘明金. 卡瑞利珠单抗治疗恶性肿瘤的临床研究进展. 癌症进展, 2020, 18（9）: 865-869, 890.
36. CHEN Z G, LU X H, KORAL K. The clinical application of camrelizumab on advanced hepatocellular carcinoma. Expert Rev Gastroenterol Hepatol, 2020, 14（11）: 1017-1024.
37. 张金铭, 韩冰, 崔萌纳, 等. 卡瑞利珠单抗致反应性毛细血管增生症的研究进展. 中国医院药学杂志, 2023, 43（19）: 2226-2230.
38. 秦叔逵, 马军, 李进, 等. 卡瑞利珠单抗致反应性皮肤毛细血管增生症临床诊治专家共识. 临床肿瘤学杂志, 2020, 25（9）: 840-848.
39. SONG G, ZHANG F F, CHENG H D. Thalidomide for prevention of camrelizumab-induced reactive cutaneous capillary endothelial proliferation. Australas J Dermatol, 2022, 63（2）: 217-221.
40. MARKHAM A, KEAM S. Camrelizumab: First global approval. Drugs, 2019, 79（12）: 1355-1361.

41. 王琼, 庞迎旭, 米瑞华, 等. 卡瑞利珠单抗治疗霍奇金淋巴瘤的近期疗效及安全性. 新乡医学院学报, 2023, 40 (7): 648-652.
42. FREITES-MARTINEZ A, STANTANA N, ARIAS-SANTIAGO S, et al. Using the common terminology criteria for adverseevents (CT-CAE-version5.0) to evaluate theseverity of adverseeventsn of anticancer therapies. Actas Dermosifiliogr, 2021, 112 (1): 90-92.
43. 宋震, 李园园, 王文刚, 等. TACE 联合酪氨酸激酶抑制剂和卡瑞利珠单抗对中晚期肝癌的疗效与安全性. 介入放射学杂志, 2023, 32 (6): 549-553.
44. 中国抗癌协会淋巴瘤专业委员会, 中国医师协会肿瘤医师分会, 中国医疗保健国际交流促进会肿瘤内科分会. 中国淋巴瘤治疗指南 (2021 年版). 中华肿瘤杂志, 2021, 43 (7): 707-735.
45. 中国临床肿瘤学会指南工作委员会. 中国临床肿瘤学会 (CSCO) 免疫检查点抑制剂相关的毒性管理指南 -2021. 北京: 人民卫生出版社, 2021.
46. 陈刚, 闫丽荣, 王哲, 等. 1 例卡瑞利珠单抗致甲状腺功能减退不良反应分析. 肿瘤药学, 2020, 10 (1): 125-128.
47. 李小东, 孙桢, 李鹏, 等. PD-1 抑制剂卡瑞利珠单抗致免疫相关性肺炎 1 例. 中南药学, 2021, 19 (1): 173-175.
48. 朱丹, 李月阳, 宋燕青, 等. PD-1 抑制剂信迪利单抗的临床研究进展. 中国医院药学杂志, 2020, 40 (1): 120-123.
49. 夏铮铮, 张见雨, 曲爽, 等. 某肿瘤医院信迪利单抗超适应证用药循证评价. 今日药学, 2023, 33 (5): 352-355.
50. 王灿. 信迪利单抗联合仑伐替尼治疗肝细胞癌患者的护理. 当代护士 (中旬刊), 2021, 28 (4): 71-72.
51. 常苗苗, 王芳, 西娜. 信迪利单抗致药品不良反应文献分析. 中国药物应用与监测, 2023, 20 (2): 110-113.
52. 庄大洁, 吴立平. 信迪利单抗药物不良反应及文献分析. 中国药事, 2023, 37 (1): 102-108.
53. 陈世雄, 张雨蒙, 张少楠, 等. 信迪利单抗致不良反应 35 例文献分析. 中国处方药, 2023, 21 (4): 76-81.
54. 赵菲菲, 李满, 杨楠, 等. 信迪利单抗致不良反应文献分析. 中国药房, 2022, 33 (16): 2012-2016.

55. POSTOW M A, SIDLOW R, HELLMANN M D. Immune-related adverse events associated with immune checkpoint blockade. N Engl J Med, 2018, 378（2）: 158-168.
56. 吴玉佩, 尹岳松, 张丽娜, 等. 33例信迪利单抗不良反应的文献分析. 中国新药杂志, 2022, 31（23）: 2385-2392.
57. 陈晓燕, 陈晓如, 许国清. 信迪利单抗联合培门冬酶、安罗替尼治疗初治NK/T细胞淋巴瘤的护理体会. 中西医结合护理（中英文）, 2020, 6（10）: 285-287.
58. THOMPSON J A, SCHNEIDER B J, BRAHMER J, et al. Management of Immunotherapy-Related Toxicities, Version 1.2022, NCCN Clinical Practice Guidelines in Oncology. J Natl Compr Canc Netw, 2022, 20（4）: 387-405.
59. 李玥, 王汉萍, 郭潇潇, 等. 免疫检查点抑制剂相关消化系统不良反应的临床诊治建议. 中国肺癌杂志, 2019, 22（10）: 661-665.
60. MARTIN E, MICHOT J, PAPOUIN B, et al. Characterization of liver injury induced by cancer immunotherapy using immune checkpoint inhibitors. J Hepatol, 2018, 68（6）: 1181-1190.
61. 中国抗癌协会整合肿瘤心脏病学分会, 中华医学会心血管病学分会肿瘤心脏病学学组, 中国医师协会心血管内科医师分会肿瘤心脏病学专业委员会, 等. 免疫检查点抑制剂相关心肌炎监测与管理中国专家共识（2020版）. 中国肿瘤临床, 2020, 47（20）: 1027-1038.

第十一章　IL-4 和 IL-13 信号通路抑制剂

度普利尤单抗

【药物简介】

度普利尤单抗（Dupilumab）是一种全人单克隆抗体（IgG4 型），能够抑制 IL-4/IL-13 信号传导。常用于治疗外用药控制不佳或不建议使用外用药的 6 岁及以上儿童和成人中重度特应性皮炎，也可用于治疗嗜酸性粒细胞增多症、鼻窦炎伴鼻息肉、嗜酸性食管炎以及自身免疫性疾病，包括大疱性类天疱疮等。

【给药方法】

皮下注射给药。成人推荐初始剂量为 600 mg（300 mg 注射 2 次），继以每 2 周 1 次（300 mg）皮下注射给药。6~17 岁儿童患者的推荐剂量详见表 11-1。

表 11-1　6~17 岁儿童患者度普利尤单抗注射液皮下给药剂量

体重/kg	初始剂量	后续给药
15~30	600 mg（两剂 300 mg 注射液）	300 mg q4w
30~60	400 mg（两剂 200 mg 注射液）	200 mg q2w
≥60	600 mg（两剂 300 mg 注射液）	300mg q2w

注：q2w，每 2 周 1 次；q4w，每 4 周 1 次。

1. **药物规格** 300 mg(2.0 mL)/支(预充式注射器)。

2. **忘记用药时处置方法** 每2周1次给药的患者错过给药,在计划给药日后7天内补充给药,然后恢复原先的给药计划;如未能在计划给药日期后7天内完成补充给药,等待下一个计划给药时点给药。每4周1次给药的患者错过给药,在计划给药日后7天内补充给药,然后恢复原先的给药计划;如未能在计划给药日期后7天内完成补充给药,补充注射后重新建立新的给药计划。

> tips:该药物仅适用于皮下注射给药。

3. **药物保存** 药物于2~8℃冰箱内避光保存,避免振摇、加热、冷冻。可在常温(<25℃)条件下保存14天,须避光保存,且不可再返回冷藏保存(2~8℃)。如果药物在14天内没有使用或保存温度超过25℃,应将其丢弃。

4. **药液配制** 度普利尤单抗注射液是一次性使用的预充式注射器,无须配制。

【药液注射】

1. 物品准备

物品:医嘱本,手消液,治疗盘,酒精,棉签,无菌棉球,锐器盒,污物罐。药品:度普利尤单抗预充式注射器。

2. 操作流程

(1)洗手,戴口罩,核对医嘱,检查药液有效期和剂量,检查注射器完整性、有无破损,检查药液有无浑浊、是否为透明无色至浅黄色。

tips：请勿去除注射器中的气泡。

（2）将注射器置于平坦表面上至少45分钟，使其自然达到室温。

tips：请勿在微波炉、热水中或阳光直射下加热注射器，请勿在室温下放置超过14天。

（3）携用物至床旁。核对患者床号和姓名。

（4）选择注射部位，避开有损伤、瘀伤或瘢痕的皮肤。可以注射至大腿、上臂、腹部（肚脐周围5 cm之外的部位），每次注射需更换部位。酒精消毒注射部位皮肤，待干，取下针帽，皮下注射给药。若注射部位在腹部，需捏起皮肤，针头以45°的角度完全插入。

（5）将柱塞杆缓慢且匀速地向下推，直至将注射器排空。

（6）释放柱塞杆，直至针头防护装置包裹针头，棉球按压注射部位。

（7）注射器置于锐器盒。洗手，整理用物。

tips：注射后，请勿摩擦注射部位皮肤。在推药过程中会感觉到一些阻力，此为正常现象。

【常见不良反应的预防及处理】

度普利尤单抗常见不良反应包括结膜炎、注射部位反应、头颈部红斑、蠕虫感染。不常见不良反应有银屑病、皮肤T细胞淋巴瘤、斑秃、血嗜酸性粒细胞增多症、病毒感染、肌肉和关节疼痛、关节炎、头痛和疲劳等表现。

1. 度普利尤单抗诱导的眼表疾病（dupiluma b-induced ocular surface disease，DIOSD） 是指度

普利尤单抗诱发的各种眼部不良事件，包括结膜炎和过敏性结膜炎、眼部瘙痒、睑缘炎和干眼症等，其发生风险与度普利尤单抗无剂量依赖关系，与罕见的角膜炎和溃疡性角膜炎患者相关，特别易出现在特应性皮炎患者中。在接受首剂度普利尤单抗治疗后数周到数月内出现，平均出现时间在 2～8 周不等。

（1）预防：警惕用药后眼部反应的发生风险，及时检查新发或恶化的眼部症状，酌情进行眼科检查。

（2）观察：观察患者是否有眼睛瘙痒、眼部灼热感、畏光、流泪、眼干、发红、眼中异物感。如出现剧烈眼痛且无法缓解，或者视力发生变化，请及时就医。

（3）处理：①轻度结膜炎可给予热敷、人工泪液、透明质酸钠、海藻糖/透明质酸泪液替代物或抗组胺眼药水。②对于中重度或者经上述治疗无法缓解的轻度患者，需要给予含激素、钙调磷酸抑制剂或环孢素的具有抗炎作用的眼药水或眼药膏进行治疗。与其他局部激素眼药水相比，0.1%～1% 的氟米龙更为常用，因其可更少地渗透入眼前房，从而减少白内障和青光眼的发生率。抗炎作用的眼药水叠加使用并没有明显的疗效优势。不建议长期使用激素眼药水，可导致白内障或青光眼，同时也可能增加眼部腺病毒、单纯疱疹病毒、真菌、细菌感染的发生风险。0.03%～0.1% 的他克莫司眼药膏或眼药水以及环孢素眼药水可作为结膜炎急性期稳定后的长期维持治疗，后者在使用时局部有烧灼感。③对于发生中重度或长期反复的轻度结膜炎患者，应该尽早转诊至眼科专科医生，抗炎眼药水最好在眼科医生的处方下使用。

2. 注射部位反应 注射部位反应（injection-site reactions，ISRs）是最常见的不良事件，常发生在用药前 2 个月的每次注射后第 1 周，表现为发红、瘙痒、瘀斑、疼痛、肿胀和（或）刺痛感，持续 3～5 天。

（1）预防：正确选择注射部位，避开有损伤、瘀伤或瘢痕的皮肤，每次注射进行部位轮换。将度普利尤注射液从低温环境中取出，并在室温放置，等待其达到室温。

（2）观察：注射部位的红斑、肿胀、出血、表皮脱落、结节、水肿、溃疡、血肿及疼痛等症状均为轻、中度反应，且随时间推移而减低。

（3）处理：①注射前：注射前仔细检查注射液有无颗粒物或变色，如发现有颗粒物或变色，则不要使用。注射部位预先进行酒精消毒、冷敷，有助于避免注射部位反应。②注射中：腹部注射的疼痛感相比于四肢可能更轻。在每次注射时选择不同的部位，不要在疼痛、淤青、发红、发硬、有瘢痕或妊娠纹的皮肤区域注射。如患有银屑病，不要在任何凸起、增厚、发红或鳞屑斑块的病变区域注射。③注射后：若出现注射部位反应如疼痛、瘙痒、肿胀时，可采用冷敷法，也可咨询医生后给予止痛药、局部使用类固醇药膏或口服抗组胺药物来缓解相应的症状。

3. 头颈部红斑　使用度普利尤单抗后可出现反常的头颈部红斑，发生面部红斑的平均时间为使用药物后 8.5 个月（范围为 1～27 个月），发病机理尚不明确。

（1）预防：基线时测定马拉色菌特异性 IgE，可作为预测发生头颈部红斑的生物标志物。

（2）观察：观察患者是否有面部红斑、玫瑰痤疮、脂溢性皮炎、接触性皮炎和口周皮炎等。

（3）处理：给予伊曲康唑治疗，也可使用他克莫司软膏、糖皮质激素软膏、水杨酸等对症治疗。

4. 蠕虫感染

（1）预防：度普利尤单抗通过抑制 IL-4/IL-13 信号传导，可能会影响针对蠕虫感染的免疫应答，原先存在蠕虫感染的患者应在开始使用本品前进行治疗。

（2）观察：患者在接受度普利尤单抗治疗期间感染蠕虫，会出现不明原因腹痛、腹泻、恶心、呕吐或夜间肛周剧烈瘙痒。

（3）处理：如有以上症状，建议查粪便或肛周找虫卵。发现蠕虫感染且抗蠕虫药物治疗效果不佳时，应停用度普利尤单抗。

（沈古薇　吕忠霖）

参考文献

1. AGNIHOTRI G，SHI K，LIO P A. A clinician's guide to the recognition and management of Dupilumab associated conjunctivitis. Drugs in R&D，2019，19：311-318.
2. AKINLADE B，GUTTMAN-YASSKY E，DE BRUIN-WELLER M，et al. Conjunctivitis in dupilumab clinical trials. Br J Dermatol，2019，181（3）：459-473.
3. 中华医学会皮肤性病学分会特应性皮炎研究中心，中华医学会皮肤性病学分会儿童学组．度普利尤单抗治疗特应性皮炎专家共识．中华皮肤科杂志，2022，55（6）：465-470.
4. Safety update：dupilumab and ocular adverse reactions. Drug Ther Bull，2023，61（1）：6.
5. 邹晴，冯霞，周开华．度普利尤治疗成人特应性皮炎不良反应 Meta 分析．临床皮肤科杂志，2022，51（6）：335-339.
6. THOMAIDOU E，RAMOT Y. Injection site reactions with the use of biological agents. Dermatol Ther，2019，32（2）：e12817.
7. 张佩莲，叶建州．度普利尤单抗治疗特应性皮炎的不良反应与防治对策．中国皮肤性病学杂志，2024，38（1）：119-122.

第十二章　IL-6 受体抑制剂

托珠单抗

【药物简介】

托珠单抗（Tocilizumab）是一种重组人源化抗人 IL-6 受体单克隆抗体。常用于治疗由 CAR-T 细胞引起的重度或危及生命的细胞因子释放综合征、类风湿关节炎和全身型幼年特发性关节炎。

【给药方法】

静脉给药。药物浓度为 20 mg/mL。对于体重 ≥ 30 kg 的患者，推荐剂量为 8 mg/kg（0.4 mL/kg）；对于体重 < 30 kg 的患者，推荐剂量为 12 mg/kg（0.6 mL/kg）。

药品规格：80 mg/ 瓶；200 mg/ 瓶；400 mg/ 瓶。

> tips：托珠单抗仅适用于静脉限速滴注，建议静脉滴注时间在 1 小时以上。

1. 药物保存　未配制的药物于 2 ~ 8 ℃冰箱内避光保存，不得冷冻。配制好的托珠单抗溶液，可在室温 30 ℃以下保持 24 小时。现配现用，如不能立即使用，可将其在 2 ~ 8 ℃冰箱内保存不超过 24 小时。

2. 药物配制　根据体重计算所需托珠单抗溶液的体积。从 0.9% 氯化钠注射液的输液袋中抽取等体积的液体弃去，将计算所需的托珠单抗溶液注入该输液袋，使之稀释，且最终体积为 100 mL/50 mL。

混匀溶液，小心倒置以避免产生气泡。用药前，要先检查注射药物是否含有颗粒物或出现颜色改变。只有药物溶液呈澄清至半透明、无色至淡黄色且无肉眼可见颗粒物时，才可以用于滴注。以患者体重为 60 kg/20 kg 为例，详细配制方法见表 12-1。

表 12-1 托珠单抗配制方法

药物规格/$(mg \cdot mL^{-1})$	患者体重/kg	推荐剂量/$(mL \cdot kg^{-1})$	溶媒规格/mL	弃去溶媒量/mL	抽取药物量/mL	输注液体量/mL
20	60	0.4	100	24	24	100
	20	0.6	50	12	12	50

tips：未使用或过期的药物不可随废水一同处理，应建立"回收系统"进行处理。

【药液输注】

1. 物品准备

物品：同利妥昔单抗物品准备。

药品：盐酸肾上腺素注射液 1 mg，地塞米松磷酸钠注射液 2 mg，0.9% 氯化钠注射液 100 mL，配制完成的托珠单抗溶液。

2. 操作流程

（1）~（3）同利妥昔单抗。

（4）采用滤过孔径为 3 μm 的精密输液器，一次性三通接头连接两条输液管路，一条通路连接 0.9% 氯化钠注射液，另一条连接托珠单抗溶液。

tips：托珠单抗需通过独立的、不与其他药物混用的输液管进行静脉滴注，为便于发生不良反应时快速给药，建议用 0.9% 氯化钠注射液建立备用通道。

（5）使用输液泵或可调节输液器严格控制输注速度，确保静脉滴注时间在 1 小时以上。体重 ≥ 30 kg 的患者，每分钟输注滴数 < 25 滴；体重 < 30 kg 的患者，每分钟输注滴数 ≤ 12 滴。

tips：该输液器点滴系数为 15，即 15 滴液体 = 1 mL。

（6）输注前测量生命体征，输注过程中给予心电监护，密切监测生命体征。加强巡视，重视患者主诉。同时备好急救药品及设备。

tips：遵医嘱给予糖皮质激素，可每 8 小时重复给药 1 次，每 24 小时最多可再重复给药 3 次，总共给药不超过 4 次。

【常见不良反应的预防及处理】

（一）输注相关反应

1. **发热反应**　输注相关反应可能与细胞因子或疾病本身有关，临床表现为发热、畏寒、寒战等。其预防、观察及处理同利妥昔单抗。

2. **过敏 / 超敏反应**　托珠单抗可引起严重的甚至致命的过敏反应或超敏反应，患者表现为畏寒、头痛、荨麻疹、皮疹、腹泻等，严重者可引起呼吸、心搏骤停。

其预防、观察及处理同利妥昔单抗。

3. **心血管系统反应**　临床表现为心慌、心前区不适、血压升高或降低等，也可出现心律失常。既往有冠心病、心肌梗死的患者，有发生心绞痛及心肌梗死的风险。

其预防、观察及处理同利妥昔单抗。

（二）其他不良反应

1. **感染**　是托珠单抗最常见也是最严重的不良反应，包括肺炎、尿路感染、蜂窝织炎、带状疱疹、胃肠炎、憩室炎、脓毒症和细菌性关节炎等。

其预防、观察及处理同奥妥珠单抗。

2. **中性粒细胞减少**　中性粒细胞减少可能与托珠单抗抑制 IL-6 的促炎功能有关。

其预防、观察及处理同奥妥珠单抗。

3. **肝功能异常**　托珠单抗可能会导致肝脏氨基酸转移酶升高。

（1）预防：①用药前筛查患者有无肝炎及肝功能异常。需慎重考虑对活动性肝病或肝功能损伤的患者进行治疗；②可预防性使用保肝药物。

（2）观察：用药后监测肝功能；密切观察患者有无出现厌油腻、食欲下降、疲乏等症状。

（3）处理：给予积极护理指导和遵医嘱应用护肝药物。指导患者饮食规律、戒烟戒酒，告知患者高蛋白可保护肝细胞，保证蛋白质的供给，多吃鱼、豆制品、牛奶、瘦肉等含蛋白质多的食物，多吃新鲜水果和蔬菜；保证充足睡眠，加强体育锻炼。

（陈芜敏　钟亚迪）

参考文献

1. LE R Q，LI L，YUAN W，et al. FDA approval summary：tocilizumab for treatment of Chimeric antigen receptor T cell-induced severe or life-threatening cytokine release syndrome. The Oncologist，2018，23（8）：943-947.
2. KOTCH C，BARRETT D，TEACHEY D T. Tocilizumab for the treatment of chimeric antigen receptor T cell-induced cytokine release syndrome. Expert Rev Clin Immunol，2019，15（8）：813-822.
3. 中国研究型医院学会. CAR-T 细胞治疗 NHL 毒副作用临床管理专家共识. 转化医学杂志，2021，10（1）：1-11.
4. LEE D W，SANTOMASSO B D，Locke F L，et al. ASTCT consensus grading for cytokine release syndrome and neurologic toxicity associated with immune effector cells. Biology of Blood and Marrow Transplantation，2019，25（4）：625-638.
5. 左玮，刘容吉，许秀丽，等. 托珠单抗不良反应研究进展. 临床药物治疗杂志，2020，18（3）：16-20.
6. 张琪，殷国桓，肖毅. CD19 嵌合抗原受体 T 细胞治疗后细胞因子释放综合征的诊治进展. 白血病淋巴瘤，2021，30（9）：568-571.
7. 梁良，金鹏飞，王婷，等. 托珠单抗治疗细胞因子释放综合征的文献分析. 临床药物治疗杂志，2020，18（3）：26-30.

第十三章 补体 C5 抑制剂

依库珠单抗

【药物简介】

依库珠单抗（Eculizumab）是由鼠源骨髓瘤细胞系 NS0 细胞表达制备的抗人补体蛋白 C5 的人源化单克隆抗体，可抑制 C5 裂解，抑制膜攻击复合物形成和促炎途径激活，防止末端器官损伤。目前用于治疗阵发性睡眠性血红蛋白尿症、非典型溶血性尿毒综合征等。

【给药方法】

静脉输注给药。推荐浓度为 5 mg/mL。药物规格为 300 mg/ 瓶。

> tips：严禁静脉推注或快速静脉给药。

1. **药物保存** 未稀释的药物于 2～8 ℃冰箱内避光保存。自冰箱冷藏条件下取出后仅可在室温 25 ℃以下单次放置最多 48 小时。药品稀释后应立即使用。如无法立即使用，应将其保存于 2～8 ℃冰箱内，时间不超过 24 小时。

2. **药液配制** 同利妥昔单抗药液配制，不同给药剂量的配制方法见表 13-1。

tips：注意观察配制好的药液有无微粒或变色。给药前，将输液袋置于室温环境（18～25℃）回温。不得采用微波或者其他热源进行加热。

表 13-1　依库珠单抗配制方案

给药剂量 /mg	稀释液量 /mL	药液终体积 /mL
300	30	60
600	60	120
900	90	180
1200	120	240

【药液输注】

1. 物品准备

物品：同利妥昔单抗物品准备。

药品：盐酸肾上腺素注射液 1 mg，地塞米松磷酸钠注射液 2 mg，0.9% 氯化钠注射液 100 mL，配制完成的依库珠单抗溶液。

2. 操作流程

（1）~（3）同利妥昔单抗。

（4）采用精密输液器，一次性三通接头连接两条输液管路，一条通路连接 0.9% 氯化钠注射液，另一条通路连接依库珠单抗溶液。

> tips：依库珠单抗需通过独立的、不与其他药物混用的输液管进行静脉滴注，为便于发生不良反应时快速给药，建议用0.9%氯化钠注射液建立备用通道。

（5）用药前30分钟遵医嘱使用糖皮质激素；为预防胃肠道反应，可酌情给予止吐药物。

（6）药品稀释溶液经由重力输液方式，以注射器泵或输液泵方式静脉给药，成年患者应在25~45分钟内静脉给药，总输液时间不得超过2小时。输注过程中应监测1小时。如输液期间发生不良事件，可由医师决定是否需要调慢输液速度或停止输液。

（7）输注过程前测量生命体征，输注过程中给予心电监护，密切监测生命体征。加强巡视，重视患者主诉。同时备好急救药品及设备。

【常见不良反应的预防及处理】

1. **头痛** 是依库珠单抗最常见的不良反应，多发生于用药初期（用药后第1~7天）。

（1）预防：①向患者及家属做好相关解释工作，用药前询问有无神经系统相关病史；②用药期间应卧床休息，缓慢改变体位，避免出现体位性低血压或晕厥，如厕时有人陪同。

（2）观察：按时巡视病房，询问患者有无头痛、头晕等不适，观察患者神志、血压、心率以及神经系统体征情况。

（3）处理：如出现头痛症状，遵医嘱给予对症处理及氧气吸入，监测生命体征，积极观察病情变化。如症状无好转或加重，行神经系统查体并完善相关检查。

2. **过敏反应** 依库珠单抗给药可能会发生输注相关反应或导致免疫相关反应，继而引起过敏或超敏反应。过敏反应大部分为速发，主要为由 IgE 介导的 I 型过敏反应，可出现过敏性休克和急性呼吸衰竭。临床表现为皮肤潮红、瘙痒、荨麻疹、胸闷、气短等症状，严重可因支气管痉挛、喉头水肿、血管水肿而出现喉咙疼痛、喉咙紧缩感、舌和咽喉肿胀感、呼吸困难等，甚至有濒死感及呼吸、心搏骤停。大部分过敏反应在使用第 1 剂后即出现。10% ~ 30% 患者存在延迟过敏反应。

其预防、观察及处理同利妥昔单抗。

3. 胃肠道反应 常发生在用药后的第 1 ~ 7 天，临床表现为恶心、呕吐、腹痛及腹泻等。

其预防、观察及处理同利妥昔单抗。

4. 消化系统反应 在依库珠单抗的非感染性不良反应中发生率较高，原因可能为依库珠单抗通过抑制 C5 裂解影响肝再生和防御反应，从而引起肝损伤，主要表现为转氨酶升高、胆汁淤积和黄疸。

其中，胆红素异常增高提示可能发生严重不良反应，应及时干预，改善预后。

（1）预防：用药前询问患者肝胆系统相关病史，并完善相关检查，评估肝功能。

（2）观察：①用药后询问患者有无腹胀、恶心、呕吐、食欲缺乏、腹泻、乏力、精神萎靡、皮肤瘙痒等症状，观察患者有无巩膜黄染、皮肤变黄、浓茶样尿、陶土样便；②用药后定期复查肝功能。

（3）处理：如单纯发生转氨酶升高，大部分可自行恢复正常；如合并胆红素异常增高，应及时给予保肝及退黄治疗，并严密监测肝功能及凝血功能。

5. 脑膜炎球菌感染 依库珠单抗会增加患者对脑膜炎球菌（奈瑟菌）感染的易感性。依库珠单抗引起的脑膜炎球菌病的病死率较高，预后欠佳，建议在用药前至少 2 周接种脑膜炎奈瑟菌疫苗。

（1）预防：除非推迟依库珠单抗治疗的风险大于发生脑膜炎球菌感染的风险，否则所有患者均须在用药前至少 2 周接种脑膜炎球菌疫苗。未满 2 周即开始接受依库珠单抗治疗的患者必须采用适当的抗生素预防治疗直至疫苗接种满 2 周。在条件允许的情况下,建议接种针对血清型 A、C、Y、W135 和 B 型的疫苗。可结合药敏试验结果预防性应用抗菌药物。研究显示大多数脑膜炎球菌分离株对青霉素耐药非常罕见,因此可酌情选用青霉素(如过敏,考虑大环内酯类)预防。向患者告知脑膜炎球菌感染的相关症状和体征,并告知患者一旦出现症状应立即就诊。

(2)观察:使用依库珠单抗治疗周期内进行健康监测,及时发现脑膜炎球菌感染的早期征象,如发热、头痛、恶心、呕吐、皮肤黏膜瘀点、瘀斑等,并关注患者有无出现谵妄、昏迷、脑膜刺激征象;监测患者体温、血压、心率、神志变化,定期复查血常规,一旦发现异常,立即报告医生。

(3)处理:①如疑似感染,应立即评估,并早期遵医嘱给予经验性治疗,同时也要关注其他病原体感染的可能;②根据病情给予降温、镇静、纠正酸中毒、抗休克等治疗。

(潘仙娜 钟亚迪)

参考文献

1. 谢婷婷,余自华.依库珠单抗在儿童非典型溶血尿毒综合征中的应用.中华实用儿科临床杂志,2018,33(17):1351-1353.
2. 海莉丽,吕萌,李涛,等.依库珠单抗引起非感染性不良反应文献分析.中国医院药学杂志,2022,42(3):293-298.
3. 夏凡,丁肖梁,缪丽燕.抗体药物的药学监护.中国医院药学杂志,2020,40(14):1577-1581.
4. MISAWA S, KUWABARA S, SATO Y, et al. Safety and efficacy of eculizumab in Guillain-Barré syndrome:a

multicentre, double-blind, randomised phase 2 trial. Lancet Neurol, 2018, 17 (6): 519-529.
5. MANTEGAZZA R, WOLFE G I, MUPPIDI S, et al. Post-intervention status in patients with refractory myasthenia gravis treated with eculizumab during REGAIN and its open-label extension. Neurology, 2021, 96 (4): e610-e618.
6. SOCIÉ G, CABY-TOSI M P, MARANTZ J L, et al. Eculizumab in paroxysmal nocturnal haemoglobinuria and atypical haemolytic uraemic syndrome: 10-year pharmacovigilance analysis. Br J Haematol, 2019, 185 (2): 297-310.
7. RONDEAU E, CATALAND S R, AL-DAKKAK I, et al. Eculizumab safety: five-year experience from the global atypical hemolytic uremic syndrome registry. Kidney Int Rep, 2019, 4 (11): 1568-1576.

第三篇

常用分子靶向药物

第十四章 Bcr/Abl 融合基因酪氨酸激酶抑制剂

一、甲磺酸伊马替尼

【药物简介】

甲磺酸伊马替尼（imatinib mesylate，IM）是一种有效的 Bcr/Abl 融合基因酪氨酸激酶抑制剂（tyrosine kinase inhibitor，TKI），被广泛用于治疗急性淋巴细胞白血病、慢性髓性白血病和慢性淋巴细胞白血病等，还可用于胃肠道间质瘤的治疗。

【给药方法】

口服给药，IM 应在进餐时服用，并同时饮水 300～400 mL。推荐剂量：成人每天 1 次，每次 400 mg 或 600 mg，以及日服用量 800 mg 即每次 400 mg、每天 2 次（早晨和晚上）。儿童和青少年每天 1 次或分两次服用（早晨和晚上）。

> tips：该药物仅适用于口服，服药时避免饮用葡萄柚汁；对于不能吞咽的患者（包括儿童），可以将药片或胶囊内的药物分散于不含气体的水或苹果汁中（100 mg/片约用 50 mL 水）；应搅拌成混悬液，一旦药片崩解完全应马上服用。避免药物与皮肤或眼睛接触，接触打开的胶囊后应立即洗手。

1. **忘记用药时处置方法** 如忘记服用此药，应于想起时立刻补服该次剂量；若已接近下次服药时间，则可跳过该次忘记服用的剂量。

> tips：服用 IM 治疗期间，禁止接种活疫苗，如卡介苗等，因其将增加活疫苗感染的风险。

2. **药物保存**　药物储存在 25 ℃，温度允许在 15 ~ 30 ℃之间。需要遮光、密封保存，防潮。

3. **药品规格**　药品包括片剂和胶囊：片剂规格为 100 mg/ 片和 400 mg/ 片；胶囊规格为 50 mg/ 粒和 100 mg/ 粒。

【常见不良反应的预防及处理】

IM 是第一代 TKI，可竞争性靶向抑制酪氨酸激酶。由于酪氨酸激酶涉及多个组织代谢以及伊马替尼对酪氨酸激酶的抑制没有特异性，所以其可抑制体内的所有组织细胞的酪氨酸激酶，从而会引起人体各个系统的不良反应。常见不良反应分为血液系统反应和非血液系统反应，其中非血液系统反应包括胃肠道反应、消化系统反应、皮肤反应及其他不良反应如出血、水肿、疼痛等。

（一）血液系统反应

IM 可以导致骨髓抑制，从而使中性粒细胞、白细胞、血小板、血红蛋白等下降，具有一定的血液系统反应。临床表现为乏力、困倦、头晕、发热等症状，黏膜及各器官有出血倾向。患者可呈贫血貌，面色苍白，皮肤可见出血点或瘀斑。

其预防、观察及处理同利妥昔单抗。

（二）非血液系统反应

1. **胃肠道反应**　因 IM 是口服给药，大部分患者易发生胃肠道反应，临床表现为恶心、呕吐、消化不良及腹痛等。

（1）预防：①同利妥昔单抗。②服用药后饮一大杯水，以使胃肠道紊乱的发生风险降到最低。

（2）观察：同利妥昔单抗。

（3）处理：同利妥昔单抗。

2. 消化系统反应 IM 可导致消化系统反应。临床表现为转氨酶、胆红素和碱性磷酸酶升高，有出血倾向，如牙龈出血、皮肤瘀斑、消化道出血等。

其预防、观察及处理同维泊妥珠单抗。

3. 皮肤反应 IM 可导致皮肤反应，具体表现为药疹、口腔黏膜炎、皮肤瘙痒、手足皲裂等。

（1）预防：做好皮肤清洁，注意保湿，保持居住环境干净整洁，保持床上用品柔软、干燥、平整，合理饮食，保持高热量、高蛋白饮食，保证营养供给。

（2）观察：在患者服药期间密切观察有无口腔黏膜、荨麻疹等不良反应的发生。

（3）处理：①如发生轻微皮疹、皮肤瘙痒，应密切观察，指导患者勿抓挠患处，剪短指甲，局部涂抹止痒药物。②发生口腔黏膜炎时，用无菌棉签每天蘸取口腔黏膜消毒剂，数次涂抹溃疡处；给予清淡、易消化软食，避免辛辣、刺激、过热、过凉食物，以温凉、流质或半流质饮食为宜，以减轻口腔疼痛。③发生手足皲裂，给予地塞米松软膏涂抹，涂抹后包上塑料薄膜，大部分患者 2 周后可痊愈；嘱患者未出现手足皲裂时应涂抹保湿膏，防止出现严重溃裂，一旦出现此类情况，应用激素软膏涂抹。

4. 其他不良反应 如出血、水肿、疼痛等。

（1）预防：做好预防出血、疼痛的措施，保证出入量平衡。

（2）观察：密切观察患者有无出血倾向、意识形态、出入量、体重、疼痛、生命体征的变化，询问有无不适主诉。

（3）处理：①呕血或便血：需到医院就诊，遵医嘱给予止血治疗。②眼睑、口唇肿胀或下肢水肿：给予呋塞米、螺内酯片口服；也可每天用手轻轻按摩水肿部位数次，以减轻肿胀感；根据水肿情况给予低盐、高蛋白饮食；下肢水肿时勿久坐，可于房间慢走并做屈、伸膝动作，以减轻下肢水肿。③疼痛：部分患者因疾病原因，服药后出现不同程度的腹部或全身疼痛，可遵医嘱服用抑酸药、碳酸铝制剂保护胃溃疡面，避免辛辣、刺激食物；疼痛加重时加服镇痛药物，如布洛芬片、氨酚双氢可待因片，以减轻疼痛；服用镇痛药时要与食物同服，以防损伤胃黏膜、加重疼痛；对轻度疼痛者，嘱其通过听音乐、看电视、聊天来缓解疼痛。

（张海丽　秦然）

二、尼洛替尼

【药物简介】

尼洛替尼（nilotinib）是一种 *Bcr/Abl* 融合基因 TKI，为一种新型肿瘤靶向治疗药物。临床上主要用于治疗对 IM 耐药的慢性髓细胞性白血病和新诊断的费城染色体阳性的慢性髓细胞性白血病慢性期成人患者，也可用于治疗 2 岁以上儿童慢性髓细胞性白血病。

【给药方法】

口服给药,对 IM 耐药的慢性髓细胞性白血病推荐剂量为每天 2 次、每次 400 mg、间隔约 12 小时,与食物一起服用。在服药前至少 2 小时以及服药后至少 1 小时内不得进食。手接触胶囊后应立即清洗。避免吸入胶囊中粉末,也应避免皮肤或黏膜接触药粉。如皮肤接触药粉,用肥皂和水清洗局部。如眼睛接触药粉,用水冲洗。如胶囊中药粉撒出,戴手套用湿毛巾擦去,置于密封的容器中丢弃。

> tips:胶囊应用水完整吞服,不应咀嚼或吮吸,不应打开胶囊。不能吞咽胶囊的患者,可以把胶囊内容物与一茶匙苹果酱混合在一起,混匀后应立即服用。苹果酱不能超过一茶匙,同时不能食用除苹果酱以外的其他食物。葡萄柚可增加尼洛替尼血药浓度,应避免食用。

1. **忘记用药时处置方法**　如果错过给药,患者不得另外补充剂量,而是按照处方服用下一次剂量。
2. **药物保存**　25 ℃以下保存。
3. **药品规格**　药品为胶囊,规格为 200 mg/粒;150 mg/粒;50mg/粒。

【常见不良反应的预防及处理】

尼洛替尼常见不良反应包括非血液系统反应和血液系统反应。非血液系统反应包括心血管系统反应、消化系统反应、消化系统反应、皮肤及附件损害等,大多数不良反应为轻度至中度;血液系统反应包括骨髓抑制,如血小板减少症、中性粒细胞减少症、贫血。

（一）非血液系统反应

1. 心血管系统反应 尼洛替尼引起的心血管系统反应可能与内皮细胞功能改变使内皮细胞表面分子表达增加及对内皮细胞具有直接促动脉粥样硬化和抗血管生成作用有关。严重者可能引起昏厥、惊厥和（或）死亡。

（1）预防：尼洛替尼禁用于长 QT 综合征、低钾血症或低镁血症的患者，使用前评估心血管危险因素，纠正电解质紊乱。应避免同时应用已知可延长 QT 间期的药物和强 CYP3A4 抑制剂。

（2）观察：在服药 7 天后，有临床指征时，应定期做心电图，在剂量调整之后，也需要做心电图。应评估患者心血管状态，在本品治疗期间应根据标准治疗指南监测心血管风险因素。

（3）处理：如果出现心血管事件的急性体征或症状，建议患者立即寻求治疗。

> tips：尼洛替尼禁用于低钾血症和低镁血症或长 QT 综合征的患者，在使用本品之前，应纠正低钾血症和低镁血症，并在治疗期间定期监测电解质。

2. 消化系统反应 最常见的是脂肪酶升高，发生率为 14%。如脂肪酶升高伴有腹部症状，可导致胰腺炎。胰腺炎是一种常见急腹症，发病急，严重时可导致患者死亡，表现为恶心、呕吐、腹痛等。

（1）预防：有胰腺炎病史的患者建议慎用。

（2）观察：定期监测血清脂肪酶水平。密切观察患者生命体征、意识状态、皮肤黏膜温度和色泽以及有无胰腺炎的临床症状。

（3）处理：如果出现血清脂肪酶升高，剂量应降低至每天 1 次、每次 400 mg 或中止给药。遵医嘱给予抗胰酶药、解痉药，以及补液治疗，纠正电解质紊乱；准确记录出入量，记录每小时尿量；在饮食上应限制钠盐的摄入，少吃动物脂肪、甜食，戒烟忌酒，多吃一些含钾、蛋白质、维生素的食物。

尼洛替尼还可引起胆红素升高，发生率为9%。临床表现为上腹部不适、食欲减退、全身乏力、体重下降、皮肤瘙痒等症状和体征。

（1）预防：①可适当应用抗病毒和保肝药物；②注意饮食调节，多进食清淡并富含维生素、矿物质及高蛋白的食物，避免高糖、高脂肪饮食，以免加重肝脏负担。

（2）观察：密切观察患者有无恶心、呕吐及周身乏力等症状和体征。

（3）处理：对于转氨酶超过正常值2.5倍或胆红素升高超过正常值1.5倍的肝损害患者，不推荐使用尼洛替尼治疗。如果出现肝损伤，需要暂停使用药物，并定期复查肝功能，遵医嘱给予抗病毒和保肝治疗。

3. 皮肤反应 皮肤反应也是尼洛替尼常见不良反应，28%患者出现非特异性皮疹，24%患者出现瘙痒。皮肤反应中最常见的瘙痒、皮疹、皮肤干燥等均与尼洛替尼剂量有关。

（1）预防：同甲磺酸伊马替尼。

（2）观察：同甲磺酸伊马替尼。

（3）处理：轻微皮肤改变者，可在观察下继续治疗或停药好转后继续治疗；严重皮肤改变者需慎用。余同甲磺酸伊马替尼。

（二）血液系统反应：骨髓抑制

出现骨髓抑制后，大多数患者具有自限性或经药物治疗后血象可恢复，其中3、4级不良反应少见。

（1）其预防、观察同利妥昔单抗。

（2）处理：①骨髓抑制一般是可逆的，可以通过暂时停用本药或降低剂量来控制；②遵医嘱给予对症治疗，必要时进行输血治疗；③做好预防出血、跌倒和感染的护理措施。

（刘欣　秦然）

三、达沙替尼

【药物简介】

达沙替尼（dasatinib）属于第二代TKI，是一种强效、次纳摩尔（subnanomolar）Bcr/Abl激酶抑制剂。用于治疗对IM耐药或不耐受的费城染色体阳性慢性髓细胞性白血病慢性期、加速期和急变期（急粒变和急淋变）成年患者。

【给药方法】

口服给药。可与食物同服或空腹服用。服用时间应当一致，早上或晚上均可。

> tips：达沙替尼片剂不得压碎或切割，必须整片吞服；不应与葡萄柚或葡萄汁一起服用。

1. 药品规格　药品为片剂，规格为20 mg/片，50 mg/片，70 mg/片，100 mg/片。

2. 药品保存　遮光，密封，常温（10～30℃）保存。

【常见不良反应的预防及处理】

（一）呼吸系统反应

达沙替尼的不良作用以呼吸系统反应最为常见，其中胸腔积液发生率最高，发生率为14%～60%。90%胸腔积液发生在达沙替尼治疗的1年内，79%为双侧胸腔积液。胸腔积液发生机制目前尚未完全明确，可能与达沙替尼较强的多靶点抑制功能有关。

（1）预防：用药前行相关超声、胸部CT检查，肺部有炎症的患者禁用此药。

（2）观察：①密切观察患者生命体征，观察是否有胸闷、咳嗽、气短等症状的出现；对于老年患者，需观察是否有呛咳症状或意识形态的变化。②定期复查超声和CT。

（3）处理：①对于胸腔积液较少、症状不明显者，可不用接受治疗，通过休息、营养支持治疗以及对症处理后胸腔积液可以消退；②如胸腔积液较多，可通过胸腔穿刺抽液处理，并遵医嘱采取停药、减量或换药等处理。

（二）心血管系统反应：肺动脉高压

肺动脉高压为达沙替尼迟发性不良反应，多发生在服用达沙替尼1年后；也有极少数发生在服用1周后，并在停药1周后迅速恢复正常。

（1）预防：在使用药物前评估患者是否有潜在心肺疾病症状和体征。

（2）观察：对于开始治疗后产生呼吸困难和疲劳的患者，应评估常见原因。服用药物期间，监测超声心动图。

（3）处理：如发生肺动脉高压，立即停药，并采取针对肺动脉高压的特异性治疗，如口服5型磷酸二酯酶抑制剂西地那非或内皮素受体阻滞剂波生坦。

（三）消化系统反应：腹泻

使用达沙替尼过程中会出现不同程度的腹泻，一般为1、2级，患者能耐受。

（1）预防：注意饮食卫生，忌食用刺激性食物和饮用碳酸饮料，避免食用奶制品及含酒精类、咖啡因类饮品，多食用高钾和高钠的食物（如土豆、橘子等）和饮料以补充电解质。对于某些轻症患者，可以尝试服用益生菌来调整肠道菌群，减少高纤维食物的摄入；避免劳累，注意休息，提高自身免疫力。

（2）观察：观察腹泻发生的频率、时间，观察粪便的性状、量、颜色、气味。观察有无腹泻伴随症状，如有无腹痛、恶心、呕吐、发热等。观察患者神志、生命体征、尿量、皮肤弹性、营养状况，有无口渴、疲乏、无力等失水表现，有无水电解质酸碱平衡紊乱等症状。观察腹部体征情况，有无腹膜刺激征及胃型、肠型及蠕动波、腹部包块、肠鸣音等。

（3）处理：如发生1、2级腹泻，患者能耐受，无须停药；对于个别达到3、4级腹泻的患者，采取对症治疗后可继续使用达沙替尼。忌食用生冷食物，症状严重时可遵医嘱使用治疗腹泻的药物。

（四）血液系统反应

血液系统反应的发生率与疾病进展有关，90%以上进展期患者在治疗过程中会出现血液系统反应，且 80% 以上患者表现为重度中性粒细胞和血小板减少。

1. 血小板减少症

（1）预防：同奥妥珠单抗。

（2）观察：同奥妥珠单抗。

（3）处理：①减少活动，避免碰撞。②宜食用高蛋白食物，禁食粗粮和粗纤维食品。③如出现 3 级或 4 级血小板减少，可中断给药或减少剂量，并给予升血小板治疗；如停用达沙替尼半年并给予升血小板治疗后，血小板仍未恢复正常，呈不可逆的血小板减少，应终止治疗。

2. 中性粒细胞减少症

（1）预防：同奥妥珠单抗。

（2）观察：同奥妥珠单抗。

（3）处理：①对于轻度中性粒细胞减少者，不需特别处理。②中度或重度中性粒细胞减少者，可中断给药、减少剂量或支持治疗；注意皮肤、口腔、呼吸道卫生，预防感冒。

3. 贫血

（1）预防：改善生活方式，注意合理饮食。婴幼儿及时添加富含铁的食品，如蛋类、动物肝脏等。青少年应纠正偏食，定期查、治寄生虫感染。孕妇、哺乳期妇女可补充铁剂。育龄期妇女应防治月经过多。做好肿瘤性疾病和慢性出血性疾病人群的防治。

（2）观察：通常患者是否出现面色苍白、口唇颜色苍白、眼睑充血不明显，以及眼睑苍白、手掌的皮肤苍白等表现。此外，根据血常规结果，还可以初步判断贫血类型，如缺铁性贫血患者的手指指

(3）处理：监测红细胞计数，调整饮食，可食用一些补血的食物；症状严重者，需到医院进行输血等对症治疗。

（五）皮疹

（1）预防：保持皮肤清洁干燥，穿棉质衣物，避免使用含刺激成分的化妆品或洗护用品；外出时避免强烈日光照射。

（2）观察：使用达沙替尼可能出现皮疹，观察要点为皮疹的分布、颜色、有无隆起、大小、形态。

（3）处理：①建议穿宽松、柔软、低领、棉质的衣服，应避免抓挠局部皮肤。②保持皮肤清洁；轻度皮疹者，可以局部涂搽止痒药物或减量来缓解皮疹，如莫匹罗星或维生素 B_6 软膏；重度皮疹者，需要咨询医生是否需要调整用药剂量或停药。

（薛晓娟　李录）

四、普纳替尼

【药物简介】

普纳替尼/泊那替尼（ponatinib）是第三代 Bcr/Abl 酪氨酸激酶抑制剂，用于治疗慢性髓细胞性白血病及费城染色体阳性急性淋巴细胞白血病。

【给药方法】

口服给药。尚未确定普纳替尼的最佳剂量。临床试验中,起始剂量为每天 1 次、每次 45 mg。

> tips:每天同一时间服用,药品整片吞服,不能破碎、咀嚼。

1. **药物保存** 密封储存,储存温度为 20 ~ 25 ℃。
2. **药品规格** 药品为片剂,规格为 15 mg/ 片,45 mg/ 片。

【常见不良反应的预防及处理】

普纳替尼常见的非血液系统反应包括高血压、皮疹、腹泻腹痛、便秘、恶心呕吐、疲劳乏力、头痛、发热和关节痛。血液系统反应包括血小板减少、贫血、中性粒细胞减少、淋巴细胞减少和白细胞减少。

(一)非血液系统反应

1. **高血压** 高血压是体循环的动脉血压(收缩压、舒张压)增高,临床中将收缩压(SBP)≥ 140 mmHg 和(或)舒张压(DBP)≥ 90 mmHg 诊断为高血压。其可分为 4 级:1 级是临界高血压,是 SBP 在 130 ~ 139 mmHg 和(或)DBP 在 85 ~ 89 mmHg 范围内;2 级是轻度高血压,SBP 在 140 ~ 159 mmHg 和(或)DBP 在 90 ~ 99 mmHg 范围内,此时机体往往无明显器质性病变;3 级是中度高血压,SBP 在 160 ~ 179 mmHg 和(或)DBP 在 100 ~ 109 mmHg 范围内,此时可出现左心室肥厚、心、脑、肾脏损害等器质性病变,但功能还在代偿状态;4 级是重度高血压,SBP ≥ 180 mmHg 和(或)

DBP 在 ≥ 110 mmHg 范围，此时往往有心脑血管疾病、心力衰竭、肾脏功能衰竭等改变，已进入失代偿期。

（1）预防：①用药前对患者各项资料进行整合，包括既往病史、用药史等；评估患者血压情况。②在治疗期间，应定期监测血压，对出现高血压症状（如头痛、头胀或眩晕）的患者进行临床评价，及时治疗。如患者有高血压病史，需增加血压监测频率。③服药期间改善生活方式，减轻并控制体重，减少钠盐摄入，补充钙和钾盐，减少脂肪摄入，增加运动，戒烟限酒，减轻精神压力，保持心理平衡。

（2）观察：观察患者有无头痛、眩晕、头晕、心律不齐等不适症状；②监测血压变化情况，必要时行 24 小时动态血压监测。

（3）处理：需遵医嘱对高血压进行临床治疗；如高血压不能控制，则可以考虑中断普纳替尼治疗。

2. 皮疹　其预防、观察及处理同达沙替尼。

3. 胃肠道反应

腹泻、腹痛　其预防、观察及处理同利妥昔单抗。

便秘

（1）预防：患者可多饮水，多食用富含维生素、易消化的食物。

（2）观察：观察有无排便次数少于 3 次 / 周、干结的粪便，以及排便困难，包括排便时间长、感觉有阻碍、未完全排便等。

（3）处理：根据便秘情况对症处理，如腹部热敷、应用缓泻剂、灌肠、栓剂等协助通便。

恶心、呕吐

（1）预防：①用药前做好健康宣教，应用预防恶心、呕吐的药物；②普纳替尼可分两次服用，并与食物同服，同时在服用期间加大每天进食量，食用清淡食物和开胃水果。

（2）观察：密切观察患者恶心、呕吐的次数及呕吐物的性质、量等。

（3）处理：对于急性呕吐者，在用药前可给予传统的止吐药，如甲氧氯普胺或 5-HT$_3$ 受体拮抗剂，可与地塞米松配合使用；对于迟发性呕吐，缺少有效的防治方法，多在发生后给予对症治疗；对于预期性呕吐，经常规止吐药治疗无效，可选用抗焦虑或抗抑郁药。可通过调节饮食缓解症状，如药物不与食物同服，建议于进食前 1 小时或进食后 2 小时用药；多吃高蛋白、高热量、清淡的食物，坚持少食多餐；适度补充液体与电解质。呕吐严重时，遵医嘱应用药物对症处理。

tips：忌辛辣、生冷的食物，少吃甜食和油腻的食物。

4. 疲劳乏力

（1）预防：患者可通过适当休息和睡眠来缓解疲乏无力，休息时间要充足。

（2）观察：患者是否有无诱因的疲劳乏力。

（3）处理：饮食多样化，多食用含优质蛋白的食物。患者可适量运动，如短途散步，以增强体质、消除疲劳。一般乏力症状在 1 周左右可以缓解。

5. 头痛

（1）预防：监测患者生命体征的变化。

（2）观察：头痛可分为急性和慢性，急性发作的头痛较多，可表现为钝痛、刺痛或搏动性钻痛等，同时伴有头晕、恶心、呕吐和视力障碍等。

（3）处理：对于症状较轻者，可服用对乙酰氨基酚和非甾体抗炎药治疗；如果出现经常头痛、突发剧烈头痛、持续无缓解的头痛，应及时去医院检查确诊。

6. 发热

（1）预防：同利妥昔单抗。

（2）观察：同利妥昔单抗。

（3）处理：若服用普纳替尼引起发热，应立即到医院做血常规及痰液化验检查。低热时可多饮温开水，注意休息，促其排汗；发热 $\geqslant 38.5\ ℃$，可以服用退烧药等。

7. 关节疼痛

（1）预防：服药期间尽可能进行保暖，适当减少关节活动，尽可能让关节得到休息。

（2）观察：观察有无在活动时关节明显疼痛或关节肿胀、僵硬和红肿热痛等。

（3）处理：对于关节疼痛严重者，应对关节进行全面、细致的体格检查，可考虑用药物治疗；如非激素性抗炎药物、肾上腺糖皮质激素、免疫抑制剂，还可以用理疗或普纳替尼减量来缓解症状。

（二）血液系统反应

（1）预防：在治疗期间定期到医院监测血象变化，以及时了解是否出现了血液系统反应。

（2）观察：观察患者有无皮肤黏膜出血的血小板减少表现及有无肌肉无力、易疲劳、心悸、气短的贫血表现等。

（3）处理：视血小板减少、中性粒细胞减少和贫血程度，中断普纳替尼治疗或减低剂量。余同利妥昔单抗。

> tips：每两周监测全细胞计数，每月和当地临床指标对比。对中性粒细胞$< 1\times 10^9/L$或血小板$< 50\times 10^9/L$者，应中断用药。

（李录 刘欣）

五、奥雷巴替尼

【药物简介】

奥雷巴替尼（olverembatinib）是小分子蛋白TKI，用于治疗*T315I*基因突变的慢性髓细胞性白血病慢性期或加速期的成年患者。

【给药方法】

口服给药。推荐剂量为40 mg／次，每两天1次（隔天1次），随餐服用。

> tips：可以在一天中的任何时间服用，建议大致固定在同一时间。服用药物期间尽量避免暴露在阳光下，对阳光敏感的患者禁用。

1. **药物保存** 遮光，密封，25 ℃以下保存。

2. **药品规格**　药品为片剂，规格为 10 mg/片。

3. **忘记用药的处置方法**　如漏服本品 1 次，则应在 4 小时内补服；如超过 4 小时，则不再补服。如给药后出现呕吐，不应补服本品。

> tips：片剂不得压碎或切割，必须整片吞服。

【常见不良反应的预防及处理】

奥雷巴替尼常见不良反应为血管阻塞、血细胞减少症、肝功能异常、高血压、心律失常、体液潴留等。

1. **血管阻塞**　使用奥雷巴替尼期间可出现动静脉血管阻塞事件，包括致死性心肌梗死和卒中。血管病变，如动脉内皮多发性斑块、动脉狭窄、动脉硬化，或有基础代谢性疾病病史如高血压、糖尿病，均是发生血管阻塞的危险因素。

（1）预防：用药前评估患者血管病变、基础代谢性疾病和慢性髓细胞性白血病固有的高血凝状态（血栓或栓塞），这些均是发生血管阻塞不可否定的风险因素。应关注并监测以上风险因素。

（2）观察：给药期间，观察患者有无疼痛、局部感觉异常、局部皮肤颜色变化、局部皮肤温度变化等反应的出现及生命体征的变化。血管阻塞可能会引起疼痛，这种疼痛通常是剧烈而持续的，可能会导致感觉异常，如瘫痪、麻木、刺痛等。局部感觉异常主要由局部神经纤维异常导致。局部皮肤颜色可能会变为灰白色或青紫色。局部皮肤颜色变化通常是由于血液无法到达该部位。血管堵塞可能导致局部温度下降，使该部位感觉冰冷。

（3）处理：需暂停奥雷巴替尼治疗，密切监测患者并给予适当治疗，待相关不良反应缓解至符合用药条件后再恢复用药。

2. 血细胞减少　血细胞减少症十分常见，表现为血小板计数降低、贫血和白细胞/中性粒细胞降低，并且常有3级或4级血细胞减少。

（1）预防：使用奥雷巴替尼前预防性使用升血细胞的药物。

（2）观察：在用药期间建议密切监测全血细胞计数，并密切关注血细胞减少引发的其他治疗风险，如中性粒细胞计数减少增加感染风险、血小板计数减少增加出血风险等。

（3）处理：如发生血细胞减少，应根据临床需求给予相应的支持治疗，必要时暂停用药，待相关血液系统反应缓解至符合用药条件后再恢复用药。

> tips：若患者出现严重血小板减少，应终止治疗。

3. 消化系统反应：肝功能异常　使用奥雷巴替尼可出现与治疗相关的严重肝毒性事件，甚至导致死亡。肝功能检测指标异常十分常见，包括丙氨酸转氨酶（alanine transaminase，ALT）升高、天门氨酸转氨酶升高、血胆红素升高及γ-谷氨酰转移酶升高，多为1、2级。

（1）预防：在服用奥雷巴替尼前，如果患者γ-谷氨酰转移酶、ALT或天门氨酸转氨酶大于正常上限的2.5倍，建议暂缓用药，待相关指标降至正常值时再进行首次用药。

（2）观察：在用药过程中应至少每4周检测1次肝功能相关指标，肝功能检测指标包括ALT、天门氨酸转氨酶、胆红素及γ-谷氨酰转移酶。

（3）处理：如果出现≥3级肝功能指标异常，需暂停用药，进行对症治疗，并增加肝功能指标检查频率，直至不良反应缓解至≤1级或用药前水平。

4. 高血压 使用奥雷巴替尼可引起高血压危象等严重高血压不良反应，主要表现为头晕、头痛、耳鸣、疲倦不安、心律失常等。

（1）预防：同普纳替尼。

（2）观察：同普纳替尼。

（3）处理：定时监测血压变化，进行对症处理；若发生3级或4级高血压，需暂停本品治疗直至恢复。

5. 心血管系统反应：心律失常 可表现为房颤、房扑及室性心动过速。房颤的3个典型临床表现为胸闷、心悸、眩晕。

（1）预防：用药前对患者各项资料进行整合，包括既往病史、用药史等，常规监测患者的心率、血压、血液学指标、肝功能和感染情况。开始治疗前进行全面的临床获益及风险评估，评估患者是否存在心脏风险因素，患有高血压和急性感染的患者发生心律失常的风险可能会增加。用药过程中，备好心电监护、吸氧装置、电除颤、急救物品及药品（如速效救心丸、降压药、硝酸甘油、胺碘酮等。）

（2）观察：①观察患者有无胸闷、胸痛、心悸、气促、眩晕、心率过快等症状；②监测患者心率变化，如连接心电监护仪，注意观察心电图波形。

（3）处理：①如出现胸闷、心悸、头晕等症状，立即给予吸氧，建立静脉通道；②出现心律失常时，及时给予心电图检查，做好临床评价，并遵医嘱进行对症处理，如给予去乙酰毛花苷，并密切观察心率、脉搏，注意药物疗效及不良反应，及时调整治疗方案；③安慰、陪伴患者，消除其紧张、焦虑情绪。

6. 体液潴留 主要表现为心包积液和外周水肿。少量心包积液或缓慢积聚的大量心包积液患者可能无症状。心包积液对心脏及局部组织产生压迫后，呼吸困难是最突出的症状，患者可呈前倾位端坐呼吸、呼吸浅快，还可出现烦躁、面色苍白、发绀等。极大量心包积液可压迫气管、食管，患者进而出现声音嘶哑、干咳或吞咽困难等表现。

（1）预防：用药前整合患者资料，评估患者是否有用药指征。

（2）观察：建议用药期间密切监测患者是否出现体液潴留的症状体征，并及时治疗。

（3）处理：用药期间，注意休息，清淡饮食，限制钠盐摄入。如出现外周水肿，可给予利尿治疗。根据水肿的严重程度分为4级：1级主要是指水肿位于脚踝以下；2级是指水肿位于膝盖以下；3级是指水肿位于股骨以下；4级是指全身出现水肿。若发生≥3级体液潴留，应适当调整药物剂量；如出现呼吸困难，立即给予心电监护、吸氧，监测生命体征的变化，遵医嘱给予对症治疗，必要时行气管插管。

（常浪　刘霞）

参考文献

1. 吕艳，朱凤銮，张燕. 多元化干预对胃肠间质瘤患者居家服用甲苯磺酸伊马替尼片的影响. 齐鲁护理杂志，2021，5（27）：9-11.

2. 杨敏，常建民．伊马替尼引起的皮肤不良反应．中华皮肤科杂志，2021，8（54）：738-741.
3. 张鹏，张军，张波，等．中国胃肠间质瘤患者伊马替尼服药依从性的多中心横断面调查．中华胃肠外科杂志，2021，24（9）：775-781.
4. ZGOLLI F, AOUINLI I, CHARLI O, et al. Drug rash with eosinophiliaand syslemic symptoms（DRESS）syndromeinducedby imatinil. Cumr Drug Saf, 2019, 14（2）: 151-154.
5. KHOKAR A, MALIL U, BULT G, et al. Cutaneous manifestalions inchronic myeloid leukemia in chronic phase treated with imatinib. Int J Dermatol, 2019, 58（9）: 1098 - 1101.
6. 陈薇，韩世新，史航，等．甲磺酸伊马替尼诱发扁平苔样药疹1例．中国皮肤性病学杂志，2015，29（12）：1280-1281.
7. MARTINEZ-MERA C, CAPUSAN T M, ILERRERO- MOYONO M, et al. Imatinib-induced pseudoporphyria. Clin Exp Dermatol, 2018, 43（4）: 463-466.
8. 中华医学会外科学分会胃肠外科学组，中国医师协会外科医师分会胃肠道间质瘤诊疗专业委员会，中国临床肿瘤学会胃肠间质瘤专家委员，等．胃肠间质瘤全程化管理中国专家共识（2020版）．中国实用外科杂志，2020，40（10）：1109-1119.
9. 都艳艳，王胜红，李佳梅．积极心理干预对癌症患者心理状态和癌因性疲乏的影响．齐鲁护理杂志，2020，26（21）：68-71.
10. 江慧，汪安友．尼洛替尼一线治疗CML获得临床深度EMR疗效的相关因素分析．临床输血与检验，2022，24（6）：798-802.
11. 杨青．慢性髓系白血病慢性期患者一、二线应用尼洛替尼治疗的对比研究．太原：山西医科大学，2022.
12. 何玉卓，郭学军，林晓燕，等．尼洛替尼与伊马替尼治疗初诊慢性髓性白血病慢性期的疗效对比．实用癌症杂志，2021，36（7）：1148-1151.
13. 郑婧怡．尼洛替尼、达沙替尼二线治疗慢性粒细胞白血病的回顾性分析．石家庄：河北医科大学，2021.

14. 张晓瀚, 杜新, 王宁, 等. 尼洛替尼治疗伊马替尼疗效欠佳的慢性髓性白血病慢性期患者的回顾性临床分析. 广州医药, 2020, 51（6）: 33-37.
15. 孙晨, 刘立民, 朱旭, 等. 尼洛替尼致药物不良反应的分析. 中国临床药理学杂志, 2020, 36（15）: 2325-2327.
16. SENAPATI J, SASAKI K, ISSA G C, et al. Management of chronic myeloid leukemia in 2023: common ground and common sense. Blood Cancer, 2023, 13（1）: 58.
17. ABDELMAGID M G, AL-KALI A, LITZOW M R, et al. Real-world experience with ponatinib therapy in chronic phase chronic myeloid leukemia: impact of depth of response on survival and prior exposure to nilotinib on arterial occlusive events. Blood Cancer, 2023, 13（1）: 122.
18. HOCHHAUS A, BRECCIA M, SAGLIO G, et al. Expert opinion-management of chronic myeloid leukemia after resistance to second-generation tyrosine kinase inhibitors. Leukemia, 2020, 34（6）: 1495-1502.
19. 国家药典委员会. 中华人民共和国药典（二部）. 北京: 中国医药科技出版社, 2015.
20. 国家药典委员会. 中华人民共和国临床用药须知: 化学药和生物制品卷（2015年版）. 北京: 中国医药科技出版社, 2017.
21. 陈新谦, 金有豫, 汤光. 新编药物学. 北京: 人民卫生出版社, 2007.
22. 熊方武, 余传隆, 白江秋, 等. 中国临床药物大辞典: 化学药卷. 北京: 中国医药科技出版社, 2018.
23. O'HARE T, WALTERS D K, STOFFREGEN E P, et al. In vitro activity of Bcr-Abl inhibitors AMN107 and BMS-354825 against clinically relevant imatinib-resistant Abl kinase domain mutants. Cancer Res, 2005, 65（11）: 4500-4505.
24. SHEN S, CHEN X, CAI J, et al. Effect of dasatinib vs imatinib in the treatment of pediatric philadelphia chromosome-positive acute lymphoblastic leukemia: a randomized clinical trial. JAMA Oncol, 2020, 6（3）: 358-366.
25. KANTARJIAN H, SHAH N P, HOCHHAUS A, et al. Dasatinib versus imatinib in newly diagnosed chronic-phase chronic myeloid leukemia. N Engl J Med, 2010, 362: 2260-2270.

26. MARIN D, BAZEOS A, MAHON F X, et al. Adherence is the critical factor for achieving molecular responses in patients with chronic myeloid leukemia who achieve complete cytogenetic responses on imatinib. J Clin Oncol, 2010, 28: 2381-2388.
27. MURAI K, URESHINO H, KUMAGAI T, et al. Low-dose dasatinib in older patients with chronic myeloid leukaemia in chronic phase (DAVLEC): a single-arm, multicentre, phase 2 trial. Lancet Haematol, 2021, 8 (12): e902-e911.
28. 周利原, 熊辉霞. 慢性髓性白血病BCR-ABL突变与二、三代TKI的疗效研究进展. 中国实验血液学杂志, 2023, 31 (2): 585-588.
29. MASSARO F, MOLICA M, BRECCIA M. Ponatinib: a review of efficacy and safety. Curr Cancer Drug Targets, 2018, 18 (9): 847-856.
30. TOUSIF S, SINGH A P, UMBARKAR P, et al. Ponatinib drives cardiotoxicity by S100A8/A9-NLRP3-IL-1β mediated inflammation. Circ Res, 2023, 132 (3): 267-289.
31. 李艳萍, 梁大成, 王瑞彬. 抗白血病药普纳替尼合成路线改进. 中国医药工业杂志, 2018, 49 (3): 301-304.
32. 陈清, 王坚毅. Ponatinib抑制野生型和T315I突变型BCR-ABL1激酶的分子模拟. 化工进展, 2018, 37 (2): 702-707.
33. KANTARJIAN H M, JABBOUR E, DEININGER M, et al. Ponatinib after failure of second-generation tyrosine kinase inhibitor in resistant chronic-phase chronic myeloid leukemia. Am J Hematol, 2022, 97 (11): 1419-1426
34. CORTES J E, KIM D W, PINILLA-IBARZ J, et al. Ponatinib efficacy and safety in Philadelphia chromosome-positive leukemia: final 5-year results of the phase 2 PACE trial. Blood, 2018, 132 (4): 393-404.
35. JIANG Q, LI Z, QIN Y. Olverembatinib (HQP1351), a well-tolerated and effective tyrosine kinase inhibitor for patients with T315I-mutated chronic myeloid leukemia: results of an open-label, multicenter phase 1/2 trial. J Hematol Oncol, 2022, 15 (1): 113.
36. HUGHES T P, MAURO M J, CORTES J E. Asciminib in chronic myeloid leukemia after ABL kinase inhibitor failure. N Engl J Med, 2019, 381 (24): 2315-2326.

37. JIANG Q, DAYU S, ZONGRU L. Updated results of pivotal phase 2 trials of olverembatinib (HQP1351) in Patients (Pts) with tyrosine kinase inhibitor (TKI)-resistant BCR-ABL1 T315I-mutated chronic- and accelerated-phase chronic myeloid leukemia (CML-CP and CML-AP). Blood, 2021, 138 (Suppl1): 3598.
38. JIANG Q, DAYU S, ZONGRU L. Updated safety and efficacy results of phase 1 study of olverembatinib (HQP1351), a novel third-generation BCR-ABL tyrosine kinase inhibitor (TKI), in patients with tki-resistant chronic myeloid leukemia (CML). Blood, 2021, 138 (Suppl1): 311.
39. 朱汉斌, 黄博纯. 自主研发1类新药奥雷巴替尼获批上市. (2021-12-01) [2024-02-04]. https://www.ncsti.gov.cn/kjdt/ztbd/gjjcyfw/yiyaojiankang/yiyaojiankangcydt/202112/t20211201_52344.html.

第十五章　B 细胞受体激酶抑制剂

一、伊布替尼

【药物简介】

伊布替尼（ibrutinib）是一种小分子布鲁顿酪氨酸激酶（Bruton's tyrosine kinase，BTK）抑制剂类口服靶向治疗药物，用于治疗套细胞淋巴瘤、慢性淋巴细胞白血病（chronic lymphocytic leukemia，CLL）、小淋巴细胞淋巴瘤（small lymphocytic lymphoma，SLL）、瓦尔登斯特伦巨球蛋白血症（Waldenstrom macroglobulinemia，WM）等。

【给药方法】

口服给药，每天 1 次，每天的用药时间大致固定。应用水送服整粒胶囊，勿打开、弄破或咀嚼胶囊。伊布替尼治疗 MCL 的推荐剂量为 560 mg（4 粒 140 mg 的胶囊），治疗 CLL/SLL 和 WM 或与利妥昔单抗联合治疗 WM 的推荐剂量为 420 mg（3 粒 140 mg 的胶囊）。

> tips：治疗期间，勿食用葡萄柚或葡萄柚汁。本品与利妥昔单抗联合用药时，如果在同一天给药，建议在利妥昔单抗给药前给予本品。

1. **忘记服用时处置方法**　如果未在计划时间服用本品，可以在当天尽快服用，第 2 天继续在正常计划时间服药。请勿额外服用本品以弥补漏服剂量。

2. **药物保存** 密封，30 ℃以下保存。

3. **药品规格** 伊布替尼为胶囊，规格为 140 mg/ 粒。

【常见不良反应的预防及处理】

伊布替尼治疗过程中常见的不良反应有出血、感染、心血管不良反应、腹泻等。

1. **出血** 出血是使用伊布替尼最常见的不良反应之一，主要由激酶抑制所致。临床表现为皮肤黏膜出现瘀点、瘀斑、青肿，严重时可导致颅内出血、胃肠道出血、血尿等。

（1）预防：利伐沙班、阿哌沙班和达比加群酯能与伊布替尼发生药物相互作用，使出血风险增加。不建议新型口服抗凝药或华法林与伊布替尼合用，如果必须同时使用伊布替尼和抗凝治疗，建议使用低分子量肝素，如依诺肝素。尽量避免服用非甾体抗炎药、鱼油及维生素 E 制剂。使用伊布替尼前，需向患者说明可能出现瘀点、瘀斑等出血不良反应。对于需要进行手术治疗的患者，根据手术类型和出血风险，伊布替尼应在小型手术前、后 3 天和大型手术前、后 7 天内停用。

（2）观察：伊布替尼可能增加接受抗血小板或抗凝血治疗患者的出血风险，应监测患者的出血体征，同时注意监测血小板计数。服药期间密切观察患者有无出血情况，关注黏膜及各器官是否有出血倾向。

（3）处理：血小板明显降低且有临床指征时可选择输注血小板及其他药物治疗。目前暂无治疗伊布替尼相关出血的特定疗法，应将防治重心放在预防和监测上。

2. **感染** 伊布替尼治疗中发生的感染多为轻中度感染，一般无须调整伊布替尼剂量，患者可出现发热、肺炎等。

（1）预防：指导患者卧床休息，注意保暖，避免受凉；减少探视人员；定时开窗通风，保持室内空气新鲜；鼓励患者进食高热量、高蛋白、富含维生素食物，以增加营养、提高机体免疫力。

（2）观察：服药期间密切观察患者有无乏力、发热、面色苍白情况，关注有无感染倾向。

（3）处理：发生重度感染的患者的机会性感染风险增加，如治疗期间出现发热或其他感染迹象，应行彻底检查以确定病因和病原微生物，并按照指南进行适当的抗感染治疗；如患者出现急性发热并住院，应停用伊布替尼直至确诊且患者症状明显改善。此外，老年及先前接受过多线化疗的患者往往免疫力降低，易发生感染，必要时可给予静脉注射丙种球蛋白支持治疗。当患者出现感染事件时，应避免使用唑类抗真菌药等。

3. 心血管系统反应

心房颤动 是目前伊布替尼最明确的心脏不良反应。高龄（年龄≥65岁）、高血压和房颤史均可增加房颤发生的概率。心房颤动的发生机制目前尚不明确，可能与伊布替尼对心脏磷酸肌醇3-激酶的抑制有关。

（1）其预防、观察同奥雷巴替尼。

（2）处理：当患者出现心房颤动时，应暂时停用伊布替尼直到心房颤动得到控制。必要时可考虑心内科会诊，遵医嘱进行心率或节律控制，宜考虑给予非华法林类抗凝药物，同时应避免合用地尔硫卓、维拉帕米和胺碘酮，以防伊布替尼蓄积中毒。

高血压 是另一种值得关注的伊布替尼不良反应。伊布替尼致高血压常为1、2级。高血压的发生或加重与主要心血管不良事件的风险增加有关,包括心律不齐、心脑血管事件、心力衰竭及死亡。

(1)预防:同普纳替尼。

(2)观察:同普纳替尼。

(3)处理:对于伊布替尼导致的高血压,可通过降压疗法减轻。

4. 消化系统反应:腹泻　　腹泻是伊布替尼治疗时最常见的不良事件,其是由伊布替尼对表皮生长因子受体的靶向抑制所致。伊布替尼相关的腹泻往往程度较轻,常发生于治疗前 6 个月内,中位持续时间通常为 20 天。随时间的推移,腹泻的发生率快速下降。腹泻一般具有自限性,患者极少因腹泻减量或停用伊布替尼。

(1)预防:同纳武利珠单抗。

(2)观察:同纳武利珠单抗。

(3)处理:对于发生持续性腹泻的患者,可给予洛哌丁胺等止泻药物治疗。若患者出现水电解质紊乱,应及时遵医嘱给予补液治疗。鼓励患者进食清淡、易消化食物,遵循少量多餐的原则,忌油腻、刺激性食物,以减轻胃肠道负担。

5. 皮肤反应　　伊布替尼治疗时的皮肤不良反应常为皮疹、周围水肿和瘀斑,少见蜂窝组织炎和疱疹感染。

(1)预防:做好皮肤清洁,注意保湿,保持居住环境干净整洁,床上用品保持柔软干燥、平整性;合理饮食,保持高热量、高蛋白饮食,保证营养供给。

(2)观察:在患者服药期间密切观察有无皮疹、周围水肿和瘀斑等不良反应的发生。

（3）处理：如发生轻微皮疹、皮肤瘙痒，应密切观察，指导患者勿抓挠患处，剪短指甲，局部涂抹止痒药物。

6. 关节痛、肌痛　大多数伊布替尼所致关节痛较轻微，关节痛的发病率随时间的延长而减少，少见严重关节痛的病例报道。

（1）预防：做好预防虚弱、疼痛的措施，保证出入量平衡。

（2）观察：密切观察疼痛及生命体征的变化，询问有无不适主诉。

（3）处理：①可遵医嘱服用镇痛药物，如布洛芬片、氨酚双氢可待因片，以减轻疼痛。服用镇痛药时要与食物同服，以防损伤胃黏膜从而加重疼痛。②对于轻度疼痛者，嘱其听音乐、看电视、聊天来缓解疼痛。

7. 血液系统反应：血细胞减少症　B细胞恶性淋巴瘤患者应用伊布替尼可出现3、4级血细胞减少症，包括中性粒细胞减少症、血小板减少症和贫血。伊布替尼治疗可引起绝对淋巴细胞计数轻度、可逆升高。

其预防、观察及处理同利妥昔单抗。

8. 其他　其他不良事件如乏力、头痛、头晕、咳嗽等症状，较为轻微。

（1）预防：指导患者卧床休息；定时开窗通风，保持室内空气新鲜；鼓励患者进食高热量、高蛋白、富含维生素食物，以增加营养，提高机体免疫力。

（2）观察：服药期间密切观察患者有无乏力、头晕、头痛、咳嗽等不良反应。

（3）处理：出现乏力、头痛、咳嗽时，应卧床休息，遵医嘱给予对症处理；同时需注意安全管理,防止跌倒、坠床的发生。

(杨爱玲 秦然)

二、泽布替尼

【药物简介】

泽布替尼(zanubrutinib)是一款新型口服 BTK 选择性小分子抑制剂,用于治疗既往至少接受过 1 次治疗的成人套细胞淋巴瘤患者和既往至少接受过 1 次治疗的成人慢性淋巴细胞白血病 / 小淋巴细胞淋巴瘤患者。

【给药方法】

口服给药,每天用药时间大致固定,建议与水一起吞服,饭前、饭后均可。推荐剂量为每次 160 mg(两粒 80 mg 胶囊)、每天 2 次。

> tips:建议用水吞服整粒胶囊,勿打开、弄破或咀嚼胶囊。

1. **忘记用药时处置方法** 若未能按时服用,患者应在相邻服药间隔至少 8 小时的基础上尽快服用,并在第 2 天恢复到正常用药计划,勿私自增加服药剂量。

2. **药物保存** 密封,30 ℃以下保存。

3. **药品规格** 胶囊,规格为 80 mg/ 粒。

【常见不良反应的预防及处理】

泽布替尼治疗过程中常见的不良反应有出血、感染、乙型肝炎病毒再激活、血细胞减少症、心律失常、高血压等。

1. 出血　最常见的为皮肤黏膜出血，包括皮肤挫伤、鼻衄、瘀点、瘀斑等，一般为轻度出血，以对症处理和保护措施为主。出血学术研究会（bleeding academic research consortium，BARC）出血分类标准将出血事件分为 5 个等级，从轻微到严重分别为：1 是轻微出血，无须治疗或仅需要保守治疗，不会导致血流动力学不稳定或器官功能损害；2 是中度出血，需要保守治疗，可能导致血流动力学不稳定或器官功能损害，但不会危及生命；3 是严重出血，需要积极治疗，可能导致血流动力学不稳定或器官功能损害，并可能危及生命；4 是危及生命的出血，需要立即采取紧急措施，可能导致血流动力学不稳定或器官功能损害，并危及生命；5 是致死性出血，导致死亡。

（1）预防：常见的出血原因为术后出血，对患者做好解释工作，并根据出血风险等级，在侵入性手术前 3～7 天停药，并在手术后 1～3 天恢复使用。如发生与治疗有关的 3 级或 3 级以上的出血或任何级别的颅内出血时，应永久终止泽布替尼治疗。指导患者避免行增加出血危险或加重出血的活动，如避免肢体碰撞或外伤，及时发现出血征象，及时干预处理。

（2）观察：①在服药期间监测患者血常规、凝血功能情况，监测患者生命体征。②注意出血部位、程度、持续时间、发展或消退情况等。一旦发生异常，立即报告医生，及时给予对症处理。

（3）处理：①指导患者卧床休息，若出血仅限于皮肤黏膜，一般无须限制卧床；若患者血小板计数＜

50×10^9/L，应嘱其减少活动，增加卧床休息时间；保持皮肤清洁、干燥，修剪患者指甲，避免抓伤皮肤；保持床单位清洁平整，避免过紧衣物；活动轻柔，避免外伤。②各项护理操作轻柔，穿刺时注意更换部位，注射后延长局部按压时间，必要时可局部加压包扎，避免局部血肿形成；禁用酒精擦拭降温，以免毛细血管过度扩张诱发和加重皮肤出血。③保持室内温、湿度适宜。鼻出血时可用冰袋置于额头或大动脉搏动处局部冷敷，并给予0.1%肾上腺素或凝血酶棉球填塞鼻腔；无效者用凡士林油纱布行后鼻腔填塞，并定时给予无菌液状石蜡滴入，以保持鼻腔黏膜湿润。④加强口腔护理，增加患者舒适度，避免感染。

2. **感染** 最常见的是感染性肺炎，临床表现为发热、咳嗽、咳痰、乏力等症状。

其预防、观察及处理同奥妥珠单抗。

3. **消化系统反应：乙型肝炎病毒再激活** 临床表现为食欲缺乏、恶心、呕吐、厌油腻、腹胀等消化道症状及全身乏力、体重下降、皮肤瘙痒，患者有出血倾向，如牙龈出血、皮肤瘀斑、消化道出血。

其预防、观察及处理同利妥昔单抗。

4. **血液系统反应：血细胞减少症** 主要包括中性粒细胞、血小板和血红蛋白减少。临床表现为乏力、困倦、头晕、发热等，患者可呈贫血貌，如口唇、甲床、面色苍白，皮肤黏膜及各器官有出血倾向，如瘀斑、瘀点等。

其预防、观察及处理同利妥昔单抗。

5. **心血管系统反应：心律失常** 患者在接受泽布替尼治疗期间，可出现心律不齐，如出现心房颤动，应及时报告医生，由医生根据风险级别和指征要求进行临床评价，调整用药方案。

其预防、观察及处理同奥雷巴替尼。

6. 高血压　一般临床表现为心慌、心前区不适、血压升高或降低等,也可出现心律失常。

(1)预防:同普纳替尼。

(2)观察:同普纳替尼。

(3)处理:①避免血压升高因素,予以清淡饮食,避免高脂、高盐食物。②劝导患者戒烟、戒酒,控制体重。③根据血压升高的幅度给予降压药物,若出现胸闷、气促、视物模糊等表现,嘱患者停止活动,就地休息,并遵医嘱给予氧气吸入和对症处理。

(廖芳　易海)

参考文献

1. 中国临床肿瘤学会(CSCO)抗白血病联盟,中国临床肿瘤学会(CSCO)抗淋巴瘤联盟.伊布替尼治疗B细胞恶性肿瘤中国专家共识(2019年版).白血病·淋巴瘤,2019,28(8):449-456.
2. 李婷,张森森,张田,等.伊布替尼单药或联合用药不良反应信号挖掘及影响因素分析.临床药物治疗杂志,2023,21(1):64-70.
3. 陈曦,雷涛,余海峰,等.伊布替尼单药治疗套细胞淋巴瘤的疗效与不良反应分析.中国新药与临床杂志,2020,39(8):472-477.
4. 陈曦,杨海燕.伊布替尼的常见不良反应及临床应对策略.中国肿瘤临床,2019,46(14):750-754.
5. 李雁铭,赵志刚.基于循证的伊布替尼不良反应及药学监护.中国药物警戒,2022,19(7):807-811.
6. BROWN J R. How I treat CLL patients with ibrutinib. Blood,2018,131(4):379-386.

7. STEPHENS D M, BYRD J C. How I manage ibrutinib intolerance and complications in patients with chronic lymphocytic leukemia. Blood, 2019, 133（12）：1298-1307.
8. GRIBBEN J G, BOSCH F, CYMBALISTA F, et al. Optimising outcomes for patients with chronic lymphocytic leukaemia on ibrutinib therapy：European recommendations for clinical practice. Br J Haematol, 2018, 180（5）：666-679.
9. PAYDAS S. Management of adverse effects/toxicity of ibrutinib. Crit Rev Oncol Hematol, 2019, 136：56-63.
10. SIBAUD V, BEYLOT-BARRY M, PROTIN C, et al. Dermatological toxicities of Bruton's tyrosine kinase inhibitors. Am J Clin Dermatol, 2020, 21（6）：799-812.
11. 付小艳, 牛挺. 慢性淋巴细胞白血病/小淋巴细胞淋巴瘤 NCCN 新版指南（2019.V3）解读. 华西医学, 2019, 34（4）：355-362.
12. 郭宗儒. 我国创制的抗肿瘤药物泽布替尼. 药学学报, 2020, 55（8）：1978-1982.
13. 程灵, 尹杰, 童擎一. 治疗 B 细胞淋巴瘤新药：泽布替尼. 中国新药与临床杂志, 2021, 40（6）：421-424.
14. ZINZANI P L, MAURO F R, TEDESCHI A, et al. Unmet clinical needs in the use of zanubrutinib in malignant lymphomas（Waldenström macroglobulinemia, marginal zone lymphoma and mantle cell lymphoma）：a consensus-based position paper from an ad hoc. Hematological Oncology, 2023, 41（5）：795-808.
15. 王春晖, 张雪皎, 吕迁洲. 治疗套细胞淋巴瘤新药布鲁顿酪氨酸激酶抑制剂泽布替尼. 中国新药杂志, 2021, 30（20）：1836-1840.
16. 贺诗雨, 黄琳. 新型口服布鲁顿酪氨酸激酶抑制剂：泽布替尼. 临床药物治疗杂志, 2021, 19（8）：56-61.
17. SONG Y, ZHOU K, ZOU D, et al. Zanubrutinib in relapsed/refractory mantle cell lymphoma：long-term efficacy and safety results from a phase 2 study. Blood, 2022, 139（21）：3148-3158.
18. SONG Y, ZHOU K, ZOU D, et al. Treatment of patients with relapsed or refractory mantle cell lymphoma with Zanubrutinib, a selective in hibitor of Bruton's tyrosine kinase. Clin Cancer Res, 2020, 26（16）：4216-4224.

第十六章　JAK1/2 选择性抑制剂

一、芦可替尼

【药物简介】

磷酸芦可替尼（ruxolitinib phosphate）是一种选择性酪氨酸激酶抑制药，能特异性抑制 JAK1/JAK2，阻断 JAK-STAT 信号通路的激活，已被纳入《原发性骨髓纤维化诊断与治疗中国指南（2019 年版）》，常用于治疗骨髓纤维化（myelofibrosis，MF），包括中危或高危的原发性骨髓纤维化（primary myelofibrosis，PMF）、真性红细胞增多症后骨髓纤维化或原发性血小板增多症后骨髓纤维化的成年患者。

【给药方法】

口服给药，每天用药时间大致固定，可与食物同服或不与食物同服。芦可替尼起始剂量需根据治疗前血小板计数决定，具体见表 16-1。

表 16-1　芦可替尼服药方法

血小板计数 /L^{-1}	开始剂量
$> 200 \times 10^9$	20 mg/ 次，每天 2 次
$(100 \sim 200) \times 10^9$	15 mg/ 次，每天 2 次
$(75 \sim 100) \times 10^9$	10 mg/ 次，每天 2 次
$(50 \sim 75) \times 10^9$	5 mg/ 次，每天 2 次

对于摄入片剂的患者,如不能经口服用,可通过鼻胃管给药,具体为:将药片捣碎溶于 10 mL 水中,充分搅拌均匀,待充分溶解后用适当的注射器通过鼻胃管给药,喂药后用 75 mL 的水冲洗鼻胃管。

1. 忘记用药时处置方法 如漏服某次药物,不应补服,而应按照原定给药方案,按时服用下次药物。

2. 药物保存 密封,20~25℃以下保存;外出时,温度允许在 15~30℃。

3. 药品规格 药品为片剂,规格为 5 mg/片,15 mg/片,20 mg/片。

【常见不良反应的预防及处理】

芦可替尼的不良反应有血液系统反应和非血液系统反应两大类。血液系统反应包括贫血、血小板减少、中性粒细胞减少和停药综合征;非血液系统反应包括瘀斑、眩晕和头痛等。其中需要特别注意的不良反应是感染和继发第二肿瘤(主要是淋巴瘤和非黑色素性皮肤癌),一般临床发生率较低,但易造成严重后果。

(一)血液系统反应

1. 贫血 患者在使用芦可替尼时可发生贫血,患者的血红蛋白在用药的第 8~12 周明显降低,降到最低值后逐渐上升,大约在用药的第 24 周到达相对稳定的水平。

(1)预防:鼓励患者进食高热量、高蛋白、富含维生素食物,以增加营养、提高机体免疫力。定期复查血常规,及时发现血红蛋白降低。

(2)观察:①注意观察有无面色苍白、头晕、耳鸣等症状及生命体征变化,观察判断贫血程度,制定日常活动计划；②在用药时需要监测患者血红蛋白水平的变化，在刚开始用药的 3 个月以内，需要进行密切的回访，最长可以间隔两周左右，直到患者血红蛋白水平保持稳定状态。

（3）处理：①在芦可替尼使用过程中出现贫血，一般不用调整芦可替尼药物剂量，可以采用输注红细胞悬液来改善贫血症状，还可以给予促红细胞生成素。②轻度贫血患者可以进行正常工作，但是应该避免中、重度体力劳动。中度贫血患者可以进行有计划的适量运动，做部分较轻体力的劳动，如轻的家务。重度贫血患者需卧床休息，限制活动范围，防止发生晕倒，避免情绪激动和在公共场所里活动。极重度贫血患者应该绝对卧床休息，可根据呼吸情况给予间断鼻吸氧或者持续吸氧。③一日三餐应有规律，少量多餐，进食营养丰富、容易消化的无菌高蛋白食物，多吃瘦肉、鸡蛋、各种鱼类、奶制品、豆类制品等，多吃富含各种维生素的食物，多吃新鲜蔬菜、水果，多吃富含铁元素丰富的食物。含铁量高的动物性食物有动物内脏、瘦肉、鸡蛋等，含铁量高的植物性食物有豆类、水果、绿叶蔬菜、黑木耳等。

2. 血小板减少　　芦可替尼导致的血小板减少经常发生在用药的第 8~12 周，患者一般不能自行恢复，需要调整芦可替尼药物剂量。

（1）预防：指导患者卧床休息，定期复查血常规，以及时发现血小板降低。

（2）观察：应在芦可替尼使用前，记录患者血常规的基础数据，在药物使用开始后每隔 2~4 周查血常规，根据患者血常规变化来调整芦可替尼使用剂量，直到芦可替尼能够达到可以维持效果的稳定剂量。如果患者血小板计数下降比较快，应减短复查血常规的间隔时间，必要时以 1 周 2 次的频率来复查血常规，并依据患者血小板计数及时调整芦可替尼的用量。

(3)处理:①开始治疗时血小板计数不低于 100×10^9/L 的骨髓纤维化患者的血液系统反应的剂量调整和重新给药方案:当血小板计数低于 50×10^9/L 时中断治疗,表 16-2 说明了中断之后重新开始芦可替尼治疗时可以给予的最大允许剂量。②防止出血,患者应根据病情卧床休息,减少活动,修剪指甲,不用手抓挠皮肤,以免引起出血;衣服要柔软、舒适和宽松,避免穿过紧的衣裤;避免发生外伤导致出血,防止摔倒、碰撞,不要挖鼻、挖耳。

表 16-2 因血小板减少中断之后重新开始芦可替尼治疗的最大起始剂量

当前血小板计数 /L^{-1}	重新开始治疗的最大剂量
≥ 125×10^9	20 mg、每天 2 次
($100 \sim 125$)$\times 10^9$	15 mg、每天 2 次
($75 \sim 100$)$\times 10^9$	10 mg、每天 2 次,持续至少 2 周,如果可以耐受,可以升高剂量至 15 mg、每天 2 次
($50 \sim 75$)$\times 10^9$	5 mg、每天 2 次,持续至少 2 周,如果可以耐受,可以升高剂量至 10 mg、每天 2 次
< 50×10^9	继续暂停

3. 中性粒细胞减少症 中性粒细胞减少症的发生率明显低于以上 2 种不良反应,大多发生在芦可替尼使用的前 4 周。4 周以后,患者中性粒细胞大多已经达到较稳定的水平。

(1)预防:指导患者注意保暖,避免感冒;减少家属探视;定时开窗通风,保持室内空气新鲜;认真做好口腔、肛周和皮肤护理;执行各项操作时,严格遵守无菌操作原则;定期复查血常规,及时发现中性粒细胞降低。

（2）观察：在用药时应监测患者血常规的数值变化，观察有无发生感染和发热的症状。

（3）处理：①如果患者出现中性粒细胞减少症，一般不需要调整芦可替尼的用量，只有在患者中性粒细胞计数 $< 0.5 \times 10^9/L$ 时，需要暂时停止使用，待中性粒细胞计数 $> 0.75 \times 10^9/L$ 后才可以恢复使用。②减少患者外出活动次数，减少家属探视，避免去人流量大的地方，防止发生交叉感染；平时应注意个人卫生，认真做好皮肤、口腔和肛周护理，每天勤擦洗、勤更换内衣裤；积极预防口腔、肛周和呼吸道感染。

4. 停药综合征　停药综合征是指服用芦可替尼的患者在长时间、重复使用该药后突然停药出现的症状。有些因为各种血细胞减少而停药的患者在停止用药1周后可能再次出现症状，而且症状的程度和药物使用前相似。芦可替尼导致停药综合征的临床表现有呼吸窘迫、脾梗死、休克、弥漫性血管内凝血、肿瘤细胞溶解综合征等。

（1）预防：为了预防停药综合征的发生，在停用芦可替尼时，应该在第7～10天逐渐减少药量，直到不使用为止，不能突然停药。

（2）观察：停药后密切监测患者生命体征变化。

（3）处理：如果患者在芦可替尼停药时发生了停药综合征，需要给予对症紧急处理，包括使用肾上腺素等各种血管升压素类的药物、机械通气、输血液制品等，并做好记录。

（二）非血液系统反应

1. 感染　芦可替尼治疗所致的感染可分为细菌性感染、病毒性感染和真菌性感染，其中发生率较高的感染事件包括泌尿系感染、肺炎、带状疱疹感染、败血症及败血症性休克、肺结核。常发生于芦可替尼用药前6个月，在长时间用药后，感染的发生率会降低。

（1）预防：应评估患者发生严重细菌性、结核分枝杆菌、真菌和病毒感染的风险，开始用药前需解决患者严重感染的问题。

（2）观察：芦可替尼的免疫抑制作用是诱发感染的重要原因，为避免感染，接受芦可替尼治疗者需进行预防性监控感染，感染监控过程中应仔细防控肺、泌尿道和支气管感染，观察患者用药后的迹象和感染症状，有异常及时报告医生。

（3）处理：①如果患者各项指标有异常，需预防性给予抗病毒药物或者注射对应的各种抗体。在使用芦可替尼导致的病毒感染中，需要特别重视乙型肝炎病毒感染，在药物使用前应进行肝炎病毒检测，对于阳性患者可以进行预防性抗病毒治疗，治疗药物有恩替卡韦、拉米夫定、替诺福韦。还应监测乙型肝炎病毒DNA和转氨酶的变化，帮助判断乙型肝炎病毒的复制水平和肝功能情况，辅助医生判断使用芦可替尼的患者是否需要行预防性治疗，并严密监测患者肝功能情况，避免患者产生耐药性从而导致乙型肝炎发生。②在使用芦可替尼引起的细菌性感染中，要特别重视结核复发。在使用芦可替尼之前，患者应该进行结核菌素试验检测，对于住在结核病流行的地方或者以前有结核感染病史的患者，应进行重点筛查。如果是疑似患者，可以进行外周淋巴结活组织检查，确诊为活动性肺结核的患者，应进行单间隔离。如果发生了结核的复发，应进行抗结核药物治疗，且在治疗期间减少芦可替尼剂量。如果患者抗结核治疗的效果好，可慢慢增加芦可替尼的剂量。

2. 继发第二肿瘤　长期使用芦可替尼药物的患者，有可能会继发第二肿瘤，如淋巴瘤和非黑色素皮肤癌等。

（1）预防：告知患者继发第二肿瘤的风险，有皮肤癌风险的患者定期接受皮肤检查。

（2）观察：接受芦可替尼治疗的患者在治疗前应进行骨髓恶性前体 B 细胞克隆检测，对患者进行定期皮肤检查，密切观察患者皮肤变化。

（3）处理：对于检测出有恶性前体 B 细胞克隆的确诊患者，因该类患者继发第二肿瘤的发生风险很高，需要慎重考虑是否应该给予芦可替尼治疗。

（陈亚玲　易海）

二、巴瑞替尼

【药物简介】

巴瑞替尼（baricitinib）是一种酪氨酸蛋白激酶 1/2 抑制剂，用于治疗类风湿关节炎、斑秃、多发性骨髓瘤、急性髓性白血病等。2020 年 11 月 19 日 FDA 紧急批准巴瑞替尼与瑞德西韦联用治疗重型新型冠状病毒肺炎，适用于疑似或确诊已入院治疗且需吸氧、上呼吸机或使用 ECMO 的成人及儿童（年龄为 2 岁及以上）重型新型冠状病毒肺炎患者。

【给药方法】

口服给药，餐时或空腹时均可，可以在一天中任何时候给药，每天 1 次，推荐剂量为 2 mg。

1. 忘记用药时处置方法　如果忘记服用，应尽快补充本次剂量，如果距离下次剂量不足 12 小时，则跳过该次剂量。

2. 药物保存　常温保存，不超过 30 ℃。

3. 药品规格　药品为片剂，规格为 2 mg/ 片，4 mg/ 片。

【常见不良反用的预防及处理】

最常见不良反应是胃肠道反应、感染、病毒再激活、肝转氨酶升高和血栓形成等。

1. 消化系统反应：胃肠道反应　最常见临床表现为恶心（常发生于治疗前 2 周）和腹痛（通常为轻度和一过性），一般不伴感染性或炎症性胃肠系统疾病。

其预防、观察及处理同利妥昔单抗。

2. 感染　巴瑞替尼所致的感染包括活动性结核、侵袭性真菌感染（包括念珠菌病和肺孢子虫病）和机会性病原体引起的细菌、病毒和其他感染，感染多为轻度至中度。常见感染包括上呼吸道感染、头痛、单纯疱疹和尿路感染等。严重感染包括肺炎、带状疱疹和尿路感染。同时服用免疫抑制剂（如氨甲蝶呤）会增加严重感染的发生风险。机会性感染有肺结核、多发性皮肤带状疱疹等。

（1）预防：①避免给严重性、活动性感染患者服药；②服药前对患者进行潜伏性结核检测，若患者有潜在结核感染，则需在服药前先进行抗结核治疗；③在服药期间和治疗后，密切监测患者感染症状和体征，若患者有严重感染或脓毒症，需立即停药，直至感染得到控制。

（2）观察：①治疗过程中密切监测患者血常规、肝肾功能等各项指标；②密切监测生命体征尤其是体温变化情况，关注患者血常规、骨髓涂片、血培养等实验室结果。

（3）处理：同利妥昔单抗。

3. 病毒再激活　临床研究中报告了病毒再激活，包括疱疹病毒再激活，尤其是之前接受过生物和减轻症状的抗风湿药（disease-modifying antirheumatic drug，DMARD）治疗的年龄 ≥ 65 岁的患者发生带状疱疹的风险更高。

（1）预防：治疗前应询问医生是否需接种带状疱疹病毒疫苗，如果患者发生了带状疱疹感染，则应该暂时停药，直至症状痊愈。

（2）观察：密切观察患者皮肤情况，监测血常规变化，倾听患者主诉。若皮肤出现红斑、丘疹或水疱，立即报告医生。

（3）处理：①指导患者穿着宽松舒适衣服；②疱疹部位可给予冷敷、涂擦炉甘石洗剂等；③遵医嘱给予抗病毒及止痛药物。

4. 消化系统反应：肝转氨酶升高　巴瑞替尼与有潜在肝毒性药物（如氨甲蝶呤）联合用药时会导致转氨酶升高风险增加。但大多数肝转氨酶升高 ≥ 3 正常值上限病例为无症状性和一过性，此时无须特殊处理；若患者常规治疗期间观察到丙氨酸转氨酶或天门氨酸转氨酶升高以及出现疑似药物导致的肝损伤，则应该暂时停药，直至排除该诊断。

（1）预防：①治疗前进行病毒性肝炎筛查，评估患者肝功能，密切观察患者有无肝功能受损征象和全身皮肤情况，遵医嘱预防性给予抗病毒药物；②具有乙肝、丙肝感染的患者，应该咨询肝病医生,综合考虑是否需要使用巴瑞替尼。

(2)观察:定期监测患者肝功能指标变化,用药后注意患者有无乏力、疼痛、腹胀、恶心、呕吐及食欲减退。

(3)处理:及时遵医嘱给予保肝药物,并给予抗病毒治疗,避免使用对肝脏有损害的药物。

5. 血栓形成 血栓形成有深静脉血栓形成(deep venous throm-bosis,DVT)和肺栓塞(pulmonary embolism,PE)。

(1)预防:存在血栓形成风险因素的患者,如高龄、肥胖、有DVT/PE病史、手术、卧床等,应慎用巴瑞替尼。警惕DVT/PE早期征象,如不对称肢体肿胀、疼痛、呼吸困难、胸痛等,关注彩超、血管造影、实验室检查结果。

(2)观察:密切观察患者有无突发肿胀、疼痛,严密监测患者生命体征变化,以防血栓脱离导致重要脏器栓塞。

(3)处理:若患者出现相关临床特征,应暂停巴瑞替尼治疗,对患者进行评估,及时给予对症治疗,如遵医嘱给予抗凝、溶栓治疗等。

(张倩 姚浩)

参考文献

1. 严欣,徐泽锋,肖志坚.芦可替尼治疗骨髓纤维化:不良反应及治疗失败对策研究.国际输血及血液学杂志,2019,42(5):429-434.

2. HARRISON C, KILADJIAN J J, AL-ALI H K, et al. JAK inhibition with ruxolitinib versus best available therapy for myelofibrosis. N Engl J Med, 2012, 366(9): 787-798.
3. SAEED I, MCLORNAN D, HARRISON C N. Managing side effects of JAK inhibitors for myelofibrosis in clinical practice. Expert Rev Hematol, 2017, 10(7): 617-625.
4. 吕月玲, 陈丽莉, 李殿玲. 贫血患者的护理要点. 中国医药指南, 2010, 8(19): 332-334.
5. 迟佳, 王京华. 芦可替尼治疗骨髓纤维化的研究进展. 转化医学杂志, 2021, 10(4): 270-274.
6. 中华医学会血液学分会白血病淋巴瘤学组. 原发性骨髓纤维化诊断与治疗中国指南(2019年版). 中华血液学杂志, 2019, 40(1): 1-7.
7. 黄晓雯, 鲍协炳, 仇慧英, 等. 小剂量芦可替尼治疗38例急慢性移植物抗宿主病的疗效观察. 中华器官移植杂志, 2019, 40(12): 749-752.
8. 金晶, 洪攀, 封蔚莹, 等. 芦可替尼治疗骨髓纤维化效果观察. 中国乡村医药, 2021, 28(18): 12-13.
9. MESA R A, VERSTOVSEK S, CERVANTES F, et al. Primary myelofibrosis (PMF), post polycythemia vera myelofibrosis (post-PV MF), post essential thrombocythemia myelofibrosis (post-ET MF), blast phase PMF (PMF-BP): consensus on ter-minology by the international working group for myelofibrosis research and treatment (IWG-MRT). Leuk Res, 2007, 31(6): 737-740.
10. GREENFIELD G, MCPHERSON S, MILLS K, et al. The rux-olitinib effect: understanding how molecular pathogenesis and epigenetic dysregulation impact therapeutic efficacy in myelo-proliferative neoplasms. J Transl Med, 2018, 16(1): 360.
11. JIANG S L, HU Z Y, WANG W J, et al. Investigation on the binding behavior of human α1-acid glycoprotein with Janus Kinase inhibitor baricitinib: multi-spectroscopic and molecular simulation methodologies. International Journal of Biological Macromolecules, 2023, 244: 125096.
12. MASSART N, FILLATRE P, LEMAITRE F, et al. Pharmacokinetics of baricitinib in critically ill COVID-19 patients.

Clinical Biochemistry, 2023, 118: 110601.
13. 张璐璐, 王斌, 李薇蕾, 等. 巴瑞替尼在脂多糖诱导的小鼠急性肺损伤中的作用及机制. 中国病理生理杂志, 2023, 39（3）: 471-478.
14. WAN H, JIA H, XIA T, et al. Comparative efficacy and safety of abrocitinib, baricitinib, and upadacitinib for moderate-to-severe atopic dermatitis: a network meta-analysis. Dermatologic Therapy, 2022, 35（9）: e15636.
15. ZHANG J, QI F, DONG J, et al. Application of baricitinib in dermatology. Journal of Inflammation Research, 2022, 15: 1935-1941.
16. 钟清梅, 陈佳雯, 张婧, 等. 巴瑞替尼治疗重度斑秃. 临床皮肤科杂志, 2022, 51（12）: 735-737.
17. 袁伟, 徐飞, 杨君义. 新型治疗类风湿关节炎药物: Janus 激酶抑制剂巴瑞替尼. 中国新药与临床杂志, 2017, 36（10）: 582-585.
18. 李丹, 赵晓娟, 赵永红, 等. 首个重度斑秃全身疗法的新型靶向药: 巴瑞替尼. 临床药物治疗杂志, 2022, 20（12）: 56-59.
19. 黄双, 杨健, 徐强, 等. 巴瑞替尼的新合成方法. 中国医药工业杂志, 2019, 50（6）: 618-622.
20. 王晓红. 巴瑞替尼治疗斑秃的疗效和安全性分析. 中国实用医药, 2022, 17（26）: 129-131.
21. KALIL A C, PATTERSON T F, MEHTA A K, et al. Baricitinib plus remdesivir for hospitalized adults with Covid-19. New England Journal of Medicine, 2021, 384（9）: 795-807.
22. 张舒, 王其琼, 胡咏川, 等. 选择性 JAK 抑制剂: 巴瑞替尼. 临床药物治疗杂志, 2019, 17（8）: 5-8, 22.

第十七章 MEK1/2 可逆性抑制剂

曲美替尼

【药物简介】

曲美替尼（trametinib）是促分裂原活化蛋白激酶 1（mitogen-activated protein kinase kinase 1，MEK1）和促分裂原活化蛋白激酶 2（mitogen-activated protein kinase kinase 2，MEK2）的激活以及 MEK1 和 MEK2 活性的可逆性抑制剂。主要用于 BRAF V600E 或 V600K 突变阳性的不可切除或转移性黑色素瘤、BRAF V600E 突变阳性转移性非小细胞肺癌，以及 BRAF V600E 突变阳性的血液疾病。

【给药方法】

口服给药，应在餐前 1 小时或餐后 2 小时服药。推荐剂量为每天 1 次、每次 2 mg。

tips：该药物仅适用于整片口服，不能咀嚼或压碎服用，应在每天相同时间服药。

1. 忘记用药时处置方法 如忘记服用此药，最晚在预定的下一次给药前 12 小时补上；如果距离下次预定时间短于 12 小时，则可跳过该次忘记服用的剂量。

2. 药物保存 储存温度为 2~8 ℃，不要去除干燥剂；药物需保存在原包装瓶内，不要将其分装在药盒内；开启后药瓶可以在不超过 30 ℃的温度下存放 30 天。

3. 药品规格 药品为片剂，包含两种规格，规格为 0.5 mg 者呈黄色、椭圆形；规格为 2 mg 者呈粉红色、圆形。

【常见不良反应的预防及处理】

曲美替尼作为首个分裂原活性抑制剂,可通过抑制信号蛋白(BRAF V600E 或 V600K)的磷酸化过程,使其发生功能障碍,最终抑制黑色素瘤细胞在体外和体内的生长。曲美替尼常见的不良反应包括消化系统不良反应、呼吸系统不良反应、皮肤反应及其他不良反应,如高血压、深静脉血栓、出血等。

(一)消化系统反应

因曲美替尼是空腹口服给药,大部分患者易发生胃肠道反应,临床表现为恶心、呕吐、腹泻、腹痛(上腹痛、下腹痛和腹部压痛)等。

(1)预防:同利妥昔单抗。

(2)观察:同利妥昔单抗。

(3)处理:如患者出现轻中度腹泻,可给予口服止泻药;对于出现剧烈呕吐、腹泻次数为 5～10 次及以上者,需及时纠正水电解质平衡,同时遵医嘱给予减少剂量或暂时停止治疗。如患者出现剧烈腹痛,应警惕胃肠道穿孔的可能性。

(二)呼吸系统反应

临床表现为咳嗽、呼吸困难等。

其预防、观察及处理同利妥昔单抗。

（三）皮肤反应

曲美替尼可导致皮肤及黏膜不良反应，具体表现为皮疹、口腔黏膜炎、皮肤瘙痒、甲沟炎等。

（1）预防：①保持口腔清洁。早晚用软毛刷刷牙，餐后用漱口水，避免进食刺激食物；②做好皮肤清洁，注意保湿，保持居住环境干净整洁，床上用品保持柔软干燥、平整性；③合理饮食，保持高热量、高蛋白饮食，保证营养供给；④经常修剪指甲，预防甲沟炎。

（2）观察：在服药期间注意倾听患者有无皮肤瘙痒的主诉，密切观察有无口腔黏膜炎、皮疹、甲沟炎等不良反应发生。

（3）处理：①如发生轻微皮疹、皮肤瘙痒，应密切观察，指导患者勿抓挠患处，剪短指甲，局部涂抹止痒药物，尽量减少日晒时间，穿防晒衣，因阳光照射会加重皮疹；②发生口腔黏膜炎时，用无菌棉签每天蘸取口腔黏膜消毒剂，数次涂抹溃疡，给予清淡、易消化软食，避免辛辣、刺激、过热、过凉食物，以温凉、流质或半流质饮食为宜，以减轻口腔疼痛，同时建议口服葡萄糖酸锌，或者同时服用复合维生素B；③发生甲沟炎时，可用头孢粉调浆敷于患处，有脓时需排脓，剪除嵌入甲片后用酒精消毒、涂血石脂软膏等。

（四）其他不良反应

1. **高血压** 其预防、观察及处理同普纳替尼。

2. **出血** 口服曲美替尼治疗期间会增加出血的风险，出现呕血、黑便、牙龈出血或其他出血症状。其预防、观察及处理同泽布替尼。

(李录 张海丽)

参考文献

1. 陈晓艳，龚一心，焦顺昌.西妥昔单抗联合曲美替尼6对人结肠癌细胞增殖和凋亡的影响.解放军医学院学报，2019，40（6）：590-595.
2. CHEN X Y, GONG Y X, JIAO S C. Effects of cetuximab combined with trametinib on proliferation and apoptosis of human colon cancer cells. Academic journal of Chinese PLA Medical School, 2019, 40（6）: 590-595
3. LATIMER N R, ABRAMS K R. Adjusting for the confounding effects of treatment switching-the BREAK-3 trial: dabrafenib versus dacarbazine. The Oncologist, 2015, 20（7）: 798-805.
4. 《中国黑色素瘤规范化病理诊断专家共识（2017年版）》编写组.中国黑色素瘤规范化病理诊断专家共识（2017年版）.中华病理学杂志，2018，47（1）：7-13.
5. CSCO黑色素瘤专家委员会.中国黑色素瘤诊疗指南2015版.北京：人民卫生出版社，2015.
6. 中国临床肿瘤学会指南工作委员会.中国临床肿瘤学会（CSC0）黑色素瘤诊疗指南2017.V1.北京：人民卫生出版社，2017.
7. 李静然，隋龙，吴瑞芳.外阴鳞状上皮内病变诊治专家共识.中国妇产科临床杂志，2020，21（4）：441-445.
8. 沈扬，吴强，孙志华.外阴癌腹股沟前哨淋巴结精确定位和切除的临床观察.临床肿瘤学杂志，2018，23（11）：1028-1031.

第十八章　组蛋白去乙酰化酶抑制剂

西达本胺

【药物简介】

西达本胺（chidamide）是全球首个口服的亚型选择性组蛋白脱乙酰酶抑制剂（histone deacetylase inhibitor，HDACi），属全新抗肿瘤作用机制的表观遗传调控剂类药物，用于复发或难治的外周 T 细胞淋巴瘤（peripheral T-cell lymphoma，PTCL）。

【给药方法】

口服给药，餐后 30 分钟服用。单药治疗：推荐剂量为每次 30 mg（6 片）、每周 2 次，2 次服药间隔不应少于 3 天（如周一和周四、周二和周五、周三和周六等）；联合治疗：推荐剂量为每次 20 mg（4 片）、每周 2 次，可在每个化疗周期内服药 2～3 周后停药 1 周。

> tips：推荐餐后 30 分钟服药。标准餐后服药除平均血药浓度高于空腹服药外，还可能有助于缓解部分患者因药物刺激胃肠道引起的潜在不适症状。

1. 忘记用药时处置方法　如果漏服时间小于两次用药间隔的一半，可在想起后立即补服错过的剂量。如果接近下一次服药时间，无须补服，在下次服药时间按正常剂量服用；也可咨询医生进行个体化指导，切勿私自加量，以免服用过量，亦不可频繁服用。

2. **药物保存**　遮光，密封，25 ℃以下保存。
3. **药品规格**　类白色片剂，规格为 5 mg/ 片。

【常见不良反应的预防及处理】

常见不良反应包括血液系统反应和非血液系统反应。

（一）血液系统反应

最常出现血液系统反应，大约 75% 发生在首次服药后 6 周内，主要包括血小板计数降低、白细胞计数降低、中性粒细胞计数降低、血红蛋白浓度降低或贫血，临床表现为乏力、困倦、头晕、发热等症状，黏膜及各器官有出血倾向。

其预防、观察及处理同利妥昔单抗。

（二）非血液系统反应

1. **肝功能、代谢及营养类不良反应**　主要为血清丙氨酸转氨酶、天冬氨酸转氨酶和 γ- 谷氨酰转移酶升高，氨基转移酶重度升高的发生率为 1.2% ~ 2.4%。其他代谢及营养类不良反应有血钾降低、血钙降低等，临床表现为食欲减退、厌油腻、黄疸、乏力、四肢抽搐、口周麻木等。

（1）预防：①了解患者有无肝病史及目前所使用的药物有无肝损害，必要时给予保肝药物；②注意饮食情况，防止腹泻、呕吐、摄入不足导致电解质紊乱；③定期进行肝功能、电解质检测。

（2）观察：用药期间观察患者有无食欲减退、厌油腻、黄疸、乏力、四肢抽搐、口周麻木等不适症状。

（3）处理：给予保肝、降酶、纠正电解质等对症治疗，严重者停药，请专科医生会诊，给予紧急治疗。

2. 消化系统反应：胃肠道反应　常见的胃肠道反应包括腹泻、恶心、呕吐和食欲下降等，多为1、2级。

其预防、观察及处理同利妥昔单抗。

3. 乏力　根据乏力症状的严重程度，分为4级：1级为轻度乏力，患者感到稍微疲倦，但不影响日常生活和工作能力；2级为中度乏力，患者感到较为疲劳，需要额外休息才能完成日常活动和工作；3级为重度乏力，患者感到极度疲惫，即使休息后仍难以完成日常活动和工作，需要大量休息时间；4级为严重乏力，患者几乎无法完成任何活动，需要卧床休息大部分时间。西达本胺单药引起的乏力多为1、2级。

（1）预防：用药前对患者各项资料进行整合评估，如内分泌功能、肝肾功能、心脏功能、电解质、血红蛋白及营养状况等，及时对症干预。

（2）观察：观察患者是否出现嗜睡、精神差等状态，询问患者有无乏力等不适主诉。

（3）处理：患者出现乏力时，在排除内分泌功能、肝肾功能、心功能异常及电解质紊乱、贫血等原因后，在西达本胺减量的同时，可遵医嘱给予低剂量泼尼松持续服用或与西达本胺服用周期一致。同时需做好安全防护，防止出现跌倒、坠床等不良事件。

（栾松华　杨金玲）

参考文献

1. 中国临床肿瘤学会(CSCO)淋巴瘤专家委员会,中国临床肿瘤学会(CSCO)乳腺癌专家委员会.西达本胺不良反应管理中国专家共识(2021年版).白血病·淋巴瘤,2021,30(9):518-523.
2. 温晓莲,赵瑾,苏丽萍.西达本胺治疗外周T细胞淋巴瘤的临床效果及安全性.肿瘤研究与临床,2020,32(9):633-636.
3. SANAEI M,KAVOOSI F. Histone deacetylases and histone deacetylase inhibitors: molecular mechanisms of action in various cancers. Adv Biomed Res,2019,8:63.
4. HASSELL K N. Histone deacetylases and their inhibitors in cancer epigenetics. Diseases,2019,7(4):57.
5. HE B,WANG Q,LIU X,et al. A novel HDAC inhibitor chidamide combined with imatinib synergistically targets tyrosine kinase inhibitor resistant chronic myeloid leukemia cells. Biomed Pharmacother,2020,129:110390.
6. WANG S,GUO W,WAN X,et al. Exploring the effect of chidamide on blastic plasmacytoid dendritic cell neoplasm: a case report and literature review. Ther Clin Risk Manag,2018,14:47-51.
7. 张弦,张改玲,苏云超,等.西达本胺联合化疗治疗复发难治性急性白血病患者38例.中国新药与临床杂志,2019,38(6):357-362.
8. 中国临床肿瘤学会抗淋巴瘤联盟,中华医学会血液学分会白血病·淋巴瘤学组中国抗癌协会血液肿瘤专业委员会.西达本胺治疗外周T细胞淋巴瘤中国专家共识(2018年版).中国肿瘤临床,2018,45(15):763-768.

第十九章 多靶点酪氨酸激酶抑制剂

索拉非尼

【药物简介】

甲苯磺酸索拉非尼(sorafenib tosylate)是一种激酶抑制剂,可在体外减少肿瘤细胞的增殖,用于治疗急性髓系白血病和急性淋巴细胞白血病。

【给药方法】

口服给药,以温开水吞服,空腹或伴低脂、中脂食物服用。推荐剂量为每次 0.4 g(2 片),每天 2 次。

> tips:低脂、中脂食物包括奶类、瘦的猪肉、牛羊鱼肉、大部分水果及蔬菜,禁食动物脑髓、脊髓、内脏、蛋黄、肥肉、动物油、坚果等高脂肪食物。

1. **忘记用药时处置方法**　同甲磺酸伊马替尼忘记用药时处置方法。
2. **药物保存**　低于 25 ℃密闭保存。

> tips:尽量将药片保存在原包装盒内。

3. **药品规格**　片剂,规格为 200 mg/片。

【常见不良反应的预防及处理】

索拉非尼的不良反应发生率较高,主要包括手足综合征、皮疹、瘙痒、恶心、呕吐、腹泻、脱发、血压升高、口腔溃疡等,其中以手足综合征最为常见,发生率为62.8%。

1. 手足综合征 又称掌跖痛性红斑,是一种手掌部和足底红斑性皮肤损害,主要由细胞毒性化疗药物引起,主要发于手掌、手指关节、足部受压部位等。临床症状主要为感觉迟钝、麻木感、红斑等,严重时会出现皮肤干裂、脱皮、溃疡等。根据CTCAE标准(4.0版),手足综合征分为4级:1级为轻微皮肤改变(红斑,水肿等),无疼痛;2级为皮肤改变(剥脱,水疱,出血)伴有疼痛;3级为严重皮肤改变伴有疼痛。

(1)预防:①保持皮肤清洁,时常变换体位,避免关节部位受压;②必要时可涂抹尿素软膏等保持手足皮肤湿润。

(2)观察:①每天评估手足皮肤、血运、感觉状态;②观察手掌、手指关节、足部等部位有无受压,有无感觉迟钝、麻木感、皮肤红斑、皮肤干裂、脱皮、溃疡等症状。

(3)处理:①可耐受者无须特别处理;②3、4级患者给予甘油、复合维生素B、尿素软膏等处理后,通常会有所改善,无须停用索拉非尼;③不可耐受者停药后症状可慢慢缓解。

2. 皮疹、瘙痒 使用索拉非尼1~2周后,患者常会出现皮疹、瘙痒,发作部位主要为颜面T形区、头皮。

(1)预防:避免皮肤干燥,禁用激素类药物,尽量不用造成皮肤干燥的物品,减少日晒,穿宽松、干净衣服以减少摩擦。

（2）观察：每天观察皮肤状态，有无皮疹、瘙痒症状。

（3）处理：可用润肤霜滋润皮肤，有瘙痒症状者禁止用手挠，可用炉甘石洗剂清洁患处以减轻症状。避免热水浴，避免直接日晒。必要时给予心理安慰。

3. **恶心、呕吐** 其预防、观察及处理同普纳替尼。

4. **腹泻** 其预防、观察及处理同利妥昔单抗。

5. **脱发** 生发细胞属于分裂较快的细胞，对化疗药物较敏感。因皮肤是人体最大的代谢器官，毛发是皮肤的附属组织，具有保护、排毒等生理功能。化疗后脱发是化疗药物损伤毛囊的结果，脱发的程度通常与药物的种类和剂量、化疗时间长短、药物的联合使用等有关。

> tips：化疗后脱发属于暂时性脱发。

（1）预防：治疗前嘱患者剪短头发，梳理时禁止用力，洗头发时动作轻柔，洗后自然吹干，尽量不用电吹风，减少日晒。

（2）观察：观察患者心理状态，以及是否出现脱发情况。

（3）处理：及时处理脱发，更换修养服及床单位，保持衣物清洁；脱发严重时佩戴假发。

6. **高血压** 索拉菲尼主要通过引起血管收缩，进而导致血压升高。此外，索拉菲尼具有一定的抗血管作用，可减少小动脉血管的数量，这也是导致患者血压升高的重要原因。

（1）预防：同普纳替尼。

(2)观察:同普纳替尼。

(3)处理:血压超过 160/95 mmHg 时给予降压药物治疗。遵医嘱首选血管紧张素转换酶抑制剂,如卡托普利、依那普利等;如血压持续升高或者出现高血压危象,可考虑停用索拉非尼。

7. 口腔溃疡 又称为口腔黏膜炎,是指各种原因导致的口腔黏膜上皮组织的炎症或溃疡性病变,表现为口腔黏膜的红斑、溃疡、感染、出血、疼痛等。

(1)预防:①养成良好的口腔卫生习惯,每天饭前、饭后、睡前刷牙漱口,掌握正确的漱口方法,可用无刺激性口腔清洁剂清洁口腔,预防性应用漱口液;②食物以软食为主,少量多餐,不吃冷、硬、辛辣食物。

(2)观察:每天观察评估患者口腔黏膜颜色、完整性及有无水肿等,其中口腔颊部、上颚、舌侧缘、舌尖部、舌系带等是口腔黏膜炎的好发部位。

(3)处理:加强口腔清洁,应用针对性漱口液交替漱口,必要时遵医嘱应用抗感染药物;运用转移注意力方法减轻痛苦;加强营养促进恢复;给予心理支持。

(栾松华 杨金玲)

参考文献

1. 仲世嘉,苏宏萌,樊红.索拉菲尼治疗肝细胞癌耐药机制的研究进展.2021年中国肿瘤标志物学术大会暨第十五届肿瘤标志物青年科学家论坛论文集,2021:262-263.
2. 黄幼萍,陈争一.索拉非尼治疗原发性肝癌不良反应的观察及护理.海峡药学,2018,30(2):202-203.

3. 杨雅丽.临床护理路径在索拉非尼治疗原发性肝癌患者中的应用效果.中国民康医学,2022,34(1):177-179.
4. ALESSANDRO R, RICCARDO C, DALIA A R, et al. Treatment-related adverse events of first-line immunotherapy versus sorafenib for advanced hepatocellular carcinoma: a meta-analysis. Expert Opin Drug Saf, 2023, 22(4): 323-329.
5. TIAGO F D, SARAH M, SIMONA P, et al. High rate of hematological responses to sorafenib in FLT3-ITD acute myeloid leukemia relapsed after allogeneic hematopoietic stem cell transplantation. European Journal of Haematology, 2016, 96(6): 629-636.
6. 赵翠芬,彭程程.原发性肝癌患者应用索拉菲尼血药浓度与不良反应关系分析.中国药物滥用防治杂志,2021,27(3):353-365.

第二十章　Bcl-2 分子抑制剂

维奈克拉

【药物简介】

维奈克拉（venetoclax）是一款口服的选择性 B 细胞淋巴瘤蛋白质 2（B cell lymphoma-2 protein，Bcl-2 protein）抑制剂，用于治疗成人慢性淋巴细胞白血病、小淋巴细胞淋巴瘤、成人急性髓系白血病。

【给药方法】

口服给药，应在餐后 30 分钟内服用，每天服用维奈克拉的时间尽量一致。首次服用维奈克拉的患者，应采用每天逐步增加剂量的方式服药，即先从小剂量开始服用，然后稳定到 400 mg/d。

> tips：维奈克拉可与水和食物一起服用，应整片吞服，不要咀嚼和压碎，服药时避免饮用葡萄柚汁或食用葡萄柚。

1. 忘记用药时处置方法　如果患者是在常规服药时间的 8 小时内漏服 1 次，则应该尽快补服，第 2 天继续常规服药；如果患者漏服维奈克拉超过 8 小时，不用补服，第 2 天继续常规用药。

> tips：如果患者服药后出现呕吐，当天不用再次服用额外剂量，第 2 天继续常规用药。

2. 药物保存　密封，不超过 30 ℃保存。

3. 药品规格 药品为片剂,规格为 10 mg/片、50 mg/片、100 mg/片。

【常见不良反应的预防及处理】

主要包括肿瘤溶解综合征、血液系统反应(如中性粒细胞减少症、血小板减少症、发热性中性粒细胞减少症、贫血等)、非血液系统反应(如恶心、腹泻、便秘、呕吐及腹痛,外周水肿、疲乏、发热、多器官功能障碍综合征、皮疹、肺炎、呼吸衰竭等)。

(一)肿瘤溶解综合征

维奈克拉可引起肿瘤细胞迅速减少,因此在初始给药和爬坡期内有发生肿瘤溶解综合征的风险。临床表现为寒战、关节或肌肉疼痛、疲倦、气短、心跳加快或减慢、恶心、呕吐、尿色深或混浊、癫痫发作(抽搐)、腰痛、腹痛。

(1)预防:在开始使用本品治疗前,应进行如下操作:①肿瘤溶解综合征风险评估:对于有肿瘤溶解综合征风险因素的患者(如外周血中存在原始细胞、骨髓内大量白血病细胞累及、治疗前乳酸脱氢酶水平升高或肾功能下降),应考虑采取额外措施,包括加强实验室监测和降低维奈克拉起始剂量。②遵医嘱给予水化和抗高尿酸血症的预防性用药,并在维奈克拉剂量爬坡期继续使用。③评估血常规情况,若患者白细胞计数小于 25×10^9/L,可能需要进行降白细胞治疗。④评估血生化(钾、尿酸、磷、钙、肌酐),纠正已存在的异常情况。

(2)观察:当肿瘤细胞破坏速度过快、释放大量人体盐(如尿酸、钾)进入血液时,可能发生肿瘤溶解综合征。密切观察患者有无寒战、关节或肌肉疼痛、疲倦、气短、心跳加快或减慢、恶心、呕吐、尿色深或混浊或癫痫发作（抽搐）、腰痛、腹痛。

（3）处理：维奈克拉首次给药后 6~8 小时和每次剂量增加时，如发生符合肿瘤溶解综合征的血生化指标变化，需及时处理，如给予静脉补液、严密监测、住院治疗等，必要时可中断给药。

（二）血液系统反应

血液系统反应包括中性粒细胞减少症、血小板减少症、发热性中性粒细胞减少症、贫血等。临床表现为发热、乏力、轻度或中度出血，如鼻出血、牙龈出血等；有时候也会出现较为严重的出血，如胃肠道出血或中枢神经系统出血。

（1）预防：同利妥昔单抗。

（2）观察：同利妥昔单抗。

（3）处理：如有白细胞、血小板、血红蛋白降低，遵医嘱给予升血小板、白细胞及红细胞等药物治疗，必要时输注血小板和红细胞。①患者需要定期进行血液检查。中性粒细胞减少时要给予及时干预，医生可根据患者的情况给予相应的升白细胞的治疗方案。②患者需要定期检查血小板计数。如果患者出血症状明显或血小板计数过低，需要及时采取措施，停止维奈托克治疗或者通过输注血小板等措施进行支持性治疗。③如果出现贫血，可以采取口服铁剂、注射重组人类促红细胞生成素等措施治疗。如果贫血情况不是特别严重，可以适当主动摄入一些补血的食物，如红糖、桂圆、木耳等。如果患者感到特别疲倦、头晕、心慌气短，则一定要及时进行检查治疗。

（三）非血液系统反应

非血液系统反应包括胃肠系统疾病、全身性疾病、给药部位各种反应及感染。

1. 胃肠系统疾病　临床表现为恶心、腹泻、便秘、呕吐、腹痛等症状。

（1）预防：同利妥昔单抗。

（2）观察：同利妥昔单抗。

（3）处理：同利妥昔单抗。部分患者服药后会出现不同程度的腹痛，可遵医嘱给予抑酸药、碳酸铝制剂保护溃疡面，避免辛辣、刺激的食物；疼痛加重时，加服镇痛药物，如布洛芬片、氨酚双氢可待因片，以减轻疼痛。服用镇痛药时要与食物同服，以防损伤胃黏膜、加重疼痛。

2. 全身性反应　临床表现为外周水肿、疲乏、发热、多器官功能障碍综合征、皮疹等。

（1）预防：提醒患者做好皮肤清洁、保湿，保持居住环境干净整洁及床上用品柔软、干燥。

（2）观察：在患者服药期间密切观察有无皮疹、瘙痒/肿胀（尤其是脸、舌头、喉咙）、严重头晕、呼吸困难等不良反应发生，有无外周水肿、疲乏、发热、多器官功能障碍综合征。

（3）处理：①如发生轻微皮疹、皮肤瘙痒，应密切观察，指导患者勿抓挠患处，剪短指甲，局部涂抹止痒药物。②患者出现眼睑、口唇肿胀或下肢水肿时，给予呋塞米、螺内酯片口服，也可每天用手轻轻按摩水肿部位数次，以减轻肿胀感；根据水肿情况给予低盐、高蛋白饮食。下肢水肿时勿坐较长时间，可于房间慢走并做屈、伸膝动作，以减轻下肢水肿。③如果出现疲乏、发热，应多休息，定时量体温，用湿巾敷在头部物理降温或遵医嘱给予退烧药。

3. 感染 临床表现为发热、肺炎、呼吸衰竭等症状。其预防、观察及处理同奥妥珠单抗。

（杨金玲　栾松华）

参考文献

1. 中国临床肿瘤学会（CSCO）白血病专家委员会.维奈克拉治疗恶性血液病临床应用指导原则（2021年版）.白血病·淋巴瘤，2021，30（12）：710-718.
2. 中华医学会血液学分会白血病淋巴瘤学组.成人急性髓系白血病（非急性早幼粒细胞白血病）中国诊疗指南（2021年版）.中华血液学杂志，2021，42（8）：617-623.
3. MELODY M, KUYKENDALL A, SALLMAN D, et al. Defining acute myeloid leukemia ontogeny in older patients.Clin Lymphoma Myeloma Leuk, 2020, 20（5）: 312-315.
4. DINARDO C D, PRATZ K W, LETAI A, et al.Safety and preliminary efficacy of venetoclax with decitabine or azacitidine in elderly patients with previously untreated acute myeloid leukaemia: a non-randomised, open-label, phase 1b study. Lancet Oncol, 2018, 19（2）: 216-228.

第二十一章　选择性核输出蛋白抑制剂

塞利尼索

【药物简介】

塞利尼索（selinexor）是一款口服核输出蛋白 1 抑制剂，用于治疗难治复发性多发性骨髓瘤，也可用于治疗某些类型的弥漫性大 B 细胞淋巴瘤。

【给药方法】

口服给药，可在餐后或空腹服用。应在每个服药日大致相同时间服用，与水一起整片吞服，不应破坏、咀嚼、压碎或切分片剂。多发性骨髓瘤推荐剂量为每次 80 mg，每周第 1 天和第 3 天口服。

> tips：服药期间建议保证充足的液体摄入（≥ 2 L/d），并鼓励高热量或高盐饮食。

1. 忘记用药时处置方法　同甲磺酸伊马替尼忘记用药时处置方法。

> tips：如果患者服药后发生呕吐，无须补服，应在下一个常规服药时间服用下一次剂量。

2. 药物保存　不超过 30 ℃密闭保存。

3. 药品规格　片剂，规格为 20 mg/ 片。

【常见不良反应的预防及处理】

塞利尼索无蓄积性不良反应,无脏器不良反应。常见不良反应包括血液系统反应和非血液系统反应。

(一)血液系统反应

1. 血小板减少症 临床表现为皮肤黏膜出现瘀点、瘀斑、鼻出血、牙龈出血等,严重时可出现胃肠道、颅内出血等。

其预防、观察及处理同奥妥珠单抗。

2. 中性粒细胞减少症 临床表现为发热、感染、咳嗽、咳痰等症状。

其预防、观察及处理同奥妥珠单抗。

(二)非血液系统反应

1. 胃肠道反应 塞利尼索可引起严重胃肠道不良反应,临床表现为恶心、呕吐、腹泻、体重下降、厌食,有时可能是重度的。

(1)预防:①在塞利尼索治疗前和治疗期间,可预防性给予 5-HT3 受体拮抗剂和(或)其他止吐药物。②给予含电解质的液体,以防止有风险患者发生脱水。③治疗期间,应监控基线体重,治疗的前 2 个月应密切监控。建议患者在治疗期间维持充分的液体和热量摄取。

(2)观察:及时询问患者有无恶心、呕吐的反应,观察患者大便次数、性状和量,密切监测患者体重、营养状况和食量。

（3）处理：①对于恶心、呕吐者，注意维持水分摄入，通过暂停给药、降低剂量和（或）根据临床指征在开始服药前预防性给予止吐药物来控制恶心、呕吐。②对于腹泻者，通过调整服药剂量和（或）加服抗腹泻药来控制腹泻，可通过静脉输液预防高危患者脱水。③对于体重下降与厌食者，加强高蛋白食物等营养摄入，可口服营养补剂并在必要时给予药物治疗和静脉营养支持。

> tips：保证患者摄入含电解质的足够液体（8杯/天），以防脱水。

2. 低钠血症 临床表现为恶心、乏力、头晕、嗜睡等，严重者可引起昏迷甚至死亡。

（1）预防：在治疗期间，监控基线钠离子浓度，治疗的前2个月内应密切监控。根据需要保持液体摄入，可在膳食中放入盐片或咸食。

（2）观察：密切监测患者生化指标，观察患者是否出现恶心、乏力、头晕、嗜睡等。

（3）处理：明确病因，排除如利尿剂、副蛋白血症、高血糖等原因。静脉输注生理盐水和（或）口服盐片。根据不良反应的严重程度，可暂停服药和（或）减少剂量或永久终止治疗。

（栾松华　杨金玲）

参考文献

1. SYED Y Y. Selinexor: first global approval. Drugs, 2019, 79 (13): 1485-1494.
2. AZMI A S, UDDIN M H, MOHAMMAD R M. The nuclear export protein XPO1-from biology to targeted therapy. Nat Rev Clin Oncol, 2021, 18 (3): 152-169.
3. 阙伊湄，徐孟磊，王迪，等. Selinexor联合化疗在CAR-T治疗后进展的多发性骨髓瘤中的应用探索. 临床血液学杂志，2023，4（11）：815-818，824.
4. 陈本川．治疗复发或难治性多发性骨髓瘤新药：塞利尼索（selinexor）．医药导报，2020，39（2）：268-275.
5. MIKHAEL J，NOONAN K R，FAIMAN B，et al, Consensus recommendations for the clinical management of patients with multiple myeloma treated with selinexor. Clin Lymphoma Myeloma Leuk，2020，20（6）：351-357.
6. 狄潘潘，贾淑云．一种治疗多发性骨髓瘤新药：核输出蛋白XPO-1抑制剂塞利尼索．肿瘤药学，2019，9（5）：705-709.
7. 李娟，侯健，蔡真，等．塞利尼索在多发性骨髓瘤临床应用的专家共识（2022）．临床血液学杂志，2022，35（9）：605-611.
8. 陈琛，张秀莲．塞利尼索在复发难治性多发性骨髓瘤中的研究进展．安徽医药，2023，27（6）：1061-1064.

第四篇

生物细胞治疗

第二十二章 细胞免疫治疗

一、NK 细胞治疗

【NK 细胞治疗简介】

NK 细胞又称自然杀伤细胞，是从人体外周采集血液，并在体外培养扩增至所需剂量，鉴定细胞悬液质量后回输到患者体内的过程。目前 NK 细胞治疗在国内仅在军队范围内获批临床使用，主要用于血液肿瘤和实体肿瘤的辅助治疗。

【细胞输注】

1. 输注前评估　输注 NK 细胞前，应做好健康宣教，取得患者配合，系统而全面地评估患者，包括意识状态、心理状态、对该治疗方式认识程度以及全身各系统情况等，还需关注患者辅助检查结果，便于早期发现和鉴别 NK 细胞输注后的不良反应。

2. 药品器材准备

物品：医嘱本，手消液，治疗盘，砂轮，碘伏棉签，一次性输血器（1个），一次性正压接头（1个），2 mL 注射器（1支），无菌棉球，止血带，套管针，输液贴膜，胶布，一次性治疗巾，锐器盒，污物罐，心电监护仪，电极片（若干）。

药品：0.9% 氯化钠注射液，盐酸异丙嗪注射液（1支），托珠单抗（细胞因子释放综合征抢救首选药物)，培养完成的 NK 细胞溶液。

3. 操作流程

（1）洗手，戴口罩，核对医嘱，检查物品，严格检查细胞液有无絮状物和混浊。

（2）携用物至床旁。核对患者床号和姓名。

（3）协助患者取舒适体位，评估患者皮肤、血管情况。操作中严格无菌操作，尽量选择中心静脉导管输注。

> tips：无条件者则尽量选择粗且直的血管，以 24 号留置针建立静脉通道，以免 NK 细胞在针头局部聚集或破坏。

（4）采用一次性双腔输血器，输注前用生理盐水冲管，并轻轻上、下倒转细胞袋 3 次，以充分混匀。输注时需采用单独通道，避免与其他药液混合。

> tips：注意保持输注通畅，必要时可轻弹输血器管道，以免细胞堵塞或黏附管道。

（5）调整细胞液输注速度，前 15 分钟缓慢滴注（20 ~ 30 滴 /min），如患者未诉不适，调整速度至 60 滴 /min，如 100 mL 的细胞液在 30 ~ 60 分钟输注完毕为宜。

（6）必要时持续床旁心电监护和氧气吸入。

> tips：高龄血液病患者脏器代偿功能差，如输液速度快可引起心脏不适，在输注细胞时给予心电监护和吸氧，保证安全。

（7）输注完后用生理盐水冲管，并向患者交代注意事项（如清淡饮食、注意休息、避免剧烈运动等）。

4. 注意事项
（1）输注前注意双人核对无误后方可执行。
（2）输注全程应由专人看护，严密观察患者意识状态、生命体征和一般状况。
（3）严格把控输注时间，速度太慢可能会影响细胞活性，速度太快又可增加阻塞微小血管的风险。

【常见不良反应的预防及处理】

已经报道的临床研究结果证实了NK细胞在血液肿瘤的治疗中具有良好应用前景和较少的不良反应。NK细胞作为固有免疫细胞在肿瘤免疫监视中发挥重要作用，其不良反应如寒战、发热、过敏反应及细胞因子释放综合征鲜有发生，对发生的不良反应以预防为主，早期正确识别症状是重要干预因素。

1. 寒战、发热 寒战常发生在NK细胞输注后30分钟内，发热症状比较轻微、短暂，呈一过性，体温大多在38.5 ℃以下，可能与细胞因子或化学介质释放有关，这是机体正常免疫现象，一般无须特殊处理；若出现持续高热不退，则需给予对症治疗。

其预防、观察及处理同利妥昔单抗。

2. 过敏反应 是一种异常免疫反应，可能与细胞培育过程被污染有关，发生率很低。临床表现为皮肤瘙痒、潮红、荨麻疹、胸闷甚至出现呼吸困难等。一般很少出现严重过敏反应，严重过敏反应可因支气管痉挛、喉头水肿、血管水肿而出现喉咙疼痛、喉咙紧缩感、舌和咽喉肿胀感、呼吸困难等，甚至有濒死感及呼吸、心搏骤停。

其预防、观察及处理同利妥昔单抗。

3. CRS　　CRS 是由于大量炎症因子释放，导致全身性炎症反应。NK 细胞输注导致 CRS 的文献较少。CRS 主要表现有发热（常为首发症状）、疲劳、头痛、关节痛、肌痛，严重者以低血压、高热为特征，进一步加重可引起休克、血管渗漏、弥散性血管内凝血和多器官功能障碍综合征。

（1）预防：同贝林妥欧单抗。

（2）观察：同贝林妥欧单抗。

（3）处理：CRS 分级标准是对患者回输后出现的 CRS 反应进行分级，依据的是患者的体温、血压、血氧饱和度和出现的任何器官毒性的分级 4 项临床参数。器官毒性的分级是根据美国国家癌症研究所不良事件通用术语标准（CTCAE v5.0）进行评估。应根据 CRS 分级分别采取不同的处理措施，见表 22-1。

表 22-1　CRS 的分级标准及处理措施

级别	CRS 分级标准	处理措施
1 级	症状不危及生命，出现发热、乏力、疲劳、头痛、肌痛等体质性症状	对症治疗和支持性护理，密切监测生命体征；使用退烧药、止痛药，经验性使用抗生素；静脉补液水化；微生物培养和影像检查判断是否感染；监测心律失常，补充电解质

续表

级别	CRS 分级标准	处理措施
2级	发热、乏力、肌痛等体质性症状；低血压，对补液有效或需要低剂量血管升压药；缺氧：需氧量＜40%；器官毒性：2级	对症治疗和支持性护理；静脉补液；适当使用血管升压药；使用托珠单抗或司妥昔单抗；如症状持续，考虑使用糖皮质激素；给予吸氧
3级	发热、乏力、肌痛等体质性症状；低血压，需要高剂量或多种血管升压药；缺氧：需氧量≥40%；器官毒性：3级或4级，转氨酶升高	对症治疗和支持性护理；进行静脉补液；根据需要使用高剂量血管升压药或（和）同时使用多种血管升压药；进行血流动力学监测；使用托珠单抗或司妥昔单抗、地塞米松；支持性治疗，给予高流量吸氧和无创正压通气
4级	发热、乏力、肌痛等体质性症状；低血压：危及生命；缺氧：需要呼吸机支持；器官毒性：4级，不包括转氨酶升高	对症治疗和支持性护理；静脉补液，使用血管升压药；转入重症监护室；行心脏彩超；行血流动力学监测；使用托珠单抗或司妥昔单抗、糖皮质激素；支持性治疗；给予机械通气

（姚浩　廖芳）

二、CIK 细胞治疗

【细胞简介】

CIK 细胞又称为细胞因子诱导的杀伤细胞，是从外周血、骨髓或脐血中分离出的单个人核细胞在体外培养基使用多种细胞因子共同培养而获得的、具有增殖速度快、杀瘤活性高、杀瘤谱广和非主要组织相容性复合体限制性杀瘤特点。CIK 细胞治疗在国内仅在军队范围行临床试验，但是临床上是完全遵循指南规范、行业准则进行实践应用。CIK 细胞可用于自体骨髓移植物的净化、微小残留病灶的清除及晚期恶性肿瘤（急慢性血液系统恶性疾病和各种实体瘤）的免疫治疗。

【细胞输注】

1. 物品准备

物品：同 NK 细胞物品准备。

药品：0.9% 氯化钠注射液，盐酸异丙嗪注射液（1 支），培养完成的 CIK 细胞溶液。

2. 操作流程

（1）~（5）同 NK 细胞。

（6）为保证 CIK 细胞数量和质量的有效性，以患者能耐受的最快速度输入。输入时应先慢后快，以 20~30 滴 /min，观察 15 分钟，如无反应，可调节输注滴数为 40 滴 /min；如患者主诉无不适，则可逐渐调节输注滴数，最高不超过 70 滴 /min，1 小时内输完。

（7）在输入的过程中护士每隔 5~10 分钟轻轻摇动细胞袋，避免 CIK 细胞沉降堆积。同时应该轻轻弹动输血器管壁以保持通畅。

（8）必要时持续床旁心电监护和氧气吸入。

> tips：高龄血液病患者脏器代偿功能差，如输注速度快可引起心脏不适，在输注细胞时给予心电监护和吸氧，保证安全。

（9）输注完后用生理盐水冲管，并向患者交代注意事项（如清淡饮食、注意休息、避免剧烈运动等）。

【常见不良反应的预防及处理】

输注 CIK 细胞常见的不良反应是发热反应、过敏反应、乏力、关节疼痛、消化道不适，通常由 CIK 细胞释放的大量炎性细胞因子引起。

1. **发热反应** CIK 细胞治疗常见的不良反应是发热反应。发热的原因可能是回输的 CIK 细胞悬液中含有白介素 -Ⅱ和人血白蛋白。少数患者在回输后 2～10 小时内出现发热，一般持续 2～6 小时可自行缓解。

（1）预防：在输注前向患者讲解输注 CIK 细胞相关知识及注意事项，使患者减轻紧张情绪，嘱其出现不适症状时及时告知护士；CIK 细胞输注 30 分钟前遵医嘱给予抗组胺类药物；输注过程中加强巡视。

（2）观察：密切监测体温、呼吸、血压和脉搏等，一旦发现异常，立即报告医生。

（3）处理：①体温多 ≤ 38.5 ℃，且发热多为一过性，持续时间较短，体温可自行消退。对于体温超过 39 ℃的患者，可给予退热药配合物理降温解除症状。②指导患者适量多饮温开水，松开被服，注意室内通风，密切监测体温。停止出汗后及时更换衣裤，避免着凉，并注意补充液体，准确评估出入量,防止低血容量性休克。③若患者发生高热,护士应及时告知医生,遵医嘱查血常规,必要时候遵医嘱给予冰袋、温水擦浴等物理降温方法以及对乙酰氨基酚或萘普生等退热药。

2. **过敏反应** CIK细胞导致的过敏反应临床表现为皮肤皮疹、瘙痒、心慌、胸部不适等。

其预防、观察及处理同利妥昔单抗。

3. **乏力** CIK细胞常见不良反应为乏力,常为患者主观感受,经常伴随整个治疗疗程,一般不影响患者日常生活,通常在CIK细胞治疗结束后24~48小时内自行恢复,通常不需要特殊处置。

其预防、观察及处理同西达本胺。

4. **关节疼痛** 患者关节疼痛可与发热、寒战症状同时出现。一般在输注后第2天诱发关节疼痛,可伴发于治疗全程,治疗结束后24~48小时自然消退。

(1)预防:指导患者正确活动,劳逸结合,不能过度劳累;注意保暖,避免关节受凉。

(2)观察:CIK细胞输注完毕后仍要密切监测患者生命体征变化,观察有无关节疼痛出现,及早发现,及时处理,一旦发现异常,立即报告医生。

(3)处理:①如为轻度疼痛,不影响休息,应指导患者卧床休息,避免剧烈运动,可采用听音乐、看报纸等方式转移注意力。②如为中度或重度疼痛,可遵医嘱给予止痛药。给予止痛药后需密切观察患者疼痛的状况和用药后的反应,监测生命体征的变化。

5. **消化道系统反应** 在CIK细胞治疗过程中有可能会出现消化道不适,临床表现为食欲下降、恶心呕吐、腹痛、轻度腹泻等。

其预防、观察及处理同利妥昔单抗。

（陈丹　陈亚玲）

三、CAR-T 细胞治疗

【细胞简介】

CAR-T 细胞治疗是从患者身上提取出 T 细胞后，在体外利用基因工程技术，将 1 个含有识别肿瘤且激活 T 细胞的嵌合抗原受体（chimeric antigen receptor，CAR）通过病毒载体转入 T 细胞，经过扩增后再重新输回患者体内，从而高效识别并杀伤肿瘤细胞。CAR-T 细胞治疗被广泛应用于治疗 B 细胞恶性肿瘤如复发/难治性急性 B 细胞淋巴细胞白血病、弥漫大 B 细胞淋巴瘤等，以及多发性骨髓瘤、复发/难治性霍奇金淋巴瘤等。

【细胞输注】

1. 物品准备

物品：同 NK 细胞物品准备。

药品：托珠单抗（细胞因子释放综合征抢救首选药物），盐酸异丙嗪注射液 25 mg，0.9% 氯化钠注射液 100 mL，配制完成的 CAR-T 细胞溶液。

2. 操作流程

（1）~（4）同 NK 细胞。

（5）使用输液泵控制输注速度，开始缓慢滴注，调节输注滴数为 15～20 滴/min，观察 15～20 分钟，患者无任何不适可调至 20～40 滴/min，100 mL 细胞液在 1 小时内输完。每 5～10 分钟对储存的细胞液袋进行轻微摇晃，并用手指轻轻地敲击输血器的滴瓶和管路，以防止细胞凝结并黏附在管壁上，以确保输注的顺利进行。

（6）输注前测量生命体征，过程中给予心电监护，密切监测生命体征。多巡视患者，及时倾听患者主诉。备好急救药品和设备。

【常见不良反应的预防及处理】

由于 CAR-T 细胞治疗费用昂贵，目前在临床应用较少，且在治疗过程中会产生全身性不良反应，如 CRS、免疫效应细胞相关神经毒性综合征、骨髓抑制、肿瘤溶解综合征及 B 细胞发育不良等。

1. CRS　是由 CAR-T 细胞在杀灭肿瘤细胞时使大量的炎症因子释放进入血液，导致的全身性炎症反应。CRS 是最常见的不良反应，发生率为 30%～95%，严重 CRS（≥3 级）发生率为 10%～30%；90% 患者在输注 CAR-T 细胞后 2～3 天开始出现 CRS，7～10 天达高峰，最早出现的症状是发热，随后可出现心动过速、疼痛、呼吸急促、低血压、低氧血症及多脏器功能衰竭等；实验室检查可发现肌酐升高、转氨酶升高、心室射血分数降低等。

（1）预防：在输注细胞前 5～10 天，进行清除性化疗，可降低 CRS 发生率和程度。输注细胞时提前告知患者可能会出现的不适反应，使其在出现症状时能放松心情。嘱患者出现不适症状时，及时报告给医护人员。

（2）观察：CRS早期症状无特异性、诊断难度大，因此细胞输注后，每3天采血1次，监测CAR-T细胞扩增情况；建立护理方式表，记录患者的生命体征、血常规、C反应蛋白及铁蛋白水平。持续24小时心电监护，严格记录24小时尿量；监测肝肾功能；及时记录异常体征。

（3）处理：同NK细胞输注CRS的处理。详见表22-1 CRS的分级标准及处理措施。

2. 免疫效应细胞相关神经毒性综合征　是CAR-T细胞治疗相关神经系统不良反应，是CAR-T细胞输注后发生的第二大并发症，发生率为20%~60%，临床症状包括识字困难、失语和混乱，严重者表现为意识模糊、昏迷、癫痫、运动障碍和脑水肿等。

（1）预防：在细胞治疗前进行预处理，对患者意识、行为进行评估，及时在早期发现异常情况并进行针对性处理。

（2）观察：如患者出现了3级以上的CRS、持续不退的高热以及之前存在中枢神经系统病变，密切观察患者的神志、意识及性格行为的改变，班班落实交班。

（3）处理：①目前尚无逆转中枢神经系统症状的方法，只能对症治疗，所有患者均能得到缓解且无长期影响；②每班观察患者意识及瞳孔情况，床边备好开口器、压舌板及牙垫，防止舌咬伤。③做好各种风险评估，如预防/坠床、预防管道滑脱等，并在癫痫发作时进行保护性约束。④部分患者若之前出现过癫痫，后续可能会再次出现。因此，对于评估有较高概率出现癫痫的患者，在出现中枢神经系统症状时即预防性给予左乙拉西坦直至中枢神经系统症状得到缓解。

3. 骨髓抑制　骨髓抑制是CAR-T细胞治疗后最常见不良反应之一，3级以上不良反应的发生率为：中性粒细胞减少≥70%，贫血≥50%，血小板减少≥30%。

（1）预防：输注细胞前对患者进行全面评估，监测中性粒细胞、血红蛋白及血小板的数值；可预防性皮下注射升白细胞及生红细胞的药物；做好预防感染的措施。

（2）观察：定期监测血常规；密切观察患者皮肤、口腔、肛周有无出血及感染；观察患者有无乏力、食欲减退、体温升高、咳嗽、咳痰及胸闷、憋气等症状。

（3）处理：为保证患者治疗过程的顺利进行，可采取降低骨髓抑制期感染及相关并发症处理措施，详见表22-2。

表22-2 CAR-T细胞治疗期间对应骨髓抑制分级的感染防控推荐处置

类别	1级	2级	3级	4级
白细胞减少	保护性隔离；房间紫外线消毒；眼、耳、口、鼻消毒	保护性隔离；预防性抗感染治疗	保护性隔离； 革兰氏阴性球菌：预防性给予三代、四代头孢、霉类抗生素； 革兰氏阳性球菌：预防性给予万古霉素、替考拉宁、利奈唑胺； 真菌预防：氟康唑、泊沙康唑	保护性隔离； 革兰氏阴性球菌：预防性给予碳青霉烯类，如美罗培南； 革兰氏阳性球菌：预防性给予万古霉素、替考拉宁、利奈唑胺； 真菌预防：氟康唑、泊沙康唑

续表

类别	1级	2级	3级	4级
发热性中性粒细胞减少	保护性隔离；房间紫外线消毒；眼、耳、口、鼻消毒	保护性隔离；预防性抗感染治疗	同上	同上
中性粒细胞减少	保护性隔离；房间紫外线消毒；眼、耳、口、鼻消毒	保护性隔离；预防性抗感染治疗	同上	同上
贫血	—	补液（晶体+胶体）	吸氧；补液（晶体+胶体）；间断输注辐照去白细胞红细胞	吸氧；补液（晶体+胶体）；多次输注辐照去白细胞红细胞
血小板减少	预防外伤、磕碰；软食；软毛牙刷刷牙	预防外伤、磕碰；软食；软毛牙刷刷牙	预防性使用止血药物；预防应激性溃疡及消化道出血；间断输注辐照去白细胞及采血小板	预防性使用止血药物；预防应激性溃疡及消化道出血；多次输注辐照去白细胞及采血小板

4.**肿瘤溶解综合征** 主要是指肿瘤细胞被破坏、细胞凋亡后，释放出的裂解产物引起机体代谢紊乱而出现的临床综合征，是肿瘤细胞死亡的副产物。多在输注后1周左右出现，主要症状是高尿酸血症、高钾血症、高磷血症、低钙血症等，严重者可导致心律失常或急性肾功能衰竭。

（1）预防：患者在输注细胞前进行全面检查和评估，如有异常指标，及时进行干预；在细胞输注后应多饮水，勤排尿。同时加强对检验结果的监测，有异常指标及时处理。

（2）观察：严密监测患者生命体征和意识改变，密切观察尿液的颜色。准确记录24小时出入量，检测尿酸和电解质，掌握患者每天标本的检查结果，及时了解电解质及心电图波形的变化。

（3）处理：①患者出现高尿酸血症、高钾血症时，及时给予水化、碱化尿液、纠正电解质紊乱等；②在心功能、肾功能正常情况下嘱患者多饮水，每天饮水量控制在2000～3000 mL，必要时可应用利尿剂，以促进尿酸和钾的排除。必要时给予心电监护，监测患者尿酸及电解质的变化。

5. B细胞发育不良　靶向CD19的CAR-T细胞治疗主要针对表达CD19的细胞，不仅攻击表达靶抗原的肿瘤细胞，也会攻击正常B细胞，因此接受CAR-T细胞治疗的患者会出现B细胞发育不良的症状。B细胞发育不良会使B细胞产生的IgG数量减少，从而导致低丙种球蛋白血症，很容易引发感染。

（1）预防：无特异性预防方法，主要需预防IgG缺乏引起的感染风险。护理人员加强识别患者机会性感染的风险，指导患者落实各项感染防护措施。

（2）观察：无特异性临床症状，需监测外周血中B细胞数量，定期监测血清丙种球蛋白浓度。注意观察口腔、肛周、皮肤及肺部感染情况。

（3）处理：遵医嘱给予免疫球蛋白替代治疗，可静脉输注免疫球蛋白来维持IgG水平在500 mg/dL，并做好药物疗效及不良反应的观察。

（姚浩　蒋丽娟）

参考文献

1. 孔令环,王雪野,邢明雨,等.NK细胞及其受体表达与再生障碍性贫血的相关性研究.中国实验诊断学,2023,27(2):169-172.
2. 刘洪秀,韩艳秋.CAR-NK细胞治疗血液肿瘤的研究进展.临床血液学杂志,2023,36(1):76-80.
3. 史聪丽,沈涯,徐志国,等.NK细胞抗肿瘤机制及肿瘤免疫治疗的研究进展.右江医学,2023,51(4):366-369.
4. ORANGE J S. Natural killer cell deficiency. Journal of Allergy and Clinical Immunology,2013,132(3):515-525.
5. SONG Y,ZHOU K,ZOU D,et al. Zanubrutinib in relapsed/refractory mantle cell lymphoma:long-term efficacy and safety results from a phase 2 study. Blood,2022,139(21):3148-3158.
6. 孙志夫,张须龙.自然杀伤细胞代谢与功能的研究进展.微生物学免疫学进展,2022,50(4):53-59.
7. 阎学伟,朱诗国.调控自然杀伤细胞抗肿瘤活性药物的研究进展.中国药学杂志,2019,54(6):437-443.
8. 胡绍雯,朱惠芳.NK细胞在肿瘤免疫治疗中的研究进展.中国免疫学杂志,2023,39(6):1318-1325.
9. 张月洋,王绮昀,何小花,等.NK细胞免疫治疗在肺癌中的作用.生命的化学,2022,42(5):901-910.
10. 张佳思,谭方方,袁嘉,等.CAR-T治疗急性白血病患者严重并发症CRS与CRES救治的规范化护理.临床输血与检验,2021,23(3):384-388.
11. 张佳思,阮潜瑛,符刚,等.急性白血病患者CAR-T治疗的护理.护理学杂志,2018,33(1):28-30.
12. 徐郑丽,赵翔宇.异基因造血干细胞移植中NK细胞教育的研究进展.现代免疫学,2023,43(1):54-59.
13. LIU S,GALAT V,GALAT Y,et al. NK cell-based cancer immunotherapy:from basic biology to clinical development. J Hematol Oncol,2021,14(1):7.
14. 陈丹,王泉,姚浩.肠道微生物在异基因造血干细胞移植后移植物抗宿主病应用中的研究进展.中国细胞生物学学报,2021,43(10):2093-2100.
15. 张廷翠,张瑶,姜丽,等.97例CIK细胞治疗的护理.甘肃医药,2014,33(12):957-959.

16. 王茜, 张月桂, 黄孙卉, 等. 自体 CIK 细胞治疗恶性肿瘤的护理. 实用肿瘤学杂志, 2011, 25（6）: 561-563.
17. 魏玺. 肺癌患者输注 CIK 细胞的护理. 内蒙古中医药, 2016, 35（6）: 150.
18. 孙广荣, 侯建峰. DC-CIK 细胞免疫治疗恶性肿瘤中不良反应的预防及护理. 临床护理杂志, 2011, 10（6）: 30-31.
19. 侯俊杰, 刘多, 倪志强, 等. 细胞因子诱导的杀伤细胞治疗恶性肿瘤安全性分析. 中国免疫学杂志, 2015, 31（12）: 1654-1658.
20. 白中红, 王涛, 范昭伟. 206 例自体细胞因子诱导的杀伤细胞治疗恶性肿瘤的临床疗效及安全性研究. 世界最新医学信息文摘（连续型电子期刊）, 2019, 19（36）: 45-46.
21. 杨红旗, 汪肖肖, 李谦, 等. 自体 CIK 细胞治疗高龄血液肿瘤患者发热原因分析及护理对策. 齐鲁护理杂志, 2016, 22（18）: 68-69.
22. 杨慧, 姚浩, 陈丹. 急性髓系白血病的细胞治疗进展. 中华细胞与干细胞杂志（电子版）, 2021, 11（5）: 311-316.
23. PAN Y, TAO Q, WANG H, et al. Dendritic cells decreased theconcomitant expanded tregs and tregs related IL-35 incytokin-induced killer cells and increased their cytotoxicity againstleukemia cells. PLoS One, 2014, 9（4）: e93591.
24. PIEVANI A, BORLERI G, PEJNDE D, et al. Dual-functional capability of $CD3^+$ $CD56^+$ CIK cells, a T-cell subset that acquires NK function andretains TCR-mediated specific cytotoxicity. Blood, 2011, 118（12）: 3301.
25. DENG Q I, BAI X, LV H R, et al. Anti-CD20 antibody induces theimprovement of cytokine-induced killer cell activity via the STAT and MAPK/ERK signaling pathways. Exp Ther Med, 2015, 9（4）: 1215.
26. 程磊, 曾柯云, 姚浩, 等. 血液肿瘤患者静脉血栓栓塞特点、预防与治疗的研究进展. 国际输血及血液学杂志, 2022, 45（4）: 346-352.
27. 赵强, 白海, 苏毅, 等. 间充质干细胞与成纤维细胞生物学特性的比较及研究进展. 中国细胞生物学学报, 2021, 43（5）: 1068-1074.
28. 屈哲, 林志, 吕建军, 等. CAR-T 细胞产品毒性评价概述. 中国新药杂志, 2019, 28（21）: 2646-2650.
29. 朱顺利, 金雪萍. CD19-CAR-T 细胞治疗急性 B 淋巴细胞白血病的护理. 上海护理, 2019, 19（2）: 45-47.

30. 李逸豪，王建勋. CAR-T 细胞治疗多发性骨髓瘤的研究进展. 现代肿瘤医学，2019，27（20）：3729-3732.
31. 许先文，杨静文. CAR-T 的临床应用及潜在安全风险分析. 中国药物警戒，2018，15（9）：555-559.
32. SHI H, YU F, MAO Y, et al. EphA2 chimeric antigen receptor-modified T cells for the immunotherapy of esophageal squamous cell carcinoma. Thorac Dis, 2018, 10（5）: 2779-2788.
33. 陈丹，黄蓉，姚浩，等. 小剂量地塞米松预防 CD19-CAR-T 细胞治疗后严重细胞因子释放综合征的临床研究. 中国输血杂志，2021，34（12）：1317-1320.
34. 陈丹，苏毅，姚浩. 恶性血液病患者接受 CAR-T 细胞治疗后相关并发症的诊断及治疗研究进展. 海南医学，2021，32（18）：2398-2401.

第二十三章　细胞移植治疗

造血干细胞
【细胞简介】
造血干细胞移植是患者接受超大剂量放疗或化疗或联合其他免疫抑制药物，清除体内的肿瘤细胞、异常克隆细胞，再回输来自自身或他人的造血干细胞，重建造血和免疫功能的一种治疗手段。用于治疗急慢性白血病、难治复发霍奇金淋巴瘤、重型再生障碍性贫血、多发性骨髓瘤等恶性血液疾病，也可用于治疗溶血性贫血、地中海贫血等与骨髓造血相关的重症遗传性疾病，还可用于治疗神经母细胞瘤、小细胞肺癌、黑色素瘤、骨肉瘤等恶性实体瘤。

【细胞输注】
1. 物品准备

物品：医嘱本，手消液，治疗盘，碘伏棉签，一次性使用输血器（1个），无针接头（1个），2 mL注射器（1支），无菌棉球，止血带，套管针，输液贴膜，输液泵或微量泵，胶布，一次性治疗巾，锐器盒，污物罐，心电监护仪，电极片（若干），急救车，氧气，吸痰器。

药品：地塞米松磷酸钠注射液 5 mg，盐酸异丙嗪注射液 25 mg，0.9%氯化钠注射液 100 mL，碳酸氢钠注射液 250 mL，呋塞米注射液 20 mg，采集足够数量的造血干细胞悬液。

2. 操作流程

（1）~（3）同利妥昔单抗。

（4）造血干细胞应由专人复苏及回输，严格执行双人核对制度。采用一次性输血器。为确保干细胞输注通畅，防止干细胞黏附在接头处，应将正压无针输液接头取下，并将输血器与导管直接连接。输注细胞需通过独立的、不与其他药物混用的输液管，输注前后采用 0.9% 氯化钠注射液彻底冲洗输注管路。

（5）按全血输注法输注，输入前 30 分钟给予盐酸异丙嗪注射液 25 mg 肌内注射、地塞米松磷酸钠注射液 5 mg 静脉滴注。

（6）回输过程中严格无菌操作，医护人员专人全程陪同。回输速度应先慢后快，开始以 20 ~ 30 滴 /min 输注，如无过敏反应出现，10 分钟后再根据病情和年龄调整输注速度，一般为 80 滴 /min 左右。输注时间不宜超过 20 分钟。如造血干细胞过于浓集，可适当减慢输液速度或混入等量的 0.9% 氯化钠注射液达到稀释的目的，从而避免栓塞等并发症的发生。输注完毕后可反复冲洗输血器，防止造血干细胞浪费，并保留空袋 24 小时。

> tips：造血干细胞应尽快输注，不得搁置延误，更不能使用紫外线照射。输注前将造血干细胞轻轻混匀，避免剧烈震荡。造血干细胞内不得加入其他药物。

（7）输注前测量生命体征，过程中给予心电监护，密切监测生命体征。多巡视患者，及时倾听患者主诉。备好急救药品、设备。每小时监测生命体征的变化，每 30 分钟观察早期肺水肿征兆，尤其对供受者 ABO 血型不相合者，注意观察是否出现溶血反应。

【常见不良反应的预防及处理】

1. **消化系统症状**　可出现恶心、呕吐、腹部不适、腹痛、腹泻等症状。

其预防、观察及处理同利妥昔单抗。

2. **神经系统反应**　造血干细胞回输时，若输入速度较快可导致心脏负荷增加、心脏的供血、供氧量较少、大脑处于缺氧状态，患者就可能出现精神欠佳、疲惫、精神过度兴奋等症状。

（1）预防：回输前做好解释工作，使患者做好心理准备，消除紧张情绪，并给予吸氧。

（2）观察：密切观察患者精神意识形态的变化，一旦发现异常，立即报告医生。

（3）处理：出现精神欠佳、疲惫等症状，一般经过休息可逐渐恢复；如出现精神兴奋（一般可持续 12~24 小时），可指导患者卧床休息、吸氧等。

3. **发热反应**　如果患者身体吸收能力较差，无法及时将造血干细胞消解，就可能影响体内细胞，出现发热反应。发热反应一般发生在造血干细胞回输后的 24 小时内，体温一般波动在 38 ℃左右，绝大部分在 3 天后恢复正常。

其预防、观察及处理同利妥昔单抗。

4. **过敏反应**　少数患者会出现过敏反应，表现为皮疹、皮肤潮红、瘙痒、头痛甚至呼吸困难等症状。症状较轻者可自行恢复；症状较重者应避免过敏性休克甚至猝死。

其预防、观察及处理同利妥昔单抗。

5. 肌肉疼痛 造血干细胞回输时，若回输数量过多，可能对肌肉细胞产生影响，造成全身肌肉疼痛。

（1）预防：用药前向患者和家属做好解释工作，预防性使用糖皮质激素药物，严格按要求控制输液速度。

（2）观察：回输时及回输后密切观察患者有无肌肉疼痛，一旦出现，立即上报医生。

（3）处理：①出现疼痛后，首先评估患者疼痛部位、疼痛开始的时间、疼痛评分等。②如出现轻度疼痛，可转移患者注意力，充分休息，可缓解疼痛；如出现中度和重度疼痛，可遵医嘱给予止痛药物来缓解疼痛。

（钟亚迪　刘欣）

参考文献

1. 何蓉会，刘林.自体造血干细胞移植治疗多发性骨髓瘤的新进展.中国组织工程研究，2013，17（40）：7125-7131.
2. 赖耿良，叶中绿.造血干细胞移植的概述.中国医学创新，2022，19（20）：179-183.
3. MILLS W, CHOPRA R, MCMILLAN A, et al. BEAM chemotherapy and autologous bone marrow transplantation for patients with relapsed or refractory non-Hodgkin's lymphoma. J Clin Oncol, 1995, 13（3）：588-595.
4. 马军，朱军.淋巴瘤自体造血干细胞移植指导原则.白血病·淋巴瘤，2023，32（1）：1-7.
5. 程涛，董芳，付蓉，等.自体造血干细胞移植规范.中国医药生物技术，2022，17（1）：75-93.
6. 黄晓军，刘开彦，路瑾，等.中国多发性骨髓瘤自体造血干细胞移植指南.中华血液学杂志，2021，42（5）：353-357.

第五篇

免疫调节治疗

第二十四章　双向免疫调节剂

一、沙利度胺

【药物简介】

沙利度胺（thalidomide）有免疫抑制、免疫调节作用，可抑制血管生成，减少整合素亚基的合成，从而达到抗肿瘤的效果；还可通过 COX-2 途径而非抑制血管生成的途径来降低瘤内微血管密度，从而抗肿瘤增生。用于治疗多发性骨髓瘤。

【给药方法】

口服给药，睡前且应在晚餐后至少 1 小时服用。推荐剂量为每次 25 ～ 50 mg（1 ～ 2 片），每天 100 ～ 200 mg（4 ～ 8 片），或遵医嘱。

> tips：服药期间勿开车或操作危险机械，勿饮酒。

1. **忘记用药时处置方法**　同甲磺酸伊马替尼片忘记用药时处置方法。
2. **药物保存**　室温 25 ℃，遮光，密封保存，防潮。
3. **药品规格**　药品包括片剂和胶囊，片剂规格为 25 mg/ 片和 50 mg/ 片，胶囊规格为 25 mg/ 粒和 50 mg/ 粒。

【常见不良反应的预防及处理】

沙利度胺的不良反应包括周围神经炎、静脉和动脉血栓、低血压、严重皮肤反应、中性粒细胞减少、心动过缓等。

1. 周围神经炎　患者主要表现为四肢末端麻木、感觉迟钝、刺痛、手指不灵活、持物或步态不稳。随用药时间的延长，这种表现也越来越明显，超过80%的患者会出现。如发生严重的周围神经病变如严重麻木伴刺痛或者影响日常生活，应立即停药，请神经专科会诊及行肌电图检查，并给予对症治疗。

（1）预防：定期询问、评估患者周围神经病变的症状和体征，向患者做好解释工作，告知患者一旦出现神经系统症状应及时就医。

（2）观察：注意观察及询问患者有无四肢末端麻木、感觉迟钝、刺痛、手指不灵活等症状。

（3）处理：①立即停药，待不良反应明显消退后，再次开始用药，并将剂量减半。如每天服用50 mg仍不能耐受，建议停药。②遵医嘱给予神经营养药物或止痛药物。③防止患者接触冷水或金属类物品，以免加重不适症状。

2. 深静脉血栓　患者常表现为一侧肢体明显肿胀或呼吸急促、胸痛等。

（1）预防：用药前需对患者的潜在危险因素进行评估，向患者进行健康宣教，嘱其忌高脂、油腻食物，戒烟限酒，避免久坐，坚持适当运动。

（2）观察：注意观察患者双下肢有无色泽改变、水肿、浅静脉怒张，肌肉有无深压痛，必要时测量双下肢不同平面相对应的周径。

（3）处理：①发现两侧下肢的周径相差 0.5 cm 以上时，应及时通知主管医师。②对以前发生过静脉血栓或容易导致静脉血栓的患者，可能要考虑给予华法林或者低分子量肝素抗凝。③卧床期间应定期变换体位，避免膝下垫枕、过度屈髋。鼓励患者进行深呼吸及咳嗽，指导并监督患者行下肢功能锻炼，如膝、踝及趾关节的伸屈活动、举腿等运动，促进下床活动。④重视患者主诉，若患者站立后有下肢沉重、胀痛感，应警惕有下肢深静脉血栓形成的可能。

3. 窦性心动过缓　患者常表现为乏力、头昏甚至眼前发黑、晕倒，测量心率低于 50 次 /min。

（1）预防：用药前需监测患者的心率变化，积极治疗原发病，及时消除病因和诱因。规律作息，健康饮食，适度锻炼。

（2）观察：①询问患者是否有乏力、头晕等症状；②指导患者学会数脉搏，可以自行监测；③做好安全管理，防止严重心动过缓导致的跌倒、坠床等不良事件。

（3）处理：发生严重心动过缓应暂时停用沙利度胺，待心率恢复后，减少其用量的 50%。

4. 体位性低血压　患者常表现为服药后从坐位或卧位站起时头晕或者感到头重脚轻甚至昏厥。

（1）预防：用药前需监测患者血压变化，积极治疗原发病，及时消除病因和诱因。

（2）观察：询问患者是否有头晕等不适症状。

（3）处理：变换体位时，如起床、如厕、久蹲起立时应缓慢变换体位，要有过渡动作，如起床时先从卧位到坐位，再从坐位到站位，行肢体屈伸动作时也不要过猛过快。

5. 便秘　患者常表现为排便次数减少、排便困难、粪便干结。

（1）预防：①用药前对患者进行评估，对存在便秘的患者，必要时遵医嘱用药。②适当进行有氧运动，养成良好的排便习惯。③饮食：患者每天应补充机体所需要的水分，避免因缺水导致大便干结、不易排出。可多吃纤维素含量高的食物，如苹果、芹菜、南瓜等，尽量少吃精白面、精米等精细食物或油腻、辛辣食物，避免抽烟、喝酒，也可在医生指导下补充维生素B或叶酸，以加快胃肠蠕动。

（2）观察：注意询问患者有无便秘的症状，记录大便次数及性状。

（3）处理：对于长期性便秘的患者，应避免擅自用药，可在医生指导下应用开塞露、聚乙二醇、乳果糖等，还需及时治疗肛裂、肛周感染等导致便秘的原发疾病，以免加重病情。

（莫叙　秦然）

二、来那度胺

【药物简介】

来那度胺（lenalidomide）是第二代免疫调节剂，具有抗肿瘤、免疫调节和抗血管生成等作用。其可抑制前炎症细胞因子的分泌，促进外周血单核细胞抗炎性细胞因子的分泌，可以用于治疗骨髓增生异常综合征、多发性骨髓瘤、套细胞淋巴瘤等。

【给药方法】

口服给药，治疗多发性骨髓瘤推荐起始剂量为25 mg，在每个重复28天的周期内第1~21天，每天服用，医生应根据患者的肾功能状况谨慎选择其起始剂量和随后的调整剂量。

1. 忘记用药时处置方法　若某次错过规定的服药时间小于12小时，患者可补服该次用药。若某次错过规定的服药时间大于 12 小时，则患者不应再补服该次用药，而应在第 2 天正常服药时间服用下一次剂量。

2. 药物保存　储存在 10～30 ℃，密封保存，防潮。

3. 药品规格　药品为胶囊，规格为 5 mg/粒、10 mg/粒、15 mg/粒、20 mg/粒、25 mg/粒。

【常见不良反应的预防及处理】

来那度胺有可能会对消化系统、皮肤、神经系统等产生不良反应，需要在医生指导下进行对症治疗。

1. 消化系统反应　来那度胺通常需要经过胃肠道消化和吸收，有可能会对胃肠道造成损伤，通常患者会出现恶心、呕吐、食欲缺乏、腹胀以及腹痛等不适症状，还有可能腹泻、便秘交替出现。

其预防、观察及处理同利妥昔单抗。

2. 皮肤反应　部分患者有可能会对药物成分过敏，通常会引发皮肤相应症状，如局部红肿、瘙痒等，严重时还有可能会出现喉咙肿胀、吞咽困难等。

（1）预防：①用药前需评估用药史，既往有沙利度胺治疗相关 4 级皮疹病史的患者不应接受来那度胺治疗。②向患者做好解释工作，服药过程中保持良好的营养和身体状态，注意保持局部清洁。③避免食用可能诱发皮疹的食物，如芒果、螃蟹等。

（2）观察：观察患者有无皮疹、局部红肿等症状，注意询问患者有无瘙痒、吞咽困难等不适症状。

（3）处理：来那度胺引起的皮疹通常并不需要药物治疗。对于轻度症状的患者，应采取简单的管理方法，如应注意避免使用皂液、热水等，保持皮肤清洁和干燥。必要时遵医嘱给予氯雷他定片、马来酸氯苯那敏片等进行改善，严重时应及时就医。

3. 神经系统反应　来那度胺还有可能会对神经系统产生影响，患者通常会出现头晕、头痛等症状，还有可能会出现失眠、乏力等情况。

（1）预防：向患者做好解释工作，一旦出现头痛、头晕症状应及时报告医护人员。做好健康宣教，患者日常应注意保持规律的作息，并注意进行适当运动。

（2）观察：注意询问患者有无头痛、头晕等不适症状。

（3）处理：遵医嘱给予对症处理，同时做好安全管理，防止发生跌倒、坠床等不良事件。患者需注意休息，防止疲劳。

> tips：由于来那度胺可导致神经系统受损，因此在服药期间应避免需要精神警觉或协调的活动，如驾驶。

（莫叙　秦然）

三、泊马度胺

【药物简介】

泊马度胺（pomalidomide）是第三代免疫调节剂，作为沙利度胺的结构类似物，其具有抗肿瘤活性、免疫调节、抑制血管生成及影响骨髓微环境等特性，常用于治疗复发/难治多发性骨髓瘤。

【给药方法】

口服给药,每天大致相同的时间服用。不要打开、掰开和咀嚼胶囊,应将胶囊完整吞服。建议用水送服,可与食物同服,也可空腹服用。推荐起始剂量为 4 mg,每天 1 次,在每个重复 28 天的周期内第 1~21 天,每天服用。

> tips:泊马度胺应用饮用水冲服且不可碾碎或打开胶囊服用。

1. **忘记用药时处置方法**　同来那度胺忘记用药时处置方法。
2. **药物保存**　密封,30 ℃以下保存。
3. **药品规格**　药品为胶囊,规格为 1 mg/粒和 4 mg/粒。

【常见不良反应的预防及处理】

泊马度胺不良反应发生的起始时间为用药后第 1 天至第 23 个月,主要集中在用药后 270 天内,对呼吸系统、中枢神经系统、皮肤系统、消化系统、血液和淋巴系统、肾脏系统均可产生不同程度的损害。

1. **呼吸系统反应**　服药后累及呼吸系统者居多,均为肺损伤。临床症状以咳嗽、发热、呼吸困难及低氧多见,伴有或不伴有中性粒细胞缺乏。

(1)预防:泊马度胺相关肺损伤是一种排他性诊断,经常与感染病因相混淆,药物起效和症状出现的时间关系通常是诊断线索。在长期应用泊马度胺治疗过程中,临床医生应时刻警惕肺部不良反应的发生。对患者做好宣教,注意保暖,保持居住环境干净整洁,注意个人卫生。

(2)观察:在患者服药期间注意观察其有无咳嗽、咳痰等症状,注意监测其体温的变化。

(3)处理:当体温小于38 ℃时,可不干预或给予非甾体抗炎药退热。严重患者可能需要接受类固醇治疗或停用泊马度胺。

2. 中枢神经系统反应　中枢神经受损常表现为笨拙、进行性乏力、视觉功能缺陷、言语障碍等,常见于严重免疫抑制患者。

(1)预防:从情绪、饮食、睡眠等方面调节,避免长时间进行精神或肢体活动,使身体得到充分的休息。

(2)观察:询问患者是否出现头痛、头晕和失眠等症状,并密切观察患者的日常表现。

(3)处理:一旦患者出现中枢神经系统疾病,应立即停用泊马度胺,迅速重建机体免疫系统。

> tips:由于泊马度胺可导致神经系统受损,因此在服药期间应避免需要精神警觉或协调的活动,如驾驶。

3. 皮肤反应　服用泊马度胺可出现不同程度的皮肤过敏反应,临床表现为皮疹、瘙痒、干燥等。

(1)预防:向患者做好解释工作,服药过程中保持良好的营养和身体状态,注意保持局部清洁。避免食用可能诱发皮疹的食物,如芒果、螃蟹等。

(2)观察:服药期间观察患者有无皮疹、局部红肿等症状,注意询问患者有无瘙痒、吞咽困难等不适症状。

(3)处理:发生皮疹时,可局部使用皮质类固醇和口服抗组胺药物。当皮疹达到2~3级时需暂停泊马度胺用药，待症状消失后，下调剂量重新开始治疗。对于4级皮疹、剥脱性或大疱性皮疹或其他严重的皮肤反应，应永久停用泊马度胺。如果不危及生命，可尝试对过敏症患者进行脱敏治疗。

4. 消化系统反应 服用泊马度胺易发生胃肠道反应，临床表现为腹泻、便秘、恶心、呕吐等，肝功能受损时可引起嗳气、腹部不适、厌食、乏力等，严重者也可引起黄疸。

其预防、观察及处理同利妥昔单抗。

5. 血液和淋巴系统反应 泊马度胺有一定的骨髓抑制作用，尤其是与其他有骨髓抑制作用的药物联用时，可导致血小板减少、中性粒细胞减少症、淋巴细胞减少以及贫血等，临床表现为感染、疲劳、乏力、发热，浮肿和静脉栓塞等。

（1）预防：同利妥昔单抗。

（2）观察：同利妥昔单抗。

（3）处理：使用初期应每周检查1次血常规，如有出血、发热等症状，应暂停服用泊马度胺，及时就诊。发热是身体炎症反应的表现，如果温度较高且持续时间较长，建议住院并进行检查，以确定是否为泊马度胺引起的不良反应及是否需要停药。

6. 肾脏系统反应 泊马度胺可导致肾脏系统受损，临床表现为少尿、无尿、多尿、水肿、腰酸等，严重者可引起肾功能衰竭。

（1）预防：指导患者多喝水，补充足够的水分，帮助维持机体内部各种离子的平衡，改善水肿。另外，指导患者平时注意减少盐分的摄入，少吃腌制的食物如腊肉、咸菜等。

（2）观察：注意观察患者有无少尿、无尿、多尿等不适症状及尿液颜色，身体是否出现水肿及腰膝酸软等肾脏受损的表现。

（3）处理：肾功能不佳的患者在增加或减少药量期间，应密切监测肾功能，一旦出现肾功能受损应及时遵医嘱进行对症处理。

（莫叙　秦然）

四、重组人干扰素 α1b

【药物简介】

重组人干扰素 α1b（recombinant human interferon α1b）是一种具有广泛生物活性的糖蛋白，可用于治疗慢性粒细胞白血病、毛细胞白血病、淋巴瘤等。

【给药方法】

肌内或皮下注射。推荐剂量为 30 ~ 50 μg，每天 1 次，缓解后可改为隔天 1 次。

1. 药物保存　未配制的药物于 2 ~ 8 ℃冰箱内避光保存。现配现用，配制好的溶液在室温下可存放 6 小时。如不能立即使用，将其存放于 2 ~ 8 ℃冰箱内，可保存 24 小时。

2. 药液配制　药品分粉剂和水剂，使用前应仔细检查瓶子，如瓶或瓶塞有裂缝、破损则不可使用。每支用灭菌注射用水 1 mL 溶解，在加入灭菌注射用水后稍加震摇，使药物完全溶解。

> tips：该药物溶解后应一次用完，不得分次使用。

【药物注射】

1. 物品准备

物品:医嘱本,护理记录单,砂轮,无菌棉球,碘伏棉签,2 mL 注射器,污物罐,锐器盒,手消液,注射用标签。

药品:盐酸肾上腺素注射液 1 mg,配制好的重组人干扰素 α1b。

2. 操作流程

(1)洗手,戴口罩,核对医嘱,检查药液(名称、浓度、剂量、有效期及质量)。

(2)无菌原则抽吸药液,进行第 1 次排气(悬而不滴)。

(3)注明床号、姓名、药名、剂量(遵医嘱)、浓度、时间、用法。

(4)二人再次查对。

(5)携用物至床旁。查对患者床号、姓名、腕带,解释操作目的。

(6)询问三史(过敏史、注射史、家族史)。

> tips:过敏体质特别是对多种抗生素有过敏者,应慎用重组人干扰素 α1b。在使用过程中如发生严重过敏反应应立即停药,并遵医嘱给予相应治疗。

(7)摆好体位,选定部位(上臂三角肌下缘)。

(8)消毒皮肤,直径大于 5 cm。

(9)第 2 次查对患者信息,准备无菌棉球,进行第 2 次排气。

(10)针尖斜面向上与皮肤呈 30°~40°,将针梗的 1/2~2/3 刺入皮下,回抽无回血。

(11)匀速推注药物,快速拔针,棉球按压注射处。

(12)整理衣裤及床单位,解释并告知注意事项。

(13)观察病情,最后核对患者信息。

(14)整理用物。

(15)洗手、签名、签执行时间。

【常见不良反应的预防及处理】

重组人干扰素 α1b 不良反应温和,最常见的是发热、疲劳等,常在用药初期出现,多为一次性和可逆性反应,其他可能存在的不良反应有头痛、肌痛、关节痛、食欲缺乏、恶心等,少数患者可能出现白细胞减少、血小板减少等血象异常,停药后可恢复。

若用药期间所产生的不良反应达到不能忍受的程度,应在医生的指导下减少药物剂量或者停药,如有必要给予对症治疗。

1. **发热**　重组人干扰素 α1b 属于一种免疫调节剂,可以增强身体的免疫力,也具有抗病毒的功效,可能会使体温调节中枢出现异常,从而出现发热的情况,可伴随疲劳、乏力、全身酸痛等症状。

(1)预防:合理用药,向患者进行宣教,告知注射重组人干扰素 α1b 出现发热、疲劳症状属用药后正常现象。

(2)观察:密切监测患者体温的变化,询问患者无疲劳、乏力、肌肉酸痛等症状。

（3）处理：如果体温低于37.5 ℃，可以不必处理，嘱患者多饮水，全身酸痛时注意休息。若体温高于38.5℃，可监测血常规及行血培养，遵医嘱给予对症降温处理。

2. **头痛** 注射重组人干扰素 α1b 会使颅内压升高，在一定程度上可能会诱发头痛的症状。

（1）预防：合理用药，向患者进行宣教，注射重组人干扰素 α1b 可能会出现头痛的症状，指导应对头痛的方法，如卧床休息、听音乐转移注意力等。

（2）观察：用药期间，询问患者有无头痛等不适症状。

（3）处理：症状轻微者，嘱其卧床休息，做好房间环境管理，采用听音乐等方式转移注意力。症状严重者，应遵医嘱给予对症处理。

3. **胃肠道反应** 常表现为恶心、食欲缺乏等情况。

其预防、观察及处理同利妥昔单抗。

（莫叙　秦然）

五、聚乙二醇干扰素 α-2b

【药物简介】

聚乙二醇干扰素 α-2b（peginterferon α-2b）是重组人干扰素 α-2b 与聚乙二醇（40 kD，Y 型）结合形成的长效干扰素。可用于治疗骨髓增殖性肿瘤、多发性骨髓瘤、真性红细胞增多症和原发性血小板增多症等。

【给药方法】

皮下注射。单次推荐剂量为 180 μg,每周注射 1 次。

1. 药物保存　药物于 2~8 ℃冰箱内避光保存,切勿冷冻或剧烈摇晃。药物置于室温环境中,建议不要超过 2 个小时,以免影响药效。

2. 药液配制　药品分预充式和西林瓶装式,预充式针剂使用时直接打开包装即可,西林瓶装式需抽吸后使用。

> tips：该药为一次性使用,未用的溶液应丢弃,针头应置于锐器盒里。

【药物注射】

1. 物品准备

物品：同重组人干扰素 α1b 物品准备。

药品：盐酸肾上腺素注射液 1 mg,聚乙二醇干扰素 α-2b。

> tips：注射前 20 分钟将药物从冰箱取出,恢复到室温后再注射。

2. 操作流程

(1)~(6)同重组人干扰素 α1b。

(7)摆好体位,选定部位：上臂外侧、腹部、臀部及大腿外侧,腹部应以脐上 5 cm 或脐下 5 cm 为边界,避开脐周 2 cm。

> tips：每次注射应更换注射部位，左右交替，两次注射点避开 2 cm 左右，局部出现硬结时可给予热敷。

（8）取出干扰素注射器，拔掉橡胶固定罩，针尖向上微微倾斜，轻弹针管，排出空气。

（9）一手绷紧局部皮肤（消瘦者捏起皮肤），另一只手持注射器，针头斜面向上，与皮肤呈 30°～40°，快速将针梗的 1/2～2/3 刺入皮下，回抽无回血，缓慢推注药液。

（10）注射完毕，停留 5 秒钟左右，无菌棉球按压穿刺点，快速拔出针头，棉球按压片刻，观察有无渗液或渗血。

【常见不良反应的预防及处理】

聚乙二醇干扰素 α-2b 最常见的不良反应为流感样综合征和血液系统反应。

（一）流感样综合征

1. 发热 通常在注射第 1 针后的 24 小时内出现，症状可随后续注射次数逐渐减轻或消失。其预防、观察及处理同重组人干扰素 α1b。

2. 骨骼肌疼痛 用药部位不适，以头痛、肌痛、关节痛并伴疲乏为主要表现的流感样综合征（内源性致热作用或释放炎性细胞因子），通常出现肌肉酸痛，反应时间参考发热反应。

（1）预防：合理用药，向患者宣教注射聚乙二醇干扰素 α-2b 可能会出现骨骼肌疼痛的症状，指导应对疼痛的方法，如听音乐转移注意力、勿剧烈活动等。

（2）观察：用药期间，询问患者有无头痛、肌痛、关节痛等不适症状。

（3）处理：症状轻微者，做好房间环境管理，采用听音乐等方式转移注意力；症状严重者，应遵医嘱给予对症处理，如服用解热镇痛药物和止痛片。

（二）血液系统反应

因为聚乙二醇干扰素 α-2b 有抗增殖作用，故可致严重骨髓发育不良从而引起中性粒细胞减少症、贫血和血小板减少等血液学毒性反应，通常在第 3 针后行血常规检查中被发现，大多数患者无自觉症状，少数患者可出现牙龈出血、头晕、乏力等。

其预防、观察及处理同利妥昔单抗。

（莫叙　秦然）

参考文献

1. 胡久丽，朱孝芹，肖旭. 沙利度胺致严重药品不良反应 2 例. 中国现代应用药学，2019，36（18）：2334-2335.
2. 娄琳. 沙利度胺在急性白血病患者中的应用研究. 中外医疗，2021，40（20）：109-112.
3. 黄敏婕，李惠勤，樊桂娟. 认知护理干预对沙利度胺治疗输血依赖型 β 地中海贫血双盲对照试验患者生存质量研究. 世界最新医学信息文摘，2023，23（19）：34-40.
4. 梁瑜，赵俊，倪倍倍. 沙利度胺及其类似物相关肝损伤文献病例分析. 药物不良反应杂志，2023，25（2）：89-94.
5. 赵亚峰，边静，郭亚平. 沙利度胺联合小剂量地塞米松治疗系统性轻链型淀粉样变性肾损害 1 例报告. 中国医师进修杂志，2022，45（9）：853-856.
6. DSOUZA N N, ALAMPADY V, BABY K. Thalidomide interaction with inflammation in idiopathic pulmonary fibrosis. Inflammopharmacology, 2023, 31（3）：1167-1182.

7. 张喻堤, 徐泽锋, 秦铁军. 环孢素 A 联合达那唑 ± 沙利度胺治疗原始细胞不增高骨髓增生异常综合征的疗效及其影响因素分析. 中华血液学杂志, 2021, 42（5）: 376-382.
8. PASSARGE E. Thalidomide embryopathy 60 years. Dtsch Med Wochenschr, 2022, 147（24/25）: 1635-1638.
9. HUSSAIN K, PATEL P, ROBERTS N. The role of thalidomide in dermatology. Clin Exp Dermatol, 2022, 47（4）: 667-674.
10. 王艳阁, 吕国庆, 张媛. 硼替佐米、地塞米松及沙利度胺方案治疗多发性骨髓瘤的成本与疗效分析. 现代肿瘤医学, 2020, 28（4）: 622-625.
11. 许晗, 王梦莹, 姜骁娜, 等. 硼替佐米联合来那度胺和地塞米松治疗新诊断多发性骨髓瘤疗效及安全性分析. 临床血液学杂志, 2022, 35（1）: 46-51, 57.
12. 刘娜, 赵午莉, 刘秀均. 多发性骨髓瘤治疗药物的研究进展. 中国医药生物技术, 2021, 16（3）: 260-265.
13. 李晋文, 孙晓蕊, 张晓磊, 等. 来那度胺联合利妥昔单抗治疗套细胞淋巴瘤的疗效及安全性分析. 临床药物治疗杂志, 2018, 16（5）: 6.
14. 薛丹丹. 来那度胺联合 R-CHOP 治疗初治弥漫大 B 细胞淋巴瘤疗效和安全性的系统评价. 太原: 山西医科大学, 2021.
15. FELIPE F L D A D, CARMEN G M, JAVIER C R L D. How to manage patients with lenalidomide-refractory multiple myeloma. Cancers, 2022, 15（1）: 155.
16. NATALIA N N P, ALEJANDRO A G N M, ESTEBAN N N, et al. Lenalidomide plus R-GDP（R2-GDP）in relapsed/refractory diffuse large B-cell lymphoma: final results of the R2-GDP-GOTEL trial and immune biomarker subanalysis. Clinical Cancer Research, 2022, 28（17）: 3658-3668.
17. 王君哲, 刘晗, 藏美蓉. 以泊马度胺为基础的方案治疗伴髓外病变的多发性骨髓瘤 2 例. 河北医药, 2023, 45（5）: 798-800.
18. 范枝俏, 樊文静, 陈佳文. 泊马度胺治疗复发难治性多发性骨髓瘤的研究进展. 重庆医学, 2019, 48（17）: 3001-

3005, 3009.
19. DIMOPOULOS M A, DYTFELD D, GROSICKI S, et al. Elotuzumab plus pomalidomide and dexamethasone for relapsed/refractory multiple myeloma: final overall survival analysis from the randomized phase II ELOQUENT-3 trial. Journal of Clinical Oncology, 2023, 41(3): 568-578.
20. XI W, JINGYING D, JINGYI X. Pomalidomide enhances the maturation of dendritic cells derived from healthy donors and multiple myeloma patients. Frontiers in Pharmacology, 2022, 13: 1076096.
21. SCHJESVOLD F, DIMOPOULOS A M, BEKSAC M. Pomalidomide, bortezomib, and dexamethasone(PVd)in lenalidomide(LEN)-pretreated relapsed refractory multiple myeloma: subanalysis of patients with renal impairment in OPTIMISMM. Journal of Clinical Oncology, 2020, 38(15): e20562-e20562.
22. 陈舒, 王晓冬, 陈成. 泊马度胺对慢性粒细胞白血病患者单核细胞起源树突状细胞成熟的影响. 中国医院药学杂志, 2023, 43(9): 958-965.
23. 任立伟, 吴涛, 王宗慧. 泊马度胺在复发/难治性多发性骨髓瘤中的研究进展. 临床血液学杂志, 2022, 35(5): 388-392.
24. 段文杰. 尼洛替尼联合干扰素-α治疗疗效警告的CML患者的临床观察. 呼和浩特: 内蒙古医科大学, 2021.
25. 刘杰, 冯谦. 甲磺酸伊马替尼联合干扰素α-1b治疗慢性粒细胞白血病的临床效果分析. 中国实用乡村医生杂志, 2021, 28(9): 62-64, 68.
26. 米瑞华, 陈琳, 魏旭东. 干扰素α-1b、白细胞介素2联合沙利度胺方案干预治疗微小残留病阳性急性髓系白血病的疗效分析. 中华血液学杂志, 2019, 40(2): 111-116.
27. 王冬梅, 王洪芬, 李英华. 干扰素α联合沙利度胺治疗JAK2V617F基因突变阳性Bcr/Abl阴性骨髓增殖性肿瘤的临床疗效研究. 中国全科医学, 2018, 21(12): 1446-1450.
28. SWAROOP A, SALEIRO D, PLATANIAS L C. Interferon and myeloproliferative neoplasms: evolving therapeutic

approaches. Bioessays, 2023, 45（3）: e2200203.

29. MO X, ZHANG X, XU L, et al. Corrigendum to 'Interferon α: A potentially effective treatment for minimal residual disease in acute leukemia/myelodysplastic syndrome after allogeneic hematopoietic stem cell transplantation'［Biology of Blood and Marrow Transplantation 21/11（2015）1939−1947］. Biology of Blood and Marrow Transplantation, 2020, 26（1）: 213.

30. 安丽娜, 杜镭. 恩替卡韦联合/序贯聚乙二醇干扰素 α-2b 对慢性乙型肝炎患者肝功能、肝纤维化指标和血小板比率指数的影响. 医师在线, 2022, 12（12）: 3-5.

31. 刘秋红, 张丽叶, 张敏. 聚乙二醇干扰素 α-2b 对慢性乙型肝炎患者血清标志物 HBsAg、HBV-pgRNA、HBV-RNA 的影响. 国际检验医学杂志, 2023, 44（2）: 192-195.

32. BAYSAL M. MPN-119 retrospective evaluation of BCR-ABL1-negative myeloproliferative neoplasms（MPNs）treated with pegylated interferon alfa-2A at a single center. Clinical Lymphoma Myeloma and Leukemia, 2023, 23: S383.

33. 罗冬梅, 罗洁, 梁瀚尹, 等. 聚乙二醇干扰素 -α2b 治疗骨髓增殖性肿瘤的疗效及安全性. 南方医科大学学报, 2023, 43（6）: 1029-1034.

34. IURLO A, CATTANEO D, BUCELLI C, et al. New perspectives on polycythemia vera: from diagnosis to therapy. Int J Mol Sci, 2020, 21（16）: 5805.

35. ASCHENBRENNER D S. New treatment for polycythemia vera. Am J Nurs, 2022, 122（3）: 18-19.

第二十五章 免疫抑制剂

一、硫酸长春新碱

【药物简介】

硫酸长春新碱(vincristine sulfate)是一种抗肿瘤药物,属于细胞毒类,对人体体液有免疫抑制作用,同时还可抑制血小板抗体生成、血小板发生聚集,延长人体内血小板的寿命。同时还可阻止氨甲蝶呤从细胞内渗出,提高氨甲蝶呤的细胞内浓度。用于治疗急性白血病、霍奇金淋巴瘤、恶性淋巴瘤,也可用于治疗神经母细胞瘤、生殖细胞肿瘤、软组织肉瘤、小细胞肺癌及乳腺癌等。

> tips:联合化疗时,优先输注长春新碱,再输注氨甲蝶呤。

【给药方法】

静脉滴注。成人剂量为 1~2 mg,最大剂量不超过 2 mg。年龄大于 65 岁者,最大剂量每次 1 mg。

> tips:本药不可肌内、皮下或鞘内注射,注入静脉时避免日光直接照射。

1. **药物保存** 遮光,密封,冰箱(2~10 ℃)保存。
2. **药品规格** 1 mg/支。
3. **药液配制** 使用适量的 0.9% 氯化钠注射液溶解,遵医嘱用药,包括用法、用量、用药时间等。

【药液输注】

1. 物品准备

物品：医嘱本，手消液，治疗盘，砂轮，碘伏棉签，一次性精密输液器（1个），20 mL 注射器（1支），无菌棉球，止血带，套管针，输液贴膜，胶布，一次性治疗巾，锐器盒，污物罐。

2. 操作流程

（1）~（3）同利妥昔单抗。

（4）患者处于舒适体位，垫治疗巾，评估患者血管情况，选择粗、直的血管进行穿刺。留置套管针，最好使用深静脉置管输注。因硫酸长春新碱为化疗药物，如采用留置针输注，在输注前、输注中要多次评估留置针是否在血管内。

（5）输注过程加强巡视，重视患者主诉，同时备好急救药品及设备。

> tips：由于硫酸长春新碱外渗可造成局部组织坏死，静脉注射时尽量选择深静脉置管。

【常见不良反应的预防及处理】

1. 神经系统反应　与累积量有关，主要引起外周神经症状，表现为足趾麻木、腱反射迟钝或消失、腹痛、便秘、麻痹性肠梗阻等。运动神经、感觉神经和脑神经也可受到破坏，并产生相应症状。神经毒性常发生于 40 岁以上者，儿童耐受性好于成人，恶性淋巴瘤患者出现神经系统反应的倾向性高于其他肿瘤患者。

(1)预防:行长春新碱冲击治疗前告知患者相关知识和注意事项,如手足勿接触冰冷的物品、注意保暖。

(2)观察:关注患者主诉有无手足麻木、便秘、腹胀等症状。

(3)处理:①如果患者出现肢体障碍,要加强护理,给予按摩治疗,在停止药物治疗后症状会渐渐消失;②遵医嘱给予甲钴胺、维生素 B_{12} 等营养神经的药物治疗,以减少神经系统反应。

2. 消化系统反应　患者常在使用本药品后第 2~10 天时出现腹胀、腹痛、恶心、呕吐、肛门停止排气排便、肠鸣音减弱或消失。以麻痹性肠梗阻为最常见,约为 35.9%。

(1)预防:①在化疗前半小时常规给予盐酸格雷司琼和维生素 B_6 静脉滴注,以预防化疗所致的胃肠道反应。②指导患者正确选择食物,如新鲜水果、蔬菜、肉末粥、骨头汤等均有助于疾病恢复及营养,避免偏食,遵循少食多餐原则。

(2)观察:观察患者是否出现恶心、呕吐、腹胀、腹泻等症状,以及排气排便情况。

(3)处理:①指导患者含服话梅或听故事来分散注意力,根据患者饮食喜好及注意食物色、香味的搭配,促进患者食欲。②症状明显时遵医嘱给予止吐药。如发生麻痹性肠梗阻,可给予胃肠减压、肥皂水灌肠、植物油通便、输液等对症治疗。③用药期间指导患者多饮水,进食含纤维素多的食物,保持大便通畅。

3. 静脉炎　硫酸长春新碱是细胞毒性制剂,具有强刺激性,渗出血管外可引起组织局部和坏死。反复静脉滴注也可致血栓性静脉炎。

(1)预防:选择弹性好、粗直血管,且穿刺尽量由远端至近端开始,尽可能选用深静脉置管输注，并减少反复穿刺，还需正确给药，即在化疗前后需选择氯化钠注射液进行冲管，有利于减少化疗药物停留在血管的时间，对预防静脉炎的发生具有积极作用；合理控制注射速率，在 6～8 小时内完成注射。

（2）观察：临床症状表现为条索状斑纹，触摸到的温度比较高，并且有硬结和疼痛感。待炎症消退后，接受注射的血管可能会因内膜增生而导致狭窄，较为严重者会出现血管闭锁的情况。观察患者血管情况，有无红、肿、疼痛以及条索状静脉炎发生，同时避免药液外渗，如果在注射的过程中出现药液外渗，会造成局部组织坏死。

（3）处理：①停止输液，并用注射器将药液尽量抽出，溢出渗入部位要使用 0.5% 的利多卡因 5～10 mL 联合地塞米松 5 mg 进行环形封闭处理，24 小时内局部冷敷，注意防冻伤，避免皮肤局部受压，并持续观察 48～72 小时。②可外涂多磺酸黏多糖乳膏、50% 硫酸镁溶液湿敷，沿静脉走向均匀地涂抹并轻轻拍打以便更好地吸收，3 次 / 天，并观察局部疼痛是否消减或者消失。

4. 口腔溃疡

（1）预防：在用药期间应指导患者保持口腔卫生，多食水果、蔬菜，补充维生素，并可给予碳酸氢钠溶液漱口，以防止口腔溃疡的发生。

（2）观察：观察患者有无口腔黏膜溃疡、口腔疼痛造成的进食困难。

（3）处理：患者一旦出现口腔溃疡，应给予锡类散外涂以促进溃疡创面愈合，疼痛显著者还可给予利多卡因稀释液漱口以起到镇痛作用。

5. 骨髓抑制　其预防、观察及处理同利妥昔单抗。

（李玲霞　吴亚妹）

二、环磷酰胺

【药物简介】

环磷酰胺（cyclophosphamide）是一种无活性的前体细胞毒性药物，可抑制 DNA 合成，也可干扰 RNA 的功能，具有抗肿瘤、免疫抑制作用。通常用于治疗急性淋巴细胞白血病、慢性淋巴细胞白血病、多发性骨髓瘤、恶性淋巴瘤等；也用于治疗实体瘤，如乳腺癌、卵巢癌等；还可以用于治疗系统性红斑狼疮、硬皮病、全身性脉管炎等自身免疫性疾病。

【给药方法】

本品不同剂型、不同规格的用法用量可能存在差异，请遵医嘱使用。

注射用环磷酰胺：为白色结晶或结晶性粉末，可用于静脉滴注和肌内注射。成人单药静脉滴注体表面积为每次 500 ~ 1000 mg/m^2，联合用药时为 500 ~ 600 mg/m^2。

环磷酰胺片：为糖衣片，除去糖衣后显白色。

（1）成人常用量：口服，每天 2 ~ 4 mg/kg。

（2）儿童常用量：口服，每天 2 ~ 6 mg/kg。

tips：在饭后用温开水送服。

1. **药物保存**　避光，密封，在 30 ℃以下保存。

> tips：环磷酰胺片和注射用环磷酰胺保存条件相同。

2. **药品规格**　包括针剂和片剂，针剂规格为 0.1 g/瓶、0.2 g/瓶、0.5 g/瓶、1 g/瓶。片剂规格为 50 mg/片。

3. **药液配制**　将适量生理盐水加入瓶内配制成注射溶液，可加入林格溶液、0.9% 氯化钠注射液或 5% 葡萄糖溶液 500 mL 进行输注。

> tips：环磷酰胺水溶液仅能稳定 2～3 小时，需现配现用。

【药液输注】

1. 物品准备
物品：同硫酸长春新碱物品准备。

2. 操作流程
（1）~（3）同利妥昔单抗。

（4）优选使用输液泵或配套装置，对于短时间静脉输注，根据容量输注持续时间从 30 分钟到 2 小时不等。

> tips：上述输注速度和浓度主要指单用环磷酰胺，若与其他形同细胞毒性药物联合使用时，需减少剂量或延长给药时间。环磷酰胺输注时需避光。

（5）输注过程加强巡视，重视患者主诉，嘱患者多饮水，每天 2000～2500 mL。

【常见不良反应的预防及处理】

1. 骨髓抑制　其预防、观察、处理同利妥昔单抗。

2. 胃肠道反应　主要因药物刺激了延髓呕吐中枢而引发食欲减退、恶心及呕吐，发生率为 60%～90%，一般在给药 24 小时后发生，多见于大剂量静脉滴注时，停药后 1～3 天即可消失。

（1）预防：胃肠道症状应以预防为主，止吐治疗先于环磷酰胺治疗，且在化疗前 30 分钟指导患者服用甲氧氯普胺、昂丹司琼等。与此同时，与地塞米松等联合应用，可在一定程度上增强止吐功效。目前临床上常用的止吐药包括 5-HT$_3$ 受体拮抗剂（昂丹司琼、格雷司琼等）、NK-1 受体拮抗剂（阿瑞匹坦、罗拉匹坦等）、糖皮质激素（地塞米松等）、非典型抗精神病药物（奥氮平、米氮平）、苯二氮卓类药物（劳拉西泮等）、吩噻嗪类药物（氯丙嗪、苯海拉明）、其他类型止吐药物等。

（2）观察：关注患者有无食欲缺乏、恶心、呕吐等症状。

（3）处理：护理人员应指导患者，以清淡饮食为主，且遵循少量多餐、进食速度缓慢等原则，可在餐后 2～3 小时实施化疗，继而减轻胃肠道反应。呕吐现象一旦发生，需指导患者进行漱口，取舒适卧位。除此之外，需注意呕吐物颜色、性质及量。

3. 出血性膀胱炎　当大剂量使用环磷酰胺又缺乏有效预防措施时，其代谢产物丙烯醛刺激膀胱可导致出血性膀胱炎，表现为膀胱刺激征、少尿、血尿及蛋白尿。常规剂量输注时，其发生率较低。

（1）预防：大剂量给药时可给予水化、碱化、利尿处理，同时给予美司钠预防。建议在上午使用环磷酰胺，可防止尿液在膀胱内停留过长从而对膀胱黏膜造成刺激，可提前口服维生素 B_{12}。

（2）观察：观察患者尿液量、频次，有无少尿、血尿及蛋白尿，有无膀胱刺激症状。

（3）处理：①遵医嘱留置导尿管，每 24 小时更换尿袋，观察尿管通畅程度及尿液情况，匀速进行冲洗；每 6 小时记录出入量。②采用碘伏水擦洗会阴，每天 1 次。③水化和利尿可使肾小球滤过率增加，加快体内毒素排泄。经过水化和利尿处理之后出现膀胱出血的概率只有 7%。④根据患者疼痛程度，遵医嘱给予止痛药物。⑤必要时可行膀胱镜或栓塞术。⑥注意患者身体内部的水、电解质等物质的平衡，使尿 pH 值维持在 7.0 左右。用药期间适量饮水，全天饮水量在 2000 ~ 2500 mL。

4. 脱发、黏膜损伤 化疗对毛根部细胞群起到明显抑制作用，可促使其萎缩及脱落；也可抑制口腔黏膜增殖，引起口腔炎；还可引起药物性皮炎，偶见色素沉着。

（1）预防：①治疗前需对患者进行心理评估，应根据评估结果实施相应疏导措施，做到真正关心、支持、鼓励患者；②在治理期间需要加强对皮肤和口腔的护理，规范使用漱口液，预防口腔感染。

（2）观察：用药后引起脱发的程度与剂量相关，停药后可逐渐长出新发。

（3）处理：①可通过帽子及假发遮盖。除此之外，指导患者食用乌发及促进毛发再生等食物。②发现口腔黏膜炎，及时遵医嘱给予对症外涂药物。③与此同时主动与患者进行交流，可通过介绍成功案例，帮助患者树立战胜疾病信心。

5. 静脉炎 其预防、观察及处理同硫酸长春新碱。

6. 生殖系统 环磷酰胺会影响男性精子数目、功能及性激素水平，也会导致女性闭经。

（1）预防：评估患者病情，适当选择使用剂量。

（2）观察：定期评估男性精子数目、功能及性激素水平，评估女性经期是否正常、经血量等。

（3）处理：保持患者的生育能力，对于有生育要求的女性，可以给予性激素避孕药、促性腺激素释放激素拮抗剂、胚胎和卵母细胞冷冻保存等。对于男性，建议给予睾酮或者建立精子库保持生育能力。

> tips：使用环磷酰胺时可能会出现食欲减退、月经紊乱等不良反应，一般在停药后会得到缓解。在使用环磷酰胺期间，需要1周左右检查1次白细胞或肝肾功能，以防止其对各脏器带来的严重毒性。

（李玲霞　吴亚妹）

三、糖皮质激素

【药物简介】

糖皮质激素（glucocorticoid）是机体内极为重要的一类调节分子，对机体的发育、生长、代谢及免疫功能等起着重要调节作用，也是临床上使用最为广泛而有效的抗炎和免疫抑制剂。用于淋巴系统恶性肿瘤如急性淋巴细胞白血病、淋巴瘤、多发性骨髓瘤及异基因造血干细胞移植后的移植物抗宿主病的预防及治疗等；也可用于治疗自身免疫病，如自身免疫性溶血性贫血、原发免疫性血小板减少症等。

【药物分类】

常见的糖皮质激素类药物有地塞米松、醋酸泼尼松、甲泼尼龙琥珀酸钠、甲泼尼龙片。按作用时间分类,其可分为短效、中效与长效三类。血液科常用的糖皮质激素有醋酸泼尼松、甲泼尼龙琥珀酸钠、甲泼尼龙片、地塞米松,详见表25-1。

表25-1 常用糖皮质激素类药物的特点比较

药物	类别	等效剂量/mg	抗炎效力	血浆半衰期/min	作用持续时间/h
醋酸泼尼松	中效	5	4.0	60	8~12
甲泼尼龙琥珀酸钠	中效	4	5.0	180	12~36
甲泼尼龙片	中效	4	5.0	180	12~36
地塞米松	长效	0.75	30	100~300	36~54

【给药方法】

按给药途径分类可分为口服、注射、局部外用或吸入,在血液科常用口服、注射及鞘内注射。地塞米松磷酸钠注射液静脉滴注时应用5%葡萄糖注射液稀释;注射用甲泼尼龙琥珀酸钠,每次至少静脉注射30分钟,详见表25-2。

表 25-2　常用糖皮质激素类药物的给药方法

药物	规格	给药方法	药物保存
醋酸泼尼松片	5 mg/片	口服	遮光，密封保存
甲泼尼龙琥珀酸钠	40 mg/支, 500 mg/支	静脉注射	1. 未溶解的药品需密闭，15～25 ℃保存； 2. 小瓶包装产品重组后立即使用； 3. 溶解所得的溶液可在室温（15～25 ℃）下贮藏 12 小时
甲泼尼龙片	4 mg/片	口服	密闭，15～25 ℃保存
地塞米松片	0.75 mg/片	口服	遮光，密封保存
地塞米松磷酸钠注射液	5 mg/mL	静脉推注，静脉滴注，鞘内注射	遮光，密闭保存

tips：每天早晨给药法：7：00—8：00 给药 1 次，使用短时间作用的可的松、氢化可的松等。隔晨给药法：指在隔天早晨一次性给予 2 天的皮质类固醇总量，即每隔 1 天早晨 7：00—8：00 给药 1 次；此法应当用中效的强的松、泼尼松。隔晨给药法不可用长效糖皮质激素，以免引起下丘脑－垂体－肾上腺轴的抑制。

【常见不良反应的预防及处理】

长期应用糖皮质激素类药物可引起一系列不良反应，其严重程度与用药剂量及用药时间成正比，主要表现为库欣综合征、撤药综合征以及诱发和加重感染和消化性溃疡等。

1. 库欣综合征　库欣综合征也称为医源性肾上腺皮质功能过高症,是由于长期使用超过生理需要的本类激素引起的以向心性肥胖、高血压、糖代谢异常、低钾血症和骨质疏松为典型表现的一种综合征。

（1）预防：用药前向患者讲解激素类药物的不良反应。需停止激素治疗时,勿直接停药,应缓慢减量或停药。

（2）观察：密切观察患者的皮肤、生命体征,监测生化指标的变化。

（3）处理：①加强患者常规护理,保证空气流通、温湿度适宜。嘱进食高热量、高蛋白、高维生素及低钾饮食,多吃蔬菜、水果。②准确记录患者的出入量,加强心电图及电解质的检查。③做好患者及家属的心理护理,详细介绍疾病情况,了解自身病情,消除负面情绪。④对症支持治疗,按医嘱服药,避免过度劳累,积极控制出现的不良反应。

2. 撤药综合征　长期用药突然停药易引起撤药反应,可见原有疾病的症状重现甚至加重,故也称作"反跳现象"。如短期内用大量激素后突然停药,可出现精神消沉、发热、恶心、呕吐、乏力、关节痛等,称为激素戒断症状。

（1）预防：缓慢减药,使用激素时间超过2周以上者,不可骤然停药。

（2）观察：密切观察患者的病情变化及有无出现相关症状。

（3）处理：对于大剂量激素治疗的患者,一般在4周内可以将激素撤除。为能安全撤药,需了解患者的各个方面,包括对疼痛的耐受性、过去有无药物成瘾性等,还要指导绝对和相对禁忌证；撤药过程中可以采用其他治疗,包括小剂量治疗、隔日疗法等。

3. 诱发和加重感染和消化性溃疡　长期使用激素可导致患者对感染的抵抗力降低,可诱发感染和使原有的感染加重。而胃酸和胃蛋白酶增加,常可引起消化性溃疡和使原有的溃疡加重,出现上腹不适、恶心、呕吐、胀气等。

(1)预防:对于长期使用激素的患者,可预防性给予抗感染及抑制胃酸和保护胃黏膜的药物。

(2)观察:密切观察患者体温、上腹部不适、意识及有无咳嗽、呼吸困难等临床症状和体征。

(3)处理:①给予对症治疗,保证充分休息,避免过度劳累和精神紧张。②改善饮食习惯,避免辛辣食物、浓茶、咖啡等。③慎用非甾体抗炎药;监测生化指标,及时纠正水电解质紊乱。④做好基础护理,预防感染或加重感染的发生。⑤对于消化性溃疡的患者,必要时行手术治疗。

(郑佳蕾　李玲霞)

四、硫唑嘌呤

【药物简介】

硫唑嘌呤是一种硫嘌呤的咪唑衍生物,其作用机制是在体内分解为 6-硫基嘌呤,阻碍嘌呤的合成,从而抑制去氧核糖核酸或核苷酸的生成。其具有抑制细胞免疫和体液免疫的作用,属于抗代谢类免疫抑制剂。用于治疗急慢性白血病、后天性溶血性贫血、原发免疫性血小板减少症及异体移植等;也可用于自身免疫性疾病,包括类风湿关节炎、系统性红斑狼疮、皮肌炎等。

【给药方法】

口服给药。硫唑嘌呤为处方药,使用剂型通常为片剂,规格为 50 mg/片、100 mg/片。药物在治疗不同适应证时用法用量有所不同。

> tips:本品需在饭后以足量水吞服。

1. 忘记用药时处置方法 同甲磺酸伊马替尼忘记用药时处置方法。

2. 药物保存 遮光,密封保存。

3. 使用方法

(1)成人自身免疫性疾病:起始剂量为每天 1~3 mg/kg,疗效明显时应将剂量减至最小有效维持量,如 3 个月内病情无改善应停用。

(2)成人异体移植:开始每天 2~5 mg/kg,维持剂量须按临床需要、患者的个体反应以及血液系统的耐受调整,通常为每天 0.5~3 mg/kg;兼有肝和(或)肾功能不全者,剂量酌情减少。老年人用药的不良反应发生率较其他患者高,应采用推荐剂量范围的最低值。

> tips:硫唑嘌呤绝不可掰开或弄碎,外包破裂后不得使用,手持膜衣完整的硫唑嘌呤无害,也无须另外采取其他保护措施。

(3)白血病:每天 1.5~3 mg/kg,1 天 1 次或分次口服。

> tips：持续规律用药，不可自行停药或更改剂量，有不适症状及时就医。用药期间做好防晒，预防皮肤癌的发生。女性患者每年需进行妇科筛查，以排除宫颈癌。

【常见不良反应的预防及处理】

硫唑嘌呤最主要的不良反应是骨髓抑制，最常见的是胃肠道反应，最严重的是胰腺炎。其他不良反应有肝、肾功能损害等。

1. **骨髓抑制**　如果患者在服用硫唑嘌呤期间出现乏力、发热、畏冷、寒战、咳嗽、咽痛、淋巴结肿大等感染的表现，需警惕骨髓抑制发生，包括白细胞减少、粒细胞缺乏、血小板减少、全血细胞减少，其发生可能与剂量相关。

（1）预防：需警惕骨髓抑制发生，包括白细胞减少、粒细胞缺乏、血小板减少、全血细胞减少。

（2）观察：骨髓抑制的发生可能与剂量相关。服用时患者应定期监测全血细胞计数及中性粒细胞计数。细菌性感染通常发生在白细胞减少的情况下，一部分患者会发生带状疱疹病毒感染。

（3）处理：当降低每天硫唑嘌呤剂量后，轻度白细胞减少通常能够恢复。如果骨髓抑制的情况较严重，需及时停用硫唑嘌呤。

2. **胃肠道反应**　最常见的胃肠道反应为恶心、呕吐或腹痛、腹胀。

其预防、观察及处理同利妥昔单抗。

3. **胰腺炎**　如果患者出现恶心、呕吐、腹痛、腰背痛等症状，需警惕胰腺炎。胰腺炎是最严重的不良反应，但发生率较低，约为5%。一旦发生胰腺炎，就得立即停药并给予治疗。

4. **肝功能异常**　硫唑嘌呤引起的肝损害发生率较高，有报道达 71.4%。

（1）预防：遵医嘱预防性给予保肝及抗病毒药物，定期监测转氨酶等指标。

（2）观察：主要观察有无转氨酶增高、黄疸、肝大、腹水、肝硬化及肝性脑病等表现。

（3）处理：转氨酶升高 2 倍以上则需停药。

（郑佳蕾　李玲霞）

五、环孢素

【药物简介】

环孢素（ciclosporin）为含有 11 个氨基酸的环状多肽，是 T 淋巴细胞功能调节药，为一种强力免疫抑制剂。主要用于治疗器官移植、骨髓移植后排斥反应以及自身免疫性疾病，如类风湿关节炎、系统性红斑狼疮、干燥综合征、混合性结缔组织病等。

【给药方法】

环孢素胶囊/环孢素软胶囊：口服给药，分两次口服（早上和晚上）。

> tips：打开胶囊铝箔包装时可闻到特别的气味，属于正常现象，并非胶囊发生任何问题。胶囊应整体吞服。

环孢素口服溶液：口服给药。采用专用吸管正确吸取每次所需药量，最好采用软饮料（苹果汁或橘子汁等）稀释摇匀后口服，再以少量饮料清洗容器内剩余药液，一并服下。

> tips：软饮料指酒精含量低于0.5%的天然的或人工配制的饮料。葡萄柚和葡萄柚汁会影响药物代谢、升高环孢素的血药浓度，因此服用环孢素期间需避免吃该水果及产品。

环孢素注射液：静脉给药，缓慢静脉输入，时间为2~6小时，建议剂量为3~5 mg/kg。

> tips：环孢素可进入乳汁，对哺乳的婴儿有产生高血压、肾毒性、恶性肿瘤等不良作用的潜在危险性，故用该药品期间不宜哺乳。老年患者因易合并肾功能不全，应慎用该药品。

环孢素滴眼液：将药物滴入结膜囊内，每天4~6次，每次1~2滴。使用方法：因环孢素滴眼液为油溶液，使用时旋开瓶盖，将滴眼瓶与眼部垂直，轻轻挤压滴眼瓶，使药液滴入眼内，避免药液挂流瓶口造成污染，用完后立即盖好瓶盖。

1. 药物保存

环孢素胶囊：遮光，密封，常温（25 ℃以下保存）。

环孢素软胶囊：遮光，密封，在阴凉处（不超过20 ℃）保存。

环孢素滴眼液：避光密闭2~8 ℃存放，药品包装开启后应在两周内用完。

环孢素口服溶液：遮光，密封，在阴凉处（不超过20 ℃）保存。

> tips：当室温低于20 ℃时环孢素口服溶液若出现絮状物，须将其置于25~30 ℃温水中，待其恢复原状后再吸取服用。本品打开后须在2个月内用完。

环孢素注射液：30 ℃以下保存。

2. 药品规格

环孢素胶囊：每粒 25 mg。

环孢素软胶囊：10 mg，25 mg，50 mg，100 mg。

环孢素口服溶液：50 mL：5 g。

环孢素滴眼液：3 mL：30 mg。

环孢素注射液：5 mL：250 mg。

3. 药液配制　浓缩液应用生理盐水或 5% 葡萄糖按 1∶20 或 1∶100 比例稀释。应使用玻璃输注瓶，如使用塑料瓶必须符合欧洲药典关于血液制品用塑料容器规定，且不含聚氯乙烯，瓶子和瓶塞应不含硅油和任何脂类物质。

> tips：一经稀释，溶液必须于 24 小时内使用或遗弃。

【常见不良反应的预防及处理】

环孢素的主要不良反应有高血压、肝肾毒性、神经系统损害、继发感染，以及胃肠道反应等。不良反应的严重程度、持续时间均与剂量和血药浓度有关，服药期间应监测血常规、血肌酐和血压等。

1. 胃肠道反应　临床表现为厌食、恶心、呕吐等。

其预防、处理及观察同利妥昔单抗。

2. 肝、肾功能异常　环孢素治疗中最重要的问题是其肾毒性，其可引起肾小管及肾血管的结构和功能改变，还可引起氨基转移酶升高、胆汁郁积、高胆红素血症、高血糖、多毛症、手震颤、高尿酸血症伴血小板减少、微血管病性溶血性贫血、四肢感觉异常、下肢痛性痉挛等。不常见的有惊厥，其可能与环孢素对肾脏毒性及低镁血症有关。

（1）预防：服用环孢素的患者应定期监测肝肾功能。

（2）观察：观察患者有无震颤、四肢感觉异常等症状，监测肝肾功能。

（3）处理：针对患者的不适，给予对症处理，减少环孢素的用量或停用。

3. 罕见不良反应　有过敏反应、胰腺炎、白细胞减少、雷诺综合征、糖尿病、血尿等。

（1）预防：经常监测该品的血药浓度，调节其全血浓度，使能维持在临床能起免疫抑制作用而不致有严重不良反应的范围内。

（2）观察：观察患者是否有面、颈部发红及气喘、呼吸短促等症状，及时查看患者的血药浓度。

（3）处理：针对患者的不适，给予对症处理，减少环孢素的用量或停用。

（周洁琼　李玲霞）

六、西罗莫司

【药物简介】

西罗莫司（sirolimus）又称雷帕霉素，是一种大环内酯类抗生素免疫抑制剂，主要用于预防器官移植后排斥反应，是一种新型高效药物。临床应用广泛，常用于治疗自身免疫性疾病，如系统性红斑狼疮和原发免疫性血小板减少症，以及器官移植排斥反应。然而，单独使用时，效果一般；在大多数情况下，需要与皮质类固醇和环孢素联合使用。

tips：西罗莫司与环孢素合用能增加西罗莫司的血药浓度。

【给药方法】

口服给药，每天1次，固定的时间服用，与或不与食物同服。年龄在13岁以上但体重不超过40 kg的患者起始剂量为1 mg/($m^2 \cdot d$)，负荷剂量调整至3 mg/($m^2 \cdot d$)，老年患者用药不需调整剂量。

tips：西罗莫司仅供口服给药，不可与西柚同时服用。压碎、咀嚼或切开后的片剂的生物利用度尚未确定，因此不推荐这样的使用方法。应给不能服用片剂的患者处方口服溶液并指导使用方法。移植后患者应尽可能早地开始服用西罗莫司。建议西罗莫司应在服用环孢素4小时后服用。

1. 药品规格

西罗莫司片：1 mg。

西罗莫司胶囊：0.5 mg。

西罗莫司口服溶液：50 mL：50 mg。

tips：已证明2 mg西罗莫司口服溶液与2 mg西罗莫司片临床等价，更大剂量的等量交换尚未可知。

2. 药品保存

西罗莫司片：遮光，密封，25 ℃以下保存。

西罗莫司胶囊：遮光，密封，在阴凉处（不超过20 ℃）保存。

西罗莫司口服溶液：避光保存在 2～8 ℃冰箱内。冷藏时可能会出现轻度浑浊，如出现浑浊，可将其置于室温中，轻轻摇晃直至浑浊消失。如必要，可将药瓶置于室温下（不超过 25 ℃）短期保存，最长不超过 30 天。

> tips：药物一旦开启，应在 1 个月内用完。提供琥珀色给药器和盖帽用于服药，溶液贮存于室温（不超过 25 ℃）或 2～8 ℃冰箱内、不超过 24 小时。给药器为一次性使用，用毕立即弃去。

【常见不良反应的预防及处理】

1. **骨髓抑制** 可表现为贫血、血小板减少、白细胞减少。

其预防、观察及处理同利妥昔单抗。

2. **胃肠道反应** 有厌食、恶心、呕吐等。

其预防、观察及处理同利妥昔单抗。

3. **代谢性和营养性并发症** 如水肿、低血钾、高脂血症、高胆固醇血症、高血糖等。

（1）预防：向患者做好解释工作，给予饮食上个性化指导。

（2）观察：服用该药品的患者应定期监测生化，及时查看结果。

（3）处理：针对患者的不适，给予对症处理，指导患者低脂清淡饮食，禁忌油腻食物，必要时减少药品的用量或停用。

4. **心血管系统** 如高血压。

其预防、观察及处理同普纳替尼。

> tips：不良反应的发生率可随西罗莫司血药浓度的升高而升高。

（周洁琼　李玲霞）

七、他克莫司

【药物简介】

他克莫司（tacrolimus）是从链霉菌属中分离出的发酵产物，是一种大环内酯类抗生素，为一种强力的免疫抑制剂，能抑制过强的免疫反应，将有害的抗体浓度降低，从而达到保护脏器的目的。主要用于预防实体器官或骨髓移植后的排斥反应或系统性红斑狼疮、原发性肾病综合征、慢性肾小球肾炎等自身免疫性疾病。

【给药方法】

胶囊剂：每天服药两次（早晨或晚上），空腹或餐前 1 小时或餐后 2～3 小时服用。胶囊取出后应立即用液体送服（最好用水）。若患者临床状况不能口服或清晨忘记服药，应于当天迅速补服，不要在第 2 天同时服用两倍剂量。对肝移植患者，口服初始剂量应按体重每天 0.1～0.2 mg/kg，分两次口服，术后 6 小时开始用药；对肾移植患者，口服初始剂量应按体重每天 0.15～0.3 mg/kg，分两次口服，术后 24 小时内开始用药。

> tips：若患者临床状况不能口服，首剂须静脉给药。对于鼻饲给药者，可将胶囊内容物悬浮于水中，不慎、无意或不在监督的情况下，他克莫司胶囊或缓释制剂之间转换治疗是不安全的。

缓释胶囊剂：给药方法同胶囊剂。肾移植患者推荐的起始剂量为每天 0.06 ~ 0.6 mg/kg，肝移植患者推荐的起始剂量为每天 0.03 ~ 0.11 mg/kg。

注射液：用于静脉给药。稀释后的溶液浓度在 0.004 ~ 0.100 mg/mL 范围内。24 小时总输液量在 20 ~ 250 mL 范围内。肝移植患者推荐的起始剂量为每天 0.01 ~ 0.05 mg/kg 持续输注，并超过 24 小时。肾移植患者推荐的起始剂量为每天 0.05 ~ 0.10 mg/kg，术后 24 小时内持续输注。

> tips：稀释后的溶液不能用于静脉推注。

滴眼液：应充分摇匀后使用，通常为 1 次 1 滴，1 天 2 次滴眼。

软膏剂：①成人：0.03% 和 0.1% 他克莫司软膏，在患处皮肤涂上一薄层，轻轻擦匀，并完全覆盖，1 天 2 次，持续至特应性皮炎症状和体征消失后 1 周。②儿童：0.03% 他克莫司软膏，在患处皮肤涂上一薄层，轻轻擦匀，并完全覆盖，1 天 2 次，持续至特应性皮炎症状和体征消失后应停止使用。

> tips：仅用于皮肤，不得用于眼睛，0.03% 和 0.1% 浓度可用于成人，0.03% 浓度可用于 2 岁及以上的儿童。

1. 药物规格

胶囊剂：每粒 0.5 mg，1 mg，5 mg。

注射液：每支 1 mL：5 mg。

滴眼液：每支 5 mL：5 mg。

软膏剂：每支 10 g：10 mg；10 g：3 mg。

2. 药液配制 药液只能用 5% 葡萄糖注射液和 0.9% 氯化钠注射液稀释后方可用于静脉输注。聚氯乙烯塑料能吸附他克莫司,因此用于其配制和给药的导管、注射器和其他设备都不能含有聚氯乙烯。安瓿中未用完的他克莫司或未用完的稀释后溶液应立即处理,避免污染。

> tips:他克莫司在碱性条件下不稳定,与稀释溶液混合后可产生明显碱性溶液的药物(如阿昔洛韦和更昔洛韦),应避免与本品合用。

【药液输注】

1. 物品准备

物品:同利妥昔单抗物品准备。药品:盐酸肾上腺素 1 mg,配制完成的他克莫司溶液,地塞米松磷酸钠注射液 2 mg,0.9% 氯化钠注射液 100 mL。

2. 操作流程

(1)~(3)同利妥昔单抗。

(4)采用不含聚氯乙烯的输液器进行输注。

> tips:他克莫司需通过独立的、不与其他药物混用的输液管进行静脉滴注。

(5)使用输液泵或可调节输液器控制输注速度,保证药液持续输注 24 小时。

> tips:如病区无输液泵或可调节输液器等辅助工具,需准确计算输注滴数。

【常见不良反应的预防及处理】

1. 感染　如同其他免疫抑制剂，使用他克莫司的患者感染病毒、细菌、真菌和（或）原虫的可能性会增加，已有的感染性疾病可能还会加重。既有全身感染，也有局部感染如脓肿、肺炎。如果他克莫司与其他免疫抑制剂一起使用，会增加过度免疫抑制的危险性。

其预防、观察及处理同奥妥珠单抗。

2. 泌尿系统反应：肾功能异常　在整个治疗期间都会出现肾功能异常，因此对肾移植患者，应注意与排斥反应的症状区分。他克莫司常见的不良反应为肾功能异常，会出现血肌酐升高、尿素氮升高、尿量减少等临床表现。

（1）预防：监测他克莫司全血谷浓度。

（2）观察：观察患者有无恶心、呕吐、乏力、水肿等症状及尿量的情况，如有异常及时报告医生。

（3）处理：①在移植术后的几天内，应特别监测尿量、血肌酐水平，观察肾小管的损伤和肾小球系膜基质的增加。若出现上述情况，应及时调整他克莫司给药方案及给予对症处理并发症。在肾功能监测中，应注意与排斥反应区分。②钙通道阻滞剂可较好地拮抗他克莫司所致的急性肾毒性。近年来，钙通道阻滞剂在临床肾移植术后的应用日益广泛。

3. 高血压、高血糖　临床表现为患者血压或血糖升高。

（1）预防：已经存在心脏疾病、高血压、体液过多、使用激素、肝脏和（或）肾脏功能不全者，建议用心动描记图检测心血管功能，如果出现异常，应考虑减少剂量或停用他克莫司。

(2)观察:密切观察血压、血糖的变化,重视患者主诉,发现异常,立即通知医生,给予对症护理。

(3)处理:在使用他克莫司预防排斥反应时应严密监测患者的血糖和血压水平,特别是术后1个月内,若出现血糖和血压水平持续升高,应及时给予胰岛素和降压治疗,糖尿病患者应慎用他克莫司。

4. 肝功能异常　常出现食欲缺乏、呕吐、厌油腻、腹胀气等消化道症状,以及全身乏力、体重下降、皮肤瘙痒,有出血倾向等。

其预防、观察及处理同利妥昔单抗。

5. 神经系统反应　可表现为震颤、头痛、感觉异常和失眠(大多数为中等程度,不影响日常活动),其他症状包括不安、焦虑和情绪不稳、混乱、抑郁和陶醉感、多梦以及思维异常、嗜睡、眩晕和反应降低、偏头痛、惊厥、肌阵挛和神经病。

(1)预防:整个维持治疗阶段,可通过调整剂量及定期监测他克莫司血中谷值水平尽可能减少神经毒性的发生。

(2)观察:用药后观察患者有无周身不安、焦虑和情绪不稳、混乱、多梦及思维异常、嗜睡、眩晕和反应降低、肌阵挛和神经病。

(3)处理:作息规律,调整心态,监测他克莫司全血谷浓度。

(李乔　李慧敏)

八、吗替麦考酚酯

【药物简介】

吗替麦考酚酯（mycophenolate mofetil）是一种新型免疫抑制剂，在体内水解后形成具有免疫抑制活性的代谢产物麦考酚，从而抑制鸟嘌呤核苷酸的合成，进而阻断 DNA 的合成；还可以抑制 T 和 B 淋巴细胞增长，发挥免疫抑制作用。吗替麦考酚酯在风湿免疫疾病、皮肤疾病和器官移植中应用广泛，发挥着重要作用。

【给药方法】

吗替麦考酚酯片：口服给药，肾移植患者的推荐剂量为 1 次 1 g，每天 2 次，肝移植患者的推荐剂量为 1 次 0.5 ~ 1 g，每天 2 次，于移植后尽早使用。规格为 0.5 g/ 片。空腹服用（饭前 1 小时或饭后 2 小时），以减少食物对其血药浓度的影响，并需整粒吞服，禁止压碎。

> tips：每天 2 次服药的时间间隔为 12 小时，建议固定时间服用，如早晨 8 点和晚上 8 点。

吗替麦考酚酯胶囊：口服给药，推荐剂量同片剂。规格为 0.25g/ 粒。禁止打开吗替麦考酚酯胶囊或压碎胶囊，对于胶囊中的粉末，应避免吸入或直接接触皮肤或黏膜。

> tips：如果发生接触，用肥皂和清水彻底清洗，并用清水冲洗眼睛。

吗替麦考酚酯干混悬液：口服给药。推荐剂量同片剂。规格为 0.5 g/ 袋。

吗替麦考酚酯分散片：口服给药。推荐剂量同片剂。规格为 0.25 g/ 片。

注射用吗替麦考酚酯：静脉给药。规格为 0.5 g/瓶，两瓶相当于 1 g 剂量，建议浓度为 6 mg/mL。

1. 药物保存　片剂在 15 ~ 30 ℃避光保存；胶囊剂在 15 ~ 30 ℃干燥处保存；干混悬液应密封保存；分散片应 30 ℃以下避光保存；注射剂应遮光，密闭保存。

2. 药液配制　宜采用两步稀释法。

第一步：①每一小瓶中注入 20 mL 5% 的葡萄糖溶液并摇匀。注意无菌操作。②轻轻摇动小瓶使药品溶解（若室温低，可微热）。③溶解后溶液应为淡黄色液体，无杂质和沉淀物。否则应弃去不用。

第二步：①用 125 mL 5% 的葡萄糖溶液将溶液进一步溶解，药物终浓度为 6 mg/mL 左右。②观察溶液是否透明、无杂质，否则应弃去不用。

> tips：溶液应在配制后立即或 4 小时内使用，必须使用 5% 的葡萄糖溶液配制。

【药液输注】

1. 物品准备
物品：同注射用硫酸长春新碱物品准备。

2. 操作流程
同利妥昔单抗操作流程（1）~（3）。

> tips：控制输注速度。静脉缓慢输注应超过 2 小时，忌静脉快速滴注或推注。

【常见不良反应的预防及处理】

1. 感染　大剂量使用吗替麦考酚酯治疗过程中患者可合并各种细菌感染，如肺炎、淋巴结炎、丹毒。对于加用敏感抗生素可控制感染的患者，可不停用吗替麦考酚酯，严重者应将吗替麦考酚酯减量或停用。

其预防、观察及处理同奥妥珠单抗。

2. 胃肠道反应　吗替麦考酚酯代谢途径中存在肝肠循环，空腹服药可提高药物利用度；但部分患者空腹服用可出现腹泻、腹胀、腹痛等，多在减量后好转，此后仍可逐渐加至原剂量服用。

其预防、观察及处理同利妥昔单抗。

3. 骨髓抑制　吗替麦考酚酯的血液系统不良反应主要表现为白细胞减少、贫血、血小板减少、低色素贫血，其中以白细胞减少最常见。

（1）预防：同利妥昔单抗。

（2）观察：同利妥昔单抗。

（3）处理：需要监测血常规，当白细胞计数 $< 3 \times 10^9 /L$ 时，应该减半剂量，直到白细胞恢复正常再回到初始剂量；当白细胞计数 $< 2 \times 10^9 /L$，应该停药。出现贫血可减药，但对于较快出现严重贫血者，建议停药。血小板减少出现的概率较低，但是如果出现血小板计数 $< 60 \times 10^9 /L$，应停药。余同利妥昔单抗。

（李乔　李慧敏）

参考文献

1. 国家药典委员会. 中华人民共和国药典（二部）. 北京：中国医药科技出版社，2020.
2. 国家药典委员会. 中华人民共和国临床用药须知：化学药和生物制品卷. 2015年版. 北京：中国医药科技出版社，2017：911.
3. 杨宝学，张兰. 实用临床药物学. 北京：中国医药科技出版社，2018：682-683.
4. 石京山，杨俭. 药理学. 2版. 北京：高等教育出版社，2019：433.
5. QIN B, LUO N, LI Y, et al. Protectiveeffect of gastrodinonperipheral neuropathy induced by anti-tumor treatment with vincristineinratmodels. Drug Chem Toxicol，2018，7：1-8.
6. 曾缘缘，许静，张永. 三唑类抗真菌药物与长春新碱联用致神经毒性的文献分析. 中南药学，2019，17（6）：956-959.
7. 胡雅慧，吴春莹，郭宏丽. 长春新碱开展治疗药物监测的必要性和可行性. 中国临床药理学，2023，39（8）：1197-1199.
8. 彭力，张文萍，马妍妮，等. 长春新碱血药浓度测定方法的建立及其与肿瘤患儿细胞色素P4503A酶活性的相关性. 中国临床药理学杂志，2019，35（19）：2385-2389.
9. MODI D, POTUGARI B, UBERTI J. Immunotherapy for diffuse large B-cell lymphoma：current landscape and future directions. Cancers（Basel），2021，13（22）：5827.
10. 中国医师协会皮肤科医师分会自身免疫性疾病学组. 环磷酰胺治疗自身免疫性皮肤病中国专家共识. 中华皮肤科杂志，2021，54（9）：765-770.
11. EMADI A, JONES R J, BRODSKY R A. Cyclophosphamide and cancer：golden anniversary. Nat Rev Clin Oncol，2009，6（11）：638-47.
12. 韩娜，李勇华，高飔，等. 硼替佐米联合环磷酰胺及地塞米松方案治疗多发性骨髓瘤. 实用医学杂志，2019，35（3）：440-444，448.

13. CHEN Y Y, LI Y H, WANG D M, et al. Clinical efficacy of low-dose bortezomib-based triple combination therapy in the treatment of elderly multiple myeloma. Chin Assoc Pathophysiol, 2020, 28 (2): 535-539.
14. XIA P, ZHANG L, ZOU M, et al. Acute kidney injurycaused by TAFRO syndrome in a Chinese patient: efficacy of long-term corticosteroids combined with bortezomiband cyclophosphamide. Kidney Blood Press Res, 2020, 45 (4): 1-7.
15. 鲁俊, 朱熙君. 硼替佐米联合环磷酰胺及地塞米松治疗多发性骨髓瘤的临床疗效和毒副反应. 河北医学, 2020, 26 (4): 537-540.
16. MARTIN T, DIMOPOULOS M A, MIKHAEL J, et al. Isatuximab, carfilzomib, and dexamethasone in patients with relapsed multiple myeloma: updated results from IKEMA, a randomized Phase 3 study. Blood Cancer J, 2023, 13 (1): 72.
17. 黄晓军, 吴德沛. 中国异基因造血干细胞移植治疗血液系统疾病专家共识(Ⅲ): 急性移植物抗宿主病(2020年版). 中华血液学杂志, 2020, 41 (7): 529-536.
18. 中国医师协会风湿免疫科医师分会. 中国糖皮质激素性骨质疏松症防治专家共识(2020年版). 中华内科杂志, 2021, 60 (1): 13-21.
19. 中华医学会内分泌学分会. 糖皮质激素类药物临床应用指导原则(2023版). 中华内分泌代谢杂志, 2023, 39 (4): 289-296.
20. LONIAL S, POPAT R, HULIN C, et al. Iberdomide plus dexamethasone in heavily pretreated late-line relapsed or refractory multiple myeloma (CC-220-MM-001): a multicentre, multicohort, open-label, phase 1/2 trial. Lancet Haematol, 2022, 9 (11): e822-e832.
21. 谢坤莹, 魏锦, 邹兴立, 等. 重组人血小板生成素、重组人白介素11分别联合糖皮质激素治疗成人原发性免疫性血小板减少症的疗效. 实用医学杂志, 2019, 35 (16): 2624-2627.
22. 中国抗癌协会血液肿瘤专业委员会, 中华医学会血液学分会. 中国多发性骨髓瘤骨病诊治指南(2022年版). 中华血液学杂志, 2022, 43 (12): 979-985.
23. 卢小青. 我院糖皮质激素类药物的用药误区及合理用药探析. 中国现代药物应用, 2019, 13 (22): 223-225.

24. 中国医师协会皮肤科医师分会自身免疫病专业委员会. 硫唑嘌呤治疗免疫相关性皮肤病专家建议. 中华皮肤科杂志, 2021, 54（2）: 116-121.
25. QIU W, KERMODE A G, LI R, et al. Azathioprine plus corticosteroid treatment in Chinese patients with neuromyelitis optica. J Clin Neurosci, 2015, 22（7）: 1178-1182.
26. MCLEOD H L, SIVA C. The thiopurine S-methyltransferase gene locus-implications for clinical pharmacogenomics. Pharmacogenomics, 2002, 3（1）: 89-98.
27. BROEN J C A, VAN LAAR J M. Mycophenolate mofetil, azathioprine and tacrolimus: mechanisms in rheumatology. Nat Rev Rheumatol, 2020, 16（3）: 167-178.
28. 郑文洁, 张娜, 朱小春, 等. 白塞综合征诊疗规范. 中华内科杂志, 2021, 60（10）: 860-867.
29. 陈新谦, 金有豫, 汤光. 新编药物学. 18版. 北京: 人民卫生出版社, 2019.
30. 熊方武, 余传隆, 白江秋, 等. 中国临床药物大辞典: 化学药卷. 北京: 中国医药科技出版社, 2018.
31. 杨霞, 肖敏, 吴斌, 等. 硫唑嘌呤不良反应文献分析. 中国药业, 2020, 29（7）: 134-137.
32. NADEMANCE A, SCHMIDT G M, PARKER P, et al. The out come of mat ched unrelated donor bone ma now transplantation in patients with hemat ologic malognancies using mol ecular typing for donor selection and graft versus host disease prophy laxisregimen of cyclosporin, methotrexate and prednisone. Blood, 1995, 86（3）: 1228-1234.
33. 张之南. 血液病诊断及疗效标准. 天津: 天津科学技术出版社, 1991.
34. 张家华, 黄平. 现代血液病治疗学. 北京: 人民军医出版社, 1997.
35. ASCHAN J, RINGEN O, SUNDBERG B, et al. Methotrexate combined with cyclosporin A decreases graft-versus-host disease, but increases leukemic relapse compared to monotherapy. Bone Marrow Transplant, 1991, 7（2）: 113-119.
36. ATIQF, HAMELIE, BROERS A, et al. Converting eyclo-sporine A from intravenous to oral administration in hematopoietic stem cell transplant recipients and the role of azole antifungals. Eur J Clin Pharmacol, 2018, 74（6）: 767-773.

37. INOUE Y, SAITO T, OGAWA K, et al. Pharmacokinetics of cyclosporine a conversion from twice-daily infusion to oral administration in allogeneic hematopoietic stem cell transplantation. Am J Ther, 2014, 21（5）：377-384.
38. 王伟霞, 张翠欣, 唐霄. 西罗莫司临床应用及药物相互作用的研究进展. 临床合理用药杂志, 2018, 11（31）：173-177.
39. YAN X J, XU J, GU Z H, et al. Exome sequencing identifies somatic mutations of DNA methyltransferase gene DNMT3A in acute monocytic leukemia. Nat Genet, 2011, 43（4）：309-315.
40. DAI Y J, WANG Y Y, HUANG J Y, et al. Conditional knockin of Dnmt3a R878H initiates acute myeloid leukemia with mTOR pathway involvement. Proc Natl Acad Sci U S A, 2017, 114（20）：5237-5242.
41. LUSKIN M R, LEE J W, FERNANDEZ H F, et al. Benefit of high-dose daunorubicin in AML induction extends across cytogenetic and molecular groups. Blood, 2016, 127（12）：1551-1558.
42. KUMAR D, MEHTA A, PANIGRAHI M K, et al. DNMT3A（R882）mutation features and prognostic effect in acute myeloid leukemia in Coexistent with NPMI and FLT3 mutations. Hematol Oncol Stem Cell Ther, 2018, 11（2）：82-89.
43. CHENG Z, HU K, TIAN L, et al. Clinical and biological implications of mutational spectrum in acute myeloid leukemia of FAB subtypes M4 and M5. Cancer Gene Ther, 2018, 25（3/4）：1.
44. 袁芳, 吴秀芝. 他克莫司的不良反应与临床药学监护要点. 解放军预防医学杂志, 2016, 34（6）：938-939.
45. 王琳, 王琳娜, 庞欣欣, 等. 雷公藤总甙联合他克莫司和糖皮质激素治疗难治性肾病综合征疗效观察. 新乡医学院学报, 2020, 37（6）：588-591.
46. 王莉, 金明, 黄俊波, 等. 他克莫司联合糖皮质激素对难治性肾病综合征患者肝肾功能、糖脂代谢及不良反应的影响. 解放军医药杂志, 2019, 31（2）：90-93.
47. 朱铁锤, 任振辉, 刘向东, 等. 贝前列素钠联合他克莫司治疗老年原发性肾病综合征的效果及其对肾功能外周血Th17水平及免疫功能的影响. 中国药物与临床, 2022, 22（3）：262-265.

48. BENTATA Y. Tacrolimus: 20 years of use in adult kidney trans-plantation. Artif Organs, 2020, 44 (2): 140-152.
49. RODRIGUEZ Y, VATTI N, RAMIREZ C, et al. Chronic inflammatory demyelinating polyneuropathy as an autoimmune disease. J Autoimmun, 2019, 102: 8-37.
50. 林晓芙, 徐海波, 吴燕, 等. 吗替麦考酚酯联合泼尼松对系统性红斑狼疮患者肾功能免疫功能及相关因子水平的影响. 中国药物与临床, 2019, 19 (10): 1663-1665.
51. 李秀丽, 张会武, 徐海平, 等. 吗替麦考酚酯联合糖皮质激素对过敏性紫癜性肾炎患儿肾功能及免疫功能的影响. 中国病案, 2019, 20 (6): 87-90.
52. 韩淑娟. 百令胶囊联合吗替麦考酚酯片治疗小儿过敏性紫癜性肾炎的效果. 中国民康医学, 2022, 32 (7): 88-90.
53. INKER L A, HEERSPINK H J L, TIGHIOUART H, et al. Association of treat-ment effects on early change in urine protein and treatment effects on GFR slope in IgA nephropathy: an individual participant Meta-analysis. Am J Kidney Dis, 2021, 78 (3): 340-349.
54. HE J W, ZHOU X J, LV J C, et al. Perspectives on how mucosal immune responses, infections and gut microbiome shape IgA nephropathy and future therapies. Theranostics, 2020, 10 (5): 11462-11478.

第二十六章 免疫增强剂

胸腺肽类：胸腺五肽、胸腺法新

【药物简介】

胸腺肽即胸腺素（thymopeptide），能够调节免疫系统，对机体的免疫反应具有激活作用，可以增加机体的免疫应答，最终达到增加机体抗病和抗感染能力，常被用于免疫低下患者的辅助治疗。目前临床常用的胸腺肽类药物有胸腺肽、胸腺五肽和胸腺法新，均与胸腺分泌的多肽激素有关。

【给药方法】

1. 胸腺五肽

给药途径：因规格而异，因厂家而异。

1 mg/支：肌内注射、静脉滴注，不能皮下注射。

10 mg/支：肌内注射、皮下注射，不能静脉滴注。

> tips：半衰期短（30秒），推荐每天1次或隔天1次以维持治疗浓度。

（1）药物保存：密闭，在凉暗处（避光并不超过 20 ℃）保存。

（2）药液配制：有注射液和注射用粉剂两种药物剂型。使用注射液剂型行皮下注射/肌内注射时，无须再添加溶媒，直接使用；使用注射用粉剂行皮下注射/肌内注射前加灭菌注射用水 1 mL 溶解，或溶于 250 mL 0.9% 氯化钠注射液静脉慢速单独滴注。

2. 胸腺法新

1.6 mg 皮下注射，每周 2 次，间隔 3 ~ 4 天，不应肌内注射和静脉滴注。

> tips：治疗慢性乙型肝炎的疗程为 6 个月，作为免疫损伤患者的免疫应答增强剂的疗程为 4 周，不可中断。

（1）药物保存：遮光，密封，2 ~ 8 ℃保存。
（2）药液配制：用 1 mL 灭菌注射用水溶解后立即皮下或肌内注射，不应与任何其他药物混合后注射。

【药液注射】

1. 皮下注射

（1）物品准备：详见表 26-1。

表 26-1　皮下注射物品准备

物品名称	数量	物品名称	数量
治疗盘及用物	1 套	配制完的注射用药液	1 支
内有：①无菌棉球	1 包	锐器盒	1 个
②复合碘消毒棉签	1 包	免洗手消毒液	1 瓶
③污物罐	1 个	医嘱单	1 页
④砂锯	1 个	2 mL 注射器	1 副
⑤盐酸肾上腺素注射液 1 mg	1 支		

(2)操作流程:同重组人干扰素 α1b。

2. 肌内注射

(1)物品准备:同皮下注射物品准备(表 26-1)。

(2)操作流程:①~③同重组人干扰素 α1b。④协助患者取正确卧位:以臀大肌注射为例。侧卧位:上腿伸直,下腿稍弯曲。俯卧位:两足尖相对,足跟分开。仰卧位:用于不宜侧卧的患者。⑤选择注射部位,常用注射部位为臀大肌及三角肌。⑥洗手。⑦取复合碘消毒棉签由注射点中心向周围环形消毒注射部位皮肤 1 遍,消毒范围直径为 5~6 cm。⑧取一个无菌棉球夹于左手食指与中指之间。⑨注射:A.左手拇指、中指和环指固定皮肤,右手持注射器用手臂带动腕部的力量,将针头快速垂直刺入皮肤,使针尖到达肌肉层(皮肤距针座处留针 2 mm)。B.左手放松皮肤,固定注射器及针座,右手回抽活塞。确定无回血时即可缓慢推注药液。C.注射完毕,以无菌棉球轻压针眼处,迅速拔出针头。D.针头弃于锐器盒内,注射器弃于污物罐内。⑩协助患者取舒适卧位,整理床单位,并告知注意事项。⑪洗手。⑫医嘱单上签名、签执行时间。

【常见不良反应的预防及处理】

1. 胸腺五肽的常见不良反应　个别患者可见恶心、发热、头晕、胸闷、无力等不良反应,少数患者偶有嗜睡感。慢性乙型肝炎患者接受本品治疗时可能出现丙氨酸转氨酶水平短暂升高。

(1)预防:①胸腺五肽是通过增强患者免疫功能而发挥治疗作用,故正在接受免疫抑制治疗的患者(如器官移植受者)应慎重使用,除非治疗带来的裨益明显大于危险性。②慢性乙型肝炎患者治疗期间应定期检查肝功能。③ 18 岁以下患者慎用。

（2）观察：有无出现恶心、发热、头晕、胸闷、无力等症状。

（3）处理：常规给予对症处理。丙氨酸转氨酶升高的患者如无肝衰竭预兆出现，仍可继续使用。

2. 胸腺法新的常见不良反应　胸腺法新的耐受性良好，部分患者可能有注射部位不适。慢性乙肝患者接受本品治疗时，可能出现丙氨酸转氨酶水平暂时波动至基础值 2 倍以上。

（1）预防：①慢性乙型肝炎患者用药期间应定期检查肝功能。②对本药及其辅料（一般为甘露醇、磷酸钠）有过敏史的患者及器官移植患者应禁用。③孕妇及哺乳期妇女应慎用。④老年患者使用本药不需要减量。

（2）观察：注射部位是否表现为红斑、疼痛、肿胀或瘙痒等。实验室检查肝功能（丙氨酸转氨酶）是否异常。

（3）处理：丙氨酸转氨酶异常升高时通常应继续使用，除非有肝衰竭的症状和预兆出现。

注射部位局部反应大部分能够自行缓解，同时可采用局部冷敷法，不可用手去抓挠，以免引起局部皮肤感染。若局部物理治疗后症状未见明显改善，可给予皮质类固醇或口服抗组胺药缓解不适。

（李娜　秦然）

参考文献

1. 刘心霞，申平鑫，杜姗，等 . 胸腺肽类免疫调节药物在新型冠状病毒肺炎中合理使用与药学监护 . 医药导报，2020，39（4）：451-458.

2. DOMINARI A, HATHAWAY D, PANDAV K, et al. Thymosin alpha 1: a comprehensive review of the literature. World J Virol, 2020, 9（5）: 67-78.
3. MAO L. Thymosin alpha 1-reimagine its broader applications in the immuno-oncology era. Int Immunopharmacol, 2023, 4（117）: 109952.
4. 蔡青青, 沈赟, 吴薇. 注射用胸腺法新的超说明书使用分析. 药学与临床研究, 2019, 27（3）: 221-223.
5. XIONG W, LIU Z G, XIONG L, et al. $CD3^+$, $CD4^+$, and $CD8^+$ expression in cells in peripheral blood of silicosis patients and intervention effect of thymalfasin. Ann Clin Lab Sci, 2019, 49（3）: 368-371.
6. 刘欢, 郭西芮, 吴行伟, 等. 胸腺肽α1用于肿瘤化疗患者疗效及生存预后的Meta分析. 实用医院临床杂志, 2018, 15（3）: 14-18.
7. FRANCESCA P, ROBERTA G, IDA ANTONIA C, et al. Serum thymosin alpha 1 levels in normal and pathological conditions. Expert Opin Biol Ther, 2018, 18（Suppl1）: S13-S21.
8. 孙露, 张诏. 胸腺肽类药物在新型冠状病毒肺炎应用中的思考. 临床药物治疗杂志, 2020, 18（3）: 63-67.
9. GAZIANO R, PISTOIA E S, CAMPIONE E, et al. Immunomodulatory agents as potential therapeutic or preventive strategies for COVID-19. Eur Rev Med Pharmacol Sci, 2021, 25（11）: 4174-4184.

第二十七章 其他免疫调节剂

一、血小板生成素受体激动剂类药物：艾曲泊帕乙醇胺片、马来酸阿伐曲泊帕片、海曲泊帕乙醇胺片

【药物简介】

血小板生成素受体激动剂（thrombopoietin receptor agonist，TPO-RA）可以与人血小板生成素受体的跨膜结构域相互作用，启动信号级联反应，刺激骨髓巨核系增殖和分化，从而促进血小板的生成和释放。其主要以小分子为主，兼具有效性和安全性。

艾曲泊帕（艾曲泊帕乙醇胺片）：首个口服TPO-RA，用于治疗糖皮质激素、免疫球蛋白治疗无效或脾切除术后慢性原发免疫性血小板减少症患者。

阿伐曲泊帕（马来酸阿伐曲泊帕片）：第二代TPO-RA，用于择期进行侵入性检查或手术的成人慢性肝病相关血小板减少症和原发免疫性血小板减少症。

海曲泊帕（海曲泊帕乙醇胺片）：我国自主研发的新一代口服TPO-RA，用于治疗既往对糖皮质激素、免疫球蛋白等治疗不佳的原发免疫性血小板减少症成年患者和对免疫抑制治疗反应不佳的重型再生障碍性贫血成年患者，效果显著。

【给药方法】

1. 艾曲泊帕乙醇胺片 口服给药,应在以下产品使用前间隔至少 2 小时或使用后间隔至少 4 小时服用,包括抗酸药、富含钙(钙≥ 50 mg)的食物[乳制品、豆制品(不包括豆奶)、海产品、芝麻、脱水蔬菜等]或含有多价阳离子(如铝、钙、铁、镁、硒、锌)的矿物质补充剂。不得碾碎后混入食物或液体中服用。

(1)药物保存:30 ℃以下保存。

(2)药品规格:25 mg/ 片,50 mg/ 片。

2. 马来酸阿伐曲泊帕片 口服给药,应与食物同服。

(1)药物保存:遮光,密封,25 ℃以下保存。

(2)药品规格:20 mg/ 片。

3. 海曲泊帕乙醇胺片 空腹口服 2 小时后方可进餐,避免与餐同服。以下产品应在服药后至少 2 小时使用,包括乳制品(如牛奶、酸奶、乳酪和冰激凌等)或者含多价阳离子(如铝、钙、镁、铁、硒、锌)的矿物质补充剂。

(1)药物保存:遮光,密封,25 ℃以下保存。

(2)药品规格:2.5 mg/ 片,3.75 mg/ 片,5 mg/ 片。

【药品服用】

1. 艾曲泊帕乙醇胺片 治疗开始后,必要时调整剂量使血小板计数达到并维持≥ 50×10^9/L,以减少出血的风险。每天剂量不得超过 75 mg。应定期监测临床血液学和肝功能，并根据血小板计数调整药物剂量（表 27-1）。未发现老年患者（≥ 65 岁）和年轻患者的疗效及安全性差异，用法用量无差别。

表 27-1 艾曲泊帕乙醇胺片的剂量调整方案

血小板计数	剂量调方法
$< 50 \times 10^9$/L（给药至少 2 周后）	以 25 mg 为单位，增加日剂量。至少每周监测 1 次血小板计数，等待 2 周后评价其增量后的效果，并考虑是否需进一步调整剂量。最高剂量为 75 mg/d
$\geq 50 \times 10^9$/L 至 $\leq 150 \times 10^9$/L	采用能够维持血小板计数、避免或减少出血的本品最低剂量
$> 150 \times 10^9$/L 至 $\leq 250 \times 10^9$/L	以 25 mg 为单位，减少日剂量。至少每周监测 1 次血小板计数。等待 2 周，评价其减量后的效果，并考虑是否需进一步调整剂量
$> 250 \times 10^9$/L	停用本品，血小板监测频率增加至每周 2 次。一旦血小板计数 $\leq 100 \times 10^9$/L，可重新开始治疗，但每天剂量减少 25 mg

tips：本品标准剂量调整方法，无论是加量还是减量，应每次增加或减少 25 mg，每天 1 次。

2. 马来酸阿伐曲泊帕片

（1）原发免疫性血小板减少症的用法用量：与食物同服，起始剂量为 20 mg/d，每天 1 次；最大剂量为 40 mg/d，每天 1 次。当服用阿伐曲泊帕片 40 mg、每天 1 次、4 周后血小板计数仍低于 50×10^9/L 或 20 mg、1 次/周、服用 2 周后血小板计数仍高于 400×10^9/L，应停用。

（2）慢性肝病相关血小板减少症的用法用量：每天 1 次，连续口服 5 天。在择期行有创性检查或手术前 10～13 天开始服用本品。根据患者的血小板计数选择推荐剂量，见表 27-2。

表 27-2　马来酸阿伐曲泊帕片治疗慢性肝病相关血小板减少症的推荐剂量和持续时间

血小板计数 /L^{-1}	日剂量 /mg	持续时间 /d
$< 40 \times 10^9$	60	5
$(40 \sim 50) \times 10^9$	40	5

3. 海曲泊帕乙醇胺片

（1）原发免疫性血小板减少症：初始剂量为 2.5 mg，每天 1 次。在治疗过程中，应监测血小板计数，根据血小板计数情况采用能使血小板计数达到并维持 $\geq 50 \times 10^9$/L 的最低剂量，最高剂量不可超过每天 7.5 mg。具体参照表 27-3 所列的血小板计数情况进行剂量调整。

表 27-3　海曲泊帕乙醇胺片治疗原发免疫性血小板减少症的剂量调整方法

血小板计数	剂量调整方法
$< 50 \times 10^9$/L（给药至少 2 周后）	根据当前给药级别，上调一个剂量级别； 至少每周监测 1 次血小板计数，评价增量后的效果。若增加至 7.5 mg、每天 1 次、治疗 4 周仍未见疗效，应停止本品治疗
$\geq 50 \times 10^9$/L 至 $\leq 150 \times 10^9$/L（治疗期间任一时间点）	维持当前给药级别，定期监测血小板计数
$> 150 \times 10^9$/L 至 $< 250 \times 10^9$/L（治疗期间任一时间点）	根据当前给药级别，下调一个剂量级别； 至少每周监测 1 次血小板计数，评价减量后的效果

续表

血小板计数	剂量调整方法
$> 250 \times 10^9/L$（治疗期间任一时间点）	暂停使用； 每周监测 2 次血小板计数，直至血小板计数 $\leq 100 \times 10^9/L$，以较停药前下调一个剂量级别重新开始给药

在治疗原发免疫性血小板减少症时，无论增量还是减量，请参照表 27-4 的剂量调整级别依次增减。

表 27-4　海曲泊帕乙醇胺片治疗原发免疫性血小板减少症的剂量级别

级别	剂量 / mg	给药频率
1	2.5	隔天 1 次
2	2.5	每天 1 次
3	3.75	每天 1 次
4	5	每天 1 次
5	7.5	每天 1 次

（2）重型再生障碍性贫血：初始剂量为 7.5 mg，每天 1 次。在治疗过程中，应定期监测血小板计数，根据血小板计数情况，每 2 周调整 1 次剂量，直至达到维持血小板应答的最低剂量。最高剂量不可超过每天 15 mg。具体参照表 27-5 所列的血小板计数情况进行剂量调整。

表 27-5　海曲泊帕乙醇胺片治疗重型再生障碍性贫血症的剂量调整方法

血小板计数	剂量调整方法
$< 50 \times 10^9$/L（给药至少 2 周后）	以 2.5 mg 为单位，增加日剂量。每 2 周评价增量后的效果，并考虑是否需要进一步调整剂量；最高剂量为 15 mg，每天 1 次
$\geq 50 \times 10^9$/L 至 $\leq 200 \times 10^9$/L（给药至少 2 周后）	维持原给药剂量，定期监测血小板计数
$> 200 \times 10^9$/L 至 $\leq 400 \times 10^9$/L（治疗期间任一时间点）	以 2.5 mg 为单位，减少日剂量。2 周后评价减量后的效果，并考虑是否需要进一步调整剂量
$> 400 \times 10^9$/L（治疗期间任一时间点）	暂停使用本品。密切监测血小板计数（如 1 周 2 次），一旦血小板计数 $\leq 200 \times 10^9$/L，可重新开始治疗，按原日剂量减少 2.5 mg 重新给药
$> 400 \times 10^9$/L（最低剂量给药 2 周后）	停止给药。密切监测血小板计数（如 1 周 2 次）

【常见不良反应的预防及处理】

（一）常见不良反应

1. **贫血**　TPO-RA 有可能会使血红蛋白减少，进而影响红细胞的生成。其预防、观察及处理同达沙替尼。

2. **恶心呕吐**　患者服用 TPO-RA 后，可能会出现恶心呕吐。

（1）预防：尽量避免闻到刺激性气味，保持空气清洁，以清淡饮食为主。选择通风良好及远离厕

（2）观察：按时巡视病房，询问患者有无恶心呕吐。观察呕吐次数、呕吐物的量及特征。

（3）处理：呕吐物应置于不透明密闭容器中并及时清理。呕吐频繁时，在 4~8 小时内禁食，必要时可延长至 24 小时，然后缓慢进清流质饮食。避免大量饮水，可选用肉汤、菜汤等，以维持体内电解质的平衡。如果恶心呕吐严重，及时遵医嘱使用止吐药或更改治疗方案。

3. 肌肉痛

（1）观察：询问患者是否有肌肉疼痛、抽筋、刺痛或灼烧感。

（2）处理：①患者需要休息及行物理治疗，如按摩、热敷，以达到促进血液循环、疏通经络的效果，不宜过度活动。②部分患者还可以口服维生素 C，促进结缔组织中胶原合成以加速受损组织的修复和缓解酸痛。③如果肌肉酸痛情况严重，遵医嘱给予对症治疗。

4. 腹泻
其预防、观察及处理同达沙替尼。

5. 肝功能异常
实验室检查肝功能相关指标异常是 TPO-RA 常见不良反应。

（1）预防：用药前应先评估患者肝功能并定期监测，尤其是老年和儿童患者。调整期间每 2 周测定 1 次肝功能，达到稳定剂量后，每月测定 1 次肝功能。

（2）观察：是否出现食欲减退、食后胀满、恶心、厌油腻、呕吐、腹泻或便秘、乏力、易疲乏、倦怠、嗜睡等肝功能异常症状。

（3）处理：肝功能相关指标异常时暂停服药，经保肝治疗后若转氨酶恢复正常，可恢复 TPO-RA 治疗。

（二）血栓栓塞性疾病

血栓栓塞性疾病包含动脉和静脉血栓。TPO-RA会增强内源性血小板的产生，增加血栓栓塞发生风险。

（1）预防：当患者合并血栓性疾病，如冠状动脉粥样硬化性疾病、心肌梗死、脑卒中时，在使用TPO-RA过程中应严密监测原发病控制情况，并定期复查。

（2）观察：①肢体疼痛和肿胀：轻者仅感局部沉重，站立和行走时疼痛加剧，抬高下肢可缓解症状，应考虑深静脉血栓；②出现烦躁不安、惊恐、濒死感、出冷汗、血压下降、休克、晕厥等症状时，应考虑急性肺栓塞。

（3）处理：应立即停用TPO-RA，并进行相应的抗栓治疗。

（三）骨髓纤维化

TPO-RA所致血液系统不良反应主要临床表现为骨髓纤维化，所有发生该不良反应的病例原患疾病均为原发免疫性血小板减少症，发生时间最快为用药后1个月，多数发生于用药8个月后。

（1）预防：长期使用TPO-RA患者，尤其是原发免疫性血小板减少症患者，应注意监测骨髓状态。

（2）观察：包括临床表现和形态学表现。临床表现为脾肿大及肝大，中度至显著贫血，白细胞和血小板可正常、减少或增多。外周血形态学表现包括幼粒幼红细胞增多症、显著的异形红细胞和泪滴状红细胞增多。骨髓标准包括网硬蛋白和（或）胶原纤维增多，细胞容积比减低，骨髓窦扩张，髓腔造血，中性粒细胞增殖，显著的巨核细胞增殖，巨核细胞异型性以及新骨形成（骨硬化）。

（3）处理：应立即停用TPO-RA药物，并进行相应的骨髓纤维化治疗。

（四）克隆演变或进展风险

TPO-RA能刺激干细胞，也可能刺激增生不良的骨髓中的干细胞或白血病干细胞，从而导致或加速患者的克隆演变，并最终进展为骨髓增生异常综合征或急性髓系白血病。

（1）预防及观察：患者在使用TPO-RA前和用药过程中定期进行骨髓检查、骨髓染色体核型分析、荧光原位杂交或基因检测。

（2）处理：如果检测到新的细胞遗传学异常，则必须评估是否应继续使用本品。如确定克隆演变进展为临床诊断的骨髓增生异常综合征或急性髓系白血病，则应停止本品治疗。

（李娜　赵喆）

二、地西他滨

【药物简介】

地西他滨（decitabine）作为DNA甲基转移酶抑制剂，通过抑制DNA甲基转移酶，逆转DNA甲基化，重新激活肿瘤抑制基因，从而诱导肿瘤细胞的凋亡与分化。适用于国际预后评分量表（international prognosis score scale，IPSS）评分为中危-1（0.5~1.0分）、中危-2（1.5~2.0分）和高危（≥2.5分）的初治、复治骨髓增生异常综合征患者，包括原发性和继发性的骨髓增生异常综合征。

【给药方法】

静脉给药。对骨髓增生异常综合征的治疗推荐两种给药方案。

(1) 3天给药方案：推荐剂量为15 mg/m^2，连续静脉输注3小时以上，每8小时1次，连续3天（即每个治疗周期给药9次）。根据患者的临床指标和观察到的毒性，每6周重复1个周期。每天总剂量不得超过45 mg/m^2，每个治疗周期的总剂量不得超过135 mg/m^2，如果出现遗漏给药的情况，应尽快重新输注。

(2) 5天给药方案：推荐剂量为20 mg/m^2，连续静脉输注1小时以上，每天1次，连续5天（即每个治疗周期给药5次）。根据患者的临床指标和观察到的毒性，每4周重复1个周期。每天总剂量不得超过20 mg/m^2，每个治疗周期的总剂量不得超过100 mg/m^2，如果出现遗漏给药的情况，应尽快重新输注。可以在门诊使用该用药方案。

1. 药物保存 药物在25 ℃以下保存。配制好的药物如不能在15分钟内使用，将其储存于2~8 ℃，最多不超过4小时。

2. 药液配制 地西他滨为化疗药物，应避免皮肤与溶液接触，必须佩戴保护手套。必须采用处理抗癌药物的标准程序。本品应当在无菌条件下用无菌注射用水复溶，配制成每毫升约含5.0 mg地西他滨溶液，复溶后溶液立即再用0.9%氯化钠注射液或5%葡萄糖注射液进一步稀释成终浓度为0.15~1.0 mg/mL的溶液。

【药液输注】

1. 物品准备

物品：医嘱本，手消液，治疗盘，碘伏棉签，一次性精密输液器（1个），无针接头（1个），2 mL注射器（1支），无菌棉球，止血带，套管针，输液贴膜，输液泵，胶布，一次性治疗巾，锐器盒，污物罐，心电监护仪，电极片（若干）。

2. 操作流程

（1）、（2）同利妥昔单抗。

（3）患者处于舒适体位，垫治疗巾，评估患者血管情况。选择粗、直的血管进行穿刺。留置套管针；最好使用深静脉置管输注。因地西他滨为化疗药物，如采用留置针输注，在输注前、输注中要多次评估留置针是否在血管内。

（4）采用精密输液器，连接无针接头，输注本药需通过独立的、不与其他药物混用的输液管进行静脉滴注，输注前后采用0.9%氯化钠注射液彻底冲洗管路。

（5）为预防、减轻患者胃肠道反应，用药前30分钟可遵医嘱给予止吐、保胃药物。

（6）使用输液泵或控制输注速度，严格控制输注速度能显著降低不良反应的发生率及严重程度。控制输注时间在1~3小时。

（7）输注前测量生命体征，过程中给予心电监护以密切监测生命体征。加强巡视，重视患者的主诉，同时备好急救药品及设备。

【常见不良反应的预防及处理】

地西他滨最主要和常见的不良反应均是骨髓抑制和骨髓抑制导致的临床结果,如中性粒细胞减少症、贫血、血小板减少症、感染(病毒、细菌和真菌)等。临床表现为乏力、困倦、头晕、发热等症状,黏膜及各器官有出血倾向。患者可呈贫血貌,面色苍白,皮肤可见出血点或瘀斑。

1. **中性粒细胞减少症**　其预防、观察及处理同奥妥珠单抗。
2. **贫血**　其预防、观察及处理同达沙替尼。
3. **血小板减少症**　其预防、观察及处理同奥妥珠单抗。
4. **胃肠道反应**　其预防、观察及处理同利妥昔单抗。
5. **静脉炎**　其预防、观察及处理同硫酸长春新碱。

(蒋丽娟　王鑫淼)

三、阿扎胞苷

【药物简介】

阿扎胞苷(azacitidine)是胞嘧啶核苷类似物,通过引起 DNA 去甲基化和对骨髓中异常造血细胞的直接细胞毒作用而产生抗肿瘤作用,常用于治疗 IPSS 中的中危及高危骨髓增生异常综合征、慢性粒单核细胞白血病及按照世界卫生组织分类的急性髓系白血病、骨髓原始细胞为 20%～30% 伴多系发育异常等的成年患者。

【给药方法】

皮下注射，推荐起始剂量为每天 75 mg/m^2，连续给药 7 天，4 周为 1 个疗程。两个疗程后如果未出现效应，且患者除恶心和呕吐外并未出现其他毒性反应时，剂量可以增加到每天 100 mg/m^2。用药前预防性给予止吐药物，预防患者发生恶心、呕吐。

1. 药物保存

（1）25 ℃以下保存。

（2）用于即刻皮下给药的制剂：产品可在室温下最长保存 1 小时，但是必须在复溶后 1 小时内给药。

（3）用于延迟皮下给药的制剂：复溶药液必须保存在小瓶中或抽取至一支注射器中。复溶后必须立即冷藏。当使用未经冷藏的注射用水复溶本品时，复溶药液在冷藏条件 2 ~ 8 ℃下可保存最长达 8 小时。当使用冷藏 2 ~ 8 ℃注射用水复溶本品时，复溶药液在冷藏条件 2 ~ 8 ℃下可保存最长达 22 小时。

2. 药液配制

阿扎胞苷是一种细胞毒性药物，正如其他有潜在毒性的化合物一样，处理和制备时应当谨慎。配制后的药液若接触皮肤，立即用流动水和肥皂充分清洁。若接触黏膜，应在流动水下充分清洗。药瓶里未用完的部分应丢弃，不要保存任何未用部分供以后使用。

（1）皮下注射配制方法：100 mg 应当使用 4 mL 无菌注射用水复溶。稀释液应当缓慢注射至小瓶中。剧烈振摇或转动小瓶，直至获得均质混悬液。制备的混悬液重溶后不得过滤，否则可能滤除活性成分。

（2）用于即刻皮下给药的配制：大于 4 mL 的剂量应当均等分至两支注射器中。

（3）用于延迟皮下给药的制剂：复溶药液必须保存在小瓶中或抽取至一支注射器中。大于 4 mL 的剂量应当均等分至两支注射器中。

【药液注射】

1. 物品准备

物品：同重组人干扰素 α1b 物品准备。

药品：注射用阿扎胞苷，用无菌注射用水配制。

2. 操作流程

（1）~（6）同重组人干扰素 α1b。

（7）协助患者取舒适的体位，选择皮肤完好的注射部位并充分暴露。选择合适注射部位。在首次注射阿扎胞苷前检查血常规、肝功能及血生化等实验室指标，各项化验结果达到标准后方可遵医嘱皮下注射，每次分 2 针皮下注射，每个注射部位注射 2 针，2 个注射点间距至少 2.5 cm，并避开伤口、红斑、硬结、疼痛等部位。皮下注射顺序为：左上臂→左腹部→右腹部→右上臂→左上臂，按顺时针方向注射。

（8）用 5 mL 注射器抽取 4 mL 灭菌注射用水，注入阿扎胞苷药瓶中充分混匀，使其形成均匀的混悬液，再抽取到 2 个 2 mL 注射器内，更换 1 mL 注射器针头进行排气，消毒注射部位的皮肤后，再捏起皮肤，注射角度＜45°进针，回抽药液无回血后再注射药液。

（9）注射完毕后密切观察注射部位的皮肤有无出现红肿、硬结、水疱、瘙痒和24小时疼痛。

【常见不良反应的预防及处理】

阿扎胞苷不良反应有骨髓抑制、感染、恶心呕吐、肝功能损害。

1. **骨髓抑制** 其预防、观察及处理同硫酸长春地辛。

2. **感染** 包括上呼吸道感染、肺部感染、皮肤及黏膜感染、肛周感染、阴道感染、腹腔感染、淋巴结感染等，通常表现为咳嗽、发热和呼吸困难。

（1）预防：①应严格执行口腔、肛周及皮肤护理。保持皮肤干燥、整洁，避免破损、红肿、水疱出现。②在下次注射时应避免在损伤部位注射，可快速确认新的注射位置，短期内能增加患者可注射面积，使注射部位药物有效吸收。③操作前后严格执行无菌操作，减少人员探访，减少发生感染的风险等。

（2）观察：治疗过程中密切监测患者血常规、肝肾功能等各项指标；密切监测生命体征尤其是体温变化情况，关注患者血常规、骨髓涂片、血培养等实验室结果。

（3）处理：①遵医嘱给予药物治疗及氧气吸入。②指导患者每天刷牙3~4次，并注意观察其口腔有无炎症、溃疡；每天指导患者用清水清洁肛周，及时更换脏衣物，清洁个人用品，勤剪指甲，以抓伤皮肤。患者皮肤出现红肿、硬结、疼痛时，注意观察有无水疱；每次注射完毕后可轻揉按摩注射部位，可使用多磺酸黏多糖乳膏涂抹或康惠尔溃疡贴，促进药物的吸收，减轻或预防皮肤损伤。若患者已出现水疱，可在水疱周围 1 cm 处进行药物环形封闭。指导患者不可随意抓挠硬结和注射部位，穿着宽松衣物，避免摩擦使皮肤出现破损。③患者出现发热时，注意保暖。若体温 ≤ 38 ℃，给予物理降温；若体温 > 38 ℃，可结合实际情况，根据医嘱给予药物降温。指导患者适量多饮水；停止出汗后及时更换汗湿的衣裤，避免感冒；准确记录出入量，防止发生低血容量性休克。

3. 恶心、呕吐 其预防、观察、处理同利妥昔单抗。

4. 肝功能损害 临床表现为急性肝炎或慢性肝炎反复发生，甚至出现急性重型肝炎，可导致肝衰竭可危及患者生命。常常出现食欲缺乏、恶心、呕吐、厌油腻、腹胀气等消化道症状，以及全身乏力、体重下降、皮肤瘙痒。有出血倾向，如牙龈出血、皮肤瘀斑、消化道出血等。

（1）预防：评估患者的肝功能或行肝脏彩超检查，遵医嘱预防性使用保肝及抗病毒药物。

（2）观察：用药后注意患者有无乏力、疼痛、腹胀、恶心、呕吐及食欲减退。

（3）处理：①饮食应规律适量，少食多餐，进食新鲜、清淡的食物，避免生冷、辛辣、油腻的食物。给患者创造良好的进餐环境以增加患者食欲。应向患者和家属说明饮食和营养重要性，保证患者营养供应，以助于疾病恢复。②避免加重肝脏负担的因素：如避免剧烈活动、过度劳累、熬夜等。保证充足睡眠和休息，静卧休息时可增加肝脏 40% 的血流量，能够让肝脏增加更多的血液、氧气和营养的供给，有助于细胞修复和再生。③遵医嘱应用保肝药物，定期检测肝功能，及时发现病情变化。④心理护理：应该和患者及时有效沟通，以缓解患者紧张恐惧的情绪，促进患者康复。

（张倩　范方毅）

四、注射用硼替佐米

【药物简介】

硼替佐米(bortezomib)为抗肿瘤药中的蛋白酶体抑制剂,是哺乳动物细胞中26S蛋白酶体糜蛋白酶样活性的可逆抑制剂,对多种肿瘤细胞具有细胞毒性。常用于治疗多发性骨髓瘤、套细胞淋巴瘤等。

【给药方法】

适用于静脉注射和皮下注射。推荐单次注射剂量为 1.3 mg/m^2。

> tips:现临床上常采用皮下注射的方法,因静脉推注不良反应的发生率高于皮下注射。鞘内注射会导致患者死亡。

1. 药物保存 未配制的药物避光,30 ℃以下保存。配制好的溶液在25 ℃以下保存,可放在原容器或注射器内,不得超过8小时。

2. 药物配制 因药物不含抗菌性防腐剂,在处理和制备时应谨慎,采取适当的无菌操作。静脉注射:浓度为 1 mg/mL;皮下注射浓度为 2.5 mg/mL。使用0.9%氯化钠溶液溶解药物,配制方法见表27-6。

表 27-6 硼替佐米配制方法

给药途径	药品规格 /mg	溶媒 /mL	配制浓度 / (mg · mL^{-1})
静脉注射	1.0	1.0	1
	2.5	2.5	1
	3.5	3.5	1
皮下注射	2.5	1.0	2.5
	3.5	1.4	2.5

tips：硼替佐米为抗肿瘤药物，配制时应戴手套且穿防护服操作。

【药液注射】

1. 物品准备

物品：医嘱本，手消液，治疗盘，砂轮，碘伏棉签，一次性精密输液器（1 个），2 mL 注射器（1 支），无菌棉球，止血带，套管针，输液贴膜，胶布，一次性治疗巾，锐器盒，污物罐。

药品：盐酸肾上腺素注射液 1 mg，地塞米松磷酸钠注射液 2 mg，0.9% 氯化钠注射液 100 mL，配制完成的硼替佐米溶液。

2. 操作流程

静脉注射：同地西他滨操作流程（1）~（5）。

（6）3 ~ 5 秒静脉推注药物，观察患者反应（需边推药边观察患者反应）。

（7）药物推注后，用 0.9% 氯化钠注射液彻底冲洗管路。

皮下注射：同重组人干扰素 α1b 操作流程（1）~（15）。

> tips：如果皮下注射硼替佐米后注射部位发生局部反应，可采用较低浓度，即用 1 mg/mL 替代 2.5 mg/mL 的本品溶液进行皮下给药，或者转为静脉推注。

【常见不良反应的预防及处理】

1. **胃肠道反应** 预防、观察及处理同吗替麦考酚酯。

2. **血小板减少** 也是硼替佐米治疗多发性骨髓瘤中最常见的不良反应，发生率可达 50%。硼替佐米导致血小板减少，与较高的 M 蛋白浓度和较多的骨髓浆细胞抑制血小板生成有关。

其预防、观察、处理同奥妥珠单抗。

3. **周围神经病变** 是硼替佐米治疗中最突出的不良反应，发生率为 35%~64%，是导致终止用药的最主要的原因，且感觉神经病变较运动神经病变更多见。可出现周围神经病变症状（脚或手有麻木、疼痛或灼烧感）或周围神经病变体征。

（1）预防：注意保暖，避免跌倒，每天温水泡脚，促进血液循环。

（2）观察：密切观察患者有无出现乏力、头痛、头晕、焦虑等症状。询问患者有无灼烧感、感觉过敏、感觉减退、感觉异常、不适感、神经性疼痛或乏力等症状。

（3）处理：监测患者生命体征及症状，遵医嘱谨慎选用抗生素，合理限制用药时长。

4. **肺损伤** 可在给药当天或第 2 天出现肺损伤，且存在致死病例。临床表现为进行性呼吸困难，常伴有烦躁、焦虑、出汗,并感到胸廓紧束、严重憋气等。

其预防、观察、处理同利妥昔单抗。

5. **带状疱疹** 带状疱疹的发生机制可能与疾病本身及化疗后机体免疫力下降有关,也与硼替佐米本身存在免疫抑制有关。常见症状为水疱、皮疹及神经痛等,部分患者可无症状。

(1)预防:适当运动,增强机体免疫力;避免剧烈运动,以防过度劳累;规律作息时间;注意个人卫生。

(2)观察:观察有无畏寒、发热、发力及食欲减退等症状。

(3)处理:带状疱疹的治疗以止痛、抗病毒和预防激发感染为主。嘱患者卧床休息,暴露皮损部位,保持皮肤干燥、清洁。

(王锐 黄晴)

五、枸橼酸伊沙佐米胶囊

【药物简介】

伊沙佐米(ixazomib citrate)是第一个可口服的、具有高选择性的蛋白酶体抑制剂,其作用机制主要是抑制癌细胞中的蛋白酶体,继而阻断癌细胞代谢和可降解质本身的降解。主要用于多发性骨髓瘤的治疗。

【给药方法】

给药途径为口服，每次口服给药 4 mg。在进餐前至少 1 小时或进餐后至少 2 小时服用。

> tips：应用水送服整粒胶囊，请勿压碎、咀嚼或打开胶囊。

1. 忘记用药时处置方法　如果延误或漏服一剂本品，只有当距离下次计划给药时间 ≥ 72 小时，方可补服漏服剂量。在距离下次计划给药的 72 小时内不得补服漏服剂量。不得服用双倍剂量以弥补漏服的剂量。

> tips：如在服药后呕吐，不应重复服药，而应在下次计划给药时恢复给药。

2. 药物保存　在 2～30 ℃保存。为了防止受潮，置于原包装中保存。

3. 药品规格　2.3 mg/粒，3 mg/粒，4 mg/粒。

【常见不良反应的预防及处理】

1. 便秘　其预防、观察、处理同普纳替尼。

2. 水肿

（1）预防：限制钠盐和水分的摄入，清淡饮食。

（2）观察：密切观察患者是否出现外周水肿、全身水肿、眼睑水肿及眶周水肿的征象。

（3）处理：如出现局部下肢水肿，可先用热毛巾敷，有利于消肿，减少活动量。

3. 腹泻　其预防、观察、处理同奥妥珠单抗。

4. **周围神经病变** 其预防、观察、处理同维泊妥珠单抗。

5. **恶心、呕吐** 其预防、观察、处理同利妥昔单抗。

（王锐　黄晴）

六、注射用卡非佐米

【药物简介】

注射用卡非佐米（carfilzomib）是新一代环氧酮类蛋白酶体抑制剂，对蛋白酶体的抑制具有高选择性，无脱靶效应，神经毒性低，患者耐受性较好。常用于治疗多发性骨髓瘤。

【给药方法】

静脉给药，静脉输注 30 分钟以上。制备后溶液浓度为 2 mg/mL。

> tips：该药物仅适用于静脉滴注，请勿静脉推注或快速注射给药。

1. **药物保存** 避光，密闭，2 ~ 8 ℃保存。卡非佐米保留在原包装避光保存。

2. **药液配制** 卡非佐米因不含防腐剂，仅限单次使用。药品规格为 60 mg/瓶。配制时通过瓶塞将无菌注射用水沿瓶内壁慢慢注入，以尽量减少气泡。轻轻旋转（或）慢慢倾倒药瓶 1 分钟左右，或者直到完全溶解。在溶液和容器允许的情况下，给药前需通过肉眼仔细检查药液是否含有颗粒物以及是否变色。可使用 50 mL 或 100 mL 输液袋装的 5% 葡萄糖注射液进行稀释后静脉滴注。具体配制方法见表 27-7。

表 27-7　卡非佐米配制方法

药物规格 /mg	复溶所需灭菌注射用水的量 /mL	稀释液规格 /mL
60	29	50
60	29	100

tips：为避免产生泡沫，请勿摇晃。若起泡，将溶液静置于瓶中，直至 5 分钟左右泡沫消退且溶液澄清。

【药液输注】

1. 物品准备

物品：同利妥昔单抗物品准备。

药品：盐酸肾上腺素注射液 1 mg，地塞米松磷酸钠注射液 2 mg，0.9% 氯化钠注射液 100 mL，配制完成的卡非佐米溶液。

2. 操作流程

（1）~（3）同利妥昔单抗。

（4）预防用药：给予推荐剂量的地塞米松预防用药。每次卡非佐米给药之前 30 分钟至 4 小时内，通过口服或静脉途径给予地塞米松，以减少输注相关反应的发生率并降低其严重程度。在第 1 个周期，给药前需充分水化，尤其是对于有肿瘤溶解综合征或肾脏毒性的高风险患者。

tips：第 1 个周期每次给药前给予 250 mL 或 500 mL 静脉用液。

【常见不良反应的预防及处理】

最常见的不良反应为血液系统反应、静脉血栓栓塞、肝衰竭以及周围神经病变等。

1. 血液系统反应　其预防、观察、处理同利妥昔单抗。

2. 静脉血栓栓塞

（1）预防：机械性预防可以使用压力梯度长袜、静脉足泵等；药物性预防主要有普通肝素、低分子量肝素或维生素 K 拮抗剂等。

（2）观察：密切观察患者肢体是否有肿胀、静脉曲张、皮下静脉凸出等症状；询问患者患肢有无疼痛和压痛；密切监测患者体温变化。

（3）处理：热敷及抬高患肢，应用消炎药，严重者应立即行抗凝治疗。

3. 肝衰竭

（1）预防：戒烟戒酒，规律饮食，保持健康规律的生活方式。

（2）观察：密切观察患者有无凝血功能障碍、极度乏力、食欲下降、腹胀腹泻等症状。

（3）处理：积极防治病毒感染，及时接种乙肝疫苗，如有不适，尽早进行干预。

4. 周围神经病变

（1）预防：注意保暖，避免跌倒，每天温水泡脚，促进血液循环。

（2）观察：密切观察患者有无出现乏力、头痛、头晕、焦虑等症状。询问患者有无灼烧感、感觉过敏、感觉减退、感觉异常、不适感、神经性疼痛或乏力等症状。

（3）处理：监测患者生命体征及症状，遵医嘱谨慎选用抗生素，合理限制用药时长。

在卡非佐米获批后的使用过程中还发现了下列不良反应：心肌病、溶血性尿毒综合征、乙肝病毒再激活、胃肠穿孔、心包炎以及巨细胞病毒感染（包括脉络膜视网膜炎、肺部炎症、小肠结肠炎和病毒血症）。由于这些不良反应属于自发报告，通常无法可靠地估计其发生率或者确定其与药物暴露间的因果关系。

（王锐　黄晴）

七、罗特西普

【药物简介】

罗特西普（luspatercept）是晚期红细胞成熟剂，是一种可溶性融合蛋白，通过与调控红细胞成熟的关键因子——特定转化生长因子-β超家族配体结合，从而促进β地中海贫血患者骨髓内幼红细胞向晚期红细胞分化成熟，使机体能够产生更多正常红细胞。主要用于治疗成人输血依赖型β地中海贫血。

【给药方法】

皮下注射使用。应在上臂、大腿或腹部皮下注射复溶后的罗特西普。推荐起始剂量为1.0 mg/kg，每3周1次。

> tips：每个注射部位给药的最大剂量为1.2 mL。如果所需剂量大于1.2 mL，则应将总量分成相似体积并在不同部位注射。如果需要多次注射，每次皮下注射时应使用新的注射器和针头。

1. 药物保存

（1）未配制的药物于 2 ~ 8 ℃冰箱内避光保存，勿冷冻。

（2）药品复溶后在原包装小瓶中于 20 ~ 25 ℃室温下，可储存长达 8 小时；如在复溶后 8 小时内未使用，则弃用；复溶溶液在原包装小瓶中于 2 ~ 8 ℃下冷藏，可储存长达 24 小时。注射前 15 ~ 30 分钟应从冷藏环境下取出，使溶液达到室温；如果在复溶后 24 小时内未使用，则弃用。

（3）不得冷冻复溶溶液。

（4）丢弃未使用的部分。勿合并各小瓶中未使用的部分。单瓶仅用于 1 次治疗。不得与其他药物混合。

2. 药液配制

注射用罗特西普应由医疗护理专业人员进行复溶和给药操作，仅可用灭菌注射用水复溶。使用表 27-8 规定体积的符合药典标准的无菌注射用水注入冻干粉瓶进行复溶，通过多次旋转、静置、倒置瓶身，使药物完全溶解。

表 27-8 罗特西普配制方法

药物规格 /mg	复溶所需灭菌注射用水的量 /mL	终浓度 /（mg·mL^{-1}）	可注射体积 /mL
25	0.68	25/0.5（50）	0.5
75	1.6	75/1.5（50）	1.5

tips：复溶用针头和注射器不得用于皮下注射。罗特西普复溶溶液是一种无色至淡黄色、澄清至微乳光溶液，不含异物。如果观察到未溶解产品或异物，请勿使用。

【药液输注】

1. 物品准备

物品：同重组人干扰素 α1b 物品准备。

药品：盐酸肾上腺素注射液 1 mg，配制好的罗特西普。

2. 操作流程

同重组人干扰素 α1b 操作流程（1）~（15）。

> tips：罗特西普根据治疗反应的剂量水平调整见表 27-9。

表 27-9 罗特西普根据治疗反应的剂量调整

	罗特西普给药建议
起始剂量	1 mg/kg，每 3 周 1 次
治疗开始时因疗效不佳而增加剂量	
以 1 mg/kg 起始剂量至少连续给药 2 次（6 周）后，红细胞输血负荷未降低	增加剂量至 1.25 mg/kg，每 3 周 1 次
如果以最大剂量治疗 9 周（3 次给药）后，患者的红细胞输血负荷未降低，且未发现治疗无效的合理解释（如出血、手术、其他伴随疾病）	停药
给药前血红蛋白水平或血红蛋白快速升高的剂量调整	
在未输血的情况下，血红蛋白 ≥ 11.5 g/dL	延迟治疗直至血红蛋白 ≤ 11 g/dL

续表

	罗特西普给药建议
在未输血的情况下，3周内血红蛋白升高＞ 2 g/dL，并且	
当前剂量为 1.25 mg/kg	剂量减少至 1 mg/kg
当前剂量为 1 mg/kg	剂量减少至 0.8 mg/kg
当前剂量为 0.8 mg/kg	剂量减少至 0.6 mg/kg

【常见不良反应的预防及处理】

罗特西普可能会导致以下不良反应的发生。

1. 头痛、骨痛、关节痛 为接受罗特西普治疗的患者最常见的药物不良反应，较常发生于治疗前3个月。

（1）预防：做好患者的健康教育。

（2）观察：①新出现头痛、骨痛、关节痛的时间、部位、性质；②疼痛是否发生改变：如频率是否增加、疼痛性质是否改变、程度有无加剧

（3）处理：①遵医嘱给予止痛药缓解疼痛；②物理疗法（包括训练日常生活中头颈部的正确姿势、按摩肩背部肌肉等）、放松训练等有助于头痛、骨痛、关节痛的缓解。

2. 高血压反应 包括原发性高血压、高血压和高血压危象。

其预防、观察、处理同普纳替尼。

3. 超敏反应　包括眼睑水肿、药物性超敏反应、面部肿胀、眼眶周围水肿、面部水肿、血管性水肿、唇部肿胀、药疹。

（1）预防：对于有药物过敏史的患者，要做好病案记录和提示，小心药物的交叉过敏，使用备用药物前应做好皮肤点刺试验和皮内注射试验，必要时做药物激发试验，试验结果无异常方可使用。

（2）观察：观察用药后是否出现发热、面颈部和（或）手足部特征性水肿性红斑、淋巴结肿大、内脏器官受累和嗜酸性粒细胞升高。

（3）处理：对症治疗包括降温、外用糖皮质激素软膏减轻皮肤症状。停用罗特西普。

4. 血栓栓塞事件　包括深静脉血栓、肺栓塞和缺血性卒中。

（1）预防：在接受脾切除术且具有发生血栓栓塞事件的其他风险因素的β地中海贫血患者中，应权衡使用注射用罗特西普治疗的潜在获益与血栓栓塞事件的潜在风险。根据现行指南，地中海贫血患者存在较高血栓风险，应考虑进行血栓预防，可遵医嘱给予口服低剂量抗凝剂或皮下注射低分子量肝素预防血栓形成。除外，注意清淡饮食，保持大小便通畅；避免久站久坐，活动下肢；长期卧床等高风险。患者应用弹力袜、间歇性充气加压装置等预防；重视早期出现的下肢肿痛。

（2）观察：①肢体有无肿胀：观察患肢肿胀和浅静脉扩张的程度、远端动脉搏动情况、皮肤温度、色泽和感觉等。每天测量、比较、记录患肢不同平面周径。②肢体有无疼痛：发生时间、部位、程度。如患者感觉肿痛感或胀痛加重，周径明显增大，皮肤发绀、潮红，皮肤温度升高，可能发生静脉血栓。③肺栓塞症状：观察有无胸痛、呼吸困难、咳嗽、出汗、咯血、休克、晕厥等症状。④缺血性卒中症状：观察有无身体一侧无力、说话或思考困难、平衡改变、一侧脸下垂或视力模糊症状。

（3）处理：有血流动力学障碍的临床表现、出血风险不高时，采取系统性溶栓治疗；有血流动力学障碍的临床表现同时有高出血风险时，可考虑经皮导管溶栓术代替系统性溶栓治疗。

（李娜　钟亚迪）

八、重组人 II 型肿瘤坏死因子受体 – 抗体融合蛋白

【药物简介】

重组人 II 型肿瘤坏死因子受体 – 抗体融合蛋白（Recombinant human tumor necrosis factor type II receptor-antibody fusion protein）是一种采用重组 DNA 技术生产的重组融合蛋白，可特异性结合肿瘤坏死因子，阻断其与细胞表面肿瘤坏死因子受体的相互作用，降低其活性。常用于治疗中度及重度活动性类风湿关节炎、成人中度及重度斑块状银屑病、活动性强直性脊柱炎等。

【给药方法】

皮下注射，注射部位可为大腿、腹部或上臂，成人推荐剂量为 25 mg、每周 2 次或 50 mg、每周 1 次。

> tips：治疗类风湿性关节炎时可选择关节腔内注射。

1. **药物保存**　应置于 2～8 ℃，避光干燥保存和运输，不可冷冻。

2. **药物配制**　注射前用 1mL 灭菌注射用水溶解，动作轻柔，避免振荡以免产生泡沫。如需要加速溶解，通过水平缓慢划圈使其完全溶解，或将药瓶置于双手掌之间并做手掌对搓以溶解粉末。配制好的注射液应立即使用。如果不能立即给药，可于 2～8 ℃密闭环境冷藏 72 小时。

> tips：预充针剂型将注射药品直接灌装在注射器中，无须经过配制复溶，可直接注射使用。

【药液输注】

1. 物品准备

物品：同重组人干扰素 α1b 物品准备。

药品：盐酸肾上腺素注射液 1 mg，配制好的重组人 II 型肿瘤坏死因子受体 – 抗体融合蛋白。

2. 操作流程

同重组人干扰素 α1b 操作流程（1）~（15）。

【常见不良反应的预防及处理】

1. **注射部位局部反应**　通常发生在开始治疗的第 1 个月内，在随后的治疗中发生频率降低，平均持续 3 ~ 5 天。

（1）预防：①注射前：仔细检查注射液有无颗粒物或变色。如发现有颗粒物或变色，则不要使用。注射部位预先进行酒精消毒、冷敷有助于避免注射部位局部反应。②注射中：腹部的注射疼痛感相比于四肢可能更轻。在每次注射时选择不同的部位，不要在疼痛、淤青、发红、发硬、有瘢痕或妊娠纹的皮肤区域注射。如患有银屑病，不要在任何凸起、增厚、发红或鳞屑斑块的病变区域注射。

（2）观察：注射部位是否出现轻至中度红斑、瘙痒、疼痛和肿胀等。

（3）处理：若出现注射部位局部反应如疼痛、瘙痒、肿胀时，可采用冷敷法。遵医嘱使用止痛药、局部类固醇药膏或口服抗组胺药物来缓解相应的症状。

2. 呼吸道感染 重组人Ⅱ型肿瘤坏死因子受体-抗体融合蛋白作为一种肿瘤坏死因子抑制剂会增加患者感染的风险,包括呼吸道感染、软组织感染和皮肤感染及尿路感染等,以呼吸道感染最多见。

(1)预防:①嘱患者适当休息,不要过度劳累,发热患者应卧床休息。观察患者体温变化,保持室内空气流通,调节适宜的温度、湿度。避免受凉、淋雨、过度疲劳,吸烟者应戒烟。给予清淡、易消化的高热量、高维生素饮食,摄入足够的水分,以补充出汗等消耗、维持体液平衡。②重组人Ⅱ型肿瘤坏死因子受体-抗体融合蛋白可增加潜伏结核感染再次激活的风险。用药之前必须对结核病高风险患者进行活动性或潜伏性结核感染的评估,所有患者需进行恰当的筛选试验,如结核菌素皮肤试验及胸部X线检查。③患者若正服用糖皮质激素,必须停用激素类药物至少4周。

(2)观察:观察有无鼻塞、流涕、打喷嚏、咽痛、扁桃体肿大等症状。

(3)处理:患者出现上呼吸道反复感染或有其他明显感染倾向时,应及时到医院就诊,由医生根据具体情况指导治疗。

3. 过敏反应 在使用重组人Ⅱ型肿瘤坏死因子受体-抗体融合蛋白的过程中,应注意过敏反应的发生,包括血管性水肿、荨麻疹以及其他严重反应。

(1)预防:同利妥昔单抗。

(2)观察:同利妥昔单抗。

(3)处理:一旦出现过敏反应,应立刻终止重组人Ⅱ型肿瘤坏死因子受体-抗体融合蛋白治疗,并遵医嘱给予抗过敏药物治疗。余同利妥昔单抗。

4. 肝功能异常 重组人Ⅱ型肿瘤坏死因子受体-抗体融合蛋白对肝功能（转氨酶）的影响一般是一过性的。

（1）预防：戒烟戒酒，养成良好生活习惯，少吃油炸腌制、烟熏食物，尽量减少不必要的用药，减少肝脏的负担。

（2）观察：定期检查转氨酶是否升高。

（3）处理：转氨酶的升高多为正常上限的1～2倍，很少超过3倍。如果转氨酶持续超过正常上限1.5倍，应考虑给予保肝措施。如果转氨酶升高≥5倍正常上限，应立即停用重组人Ⅱ型肿瘤坏死因子受体-抗体融合蛋白治疗并进行积极保肝处理。

5. 神经系统反应

（1）预防：给药时对患者过敏史及既往用药史等基本信息进行明确；尽量减少联合用药频率，必须经联合用药治疗时，应严格注意药物之间的相互作用。

（2）观察：是否出现头晕、乏力、恶心、寒战、高热、头痛、疼痛、睡眠障碍等症状。

（3）处理：大部分症状只需对症处理或无须特别处理，但需密切观察。

6. 恶性肿瘤和淋巴组织增生疾病 由于肿瘤坏死因子可以介导炎症反应并调节细胞免疫反应，所以肿瘤坏死因子抑制剂（包括重组人Ⅱ型肿瘤坏死因子受体-抗体融合蛋白）会影响患者对恶性肿瘤的抵抗力。

（1）预防：对于有恶性肿瘤病史或发生恶性肿瘤但考虑继续治疗的患者，在考虑使用重组人Ⅱ型肿瘤坏死因子受体-抗体融合蛋白治疗时应警惕使用。

（2）观察：警惕淋巴瘤发生，其发生率的高低和类风湿关节炎病情严重程度有关。另外，还有少量其他类型肿瘤发生，最常见的是结肠、乳腺、肺和前列腺肿瘤，发生率和类型与正常人群类似。

（3）处理：重视对肿瘤发生风险的认识。

（李娜　蒲红斌）

九、重组人白介素 -2

【药物简介】

重组人白介素 -2（Recombinant human interleukin-2）是基因重组产品，是一种非糖基化蛋白，生物活性与天然 IL-2 相同，含有 133 个氨基酸残基，其药理作用在于增强免疫应答。用于治疗手术、放疗及化疗后肿瘤患者；也用于治疗先天或后天免疫缺陷症的患者；还用于各种自身免疫病的治疗，包括类风湿性关节炎、系统性红斑狼疮、干燥综合征等；对病毒性、杆菌性疾病，包括乙型肝炎、肺结核等也有一定治疗作用。

【给药方法】

静脉滴注和皮下注射。静脉滴注推荐剂量为每次 10 万 ~ 20 万（IU）/m^2，每天 1 次；皮下注射。推荐剂量为每次 20 万 ~ 100 万（IU）/m^2，每周 2 ~ 3 次。

1. **药物保存**　应保存在 2 ~ 8 ℃的冰箱中，避光保存。
2. **药液配制**　重组人白介素 -2 不含防腐剂，复溶和稀释的溶液应保存在冰箱中，必须严格无菌操作。每瓶含有 2200 万 IU（1.3 mg）的重组人白介素 -2，应与 1.2 mL 的注射用无菌水进行无菌复溶。当按指示复溶时，每毫升含有 1800 万 IU（1.1 mg）的重组人白介素 -2，得到的溶液应该是一种透明、无色到微黄色的液体。复溶过程中，注射用无菌水应对准药瓶侧面，内装物轻轻旋转，避免起泡过多，不要摇晃。

> tips：复溶稀释前后，放入 2～8℃的冰箱中保存，不能冷冻。在复溶后 48 小时内给药，且在给患者输液之前，应将复溶液置于室温下复温。

【药液输注】

（一）皮下注射

1. 物品准备

物品：同重组人干扰素 α1b 物品准备。

药品：盐酸肾上腺素注射液 1 mg，地塞米松磷酸钠注射液 2 mg，配制完成的注射用重组人白介素 -2。

2. 操作流程

同重组人干扰素 α1b 操作流程（1）～（15）。

> tips：皮下注射者局部可出现红肿、硬结、疼痛，此类不良反应在停药后均可自行恢复。

（二）静脉滴注

1. 物品准备

物品：医嘱本，手消液，治疗盘，碘伏棉签，锐器盒，污物罐，输液器，0.9%氯化钠注射液 500 mL，输液贴，头皮针，止血带，一次性垫巾。

药品：盐酸肾上腺素注射液 1 mg，地塞米松磷酸钠注射液 2 mg，配制完成的注射用重组人白介素-2。

2. 操作流程

（1）、（2）同利妥昔单抗。

（3）扎止血带，选择粗、直、有弹性的血管，避开红肿、硬结、瘢痕处，松止血带，固定输液架，选择头皮针和输液贴。

（4）消毒液体袋口，连接输液器并排气，消毒穿刺部位皮肤，以穿刺点为中心，螺旋式消毒直径范围大于 5 cm，取两条输液贴备用，连接头皮针，再次排气。

（5）扎止血带，再次消毒穿刺部位皮肤，嘱患者握拳，再次核对患者信息，进针，松止血带，松调节器，嘱患者松拳，固定针头，固定输液器，调节输注滴数。

（6）整理患者衣裤、床单位，整理用物。

（7）回治疗室，整理用物，洗手。

> tips：静脉滴注时按体表面积每次 10 万～20 万 IU/m^2 加入 500 mL 无菌生理盐水中，滴注时间为 2～3 小时。

【常见不良反应的预防及处理】

（一）输注相关反应

1. 发热反应　可能与用药剂量有关。临床表现为一过性发热，大概在38 ℃左右，也可能有寒战、高热，停药后3～4小时体温多数可以恢复到正常。

其预防、观察及处理同利妥昔单抗。

2. 心血管系统反应　使用较大剂量时可能会引起毛细血管渗漏综合征，是一种突发的、可逆的毛细血管高渗透性，血浆迅速从血管内渗透到组织间隙，引起迅速出现的进行性全身性水肿、低蛋白血症、有效血容量急剧下降、血压及中心静脉压均降低、体重增、血液浓缩，严重时可发生多器官衰竭。

（1）预防：输注前应检查患者心肺功能，监测生命体征及有无相关症状，给予健康宣教，患者出现不适症状应立即通知医务人员。

（2）观察：输注中、输注后均应观察患者生命体征和症状的变化，倾听患者主诉，发现异常，应立即报告医生。

（3）处理：①积极治疗原发病，减少炎症介质的产生，防止毛细血管渗漏。②恢复血容量、改善血流动力学、保证器官灌注。出现毛细血管渗漏综合征的患者及早给予多巴胺[1～5 μg/（kg·min）]，可以帮助维持器官灌注，特别是肾脏的灌注，从而保持尿量。此外，使用过程中应严格监测体重和出入量。③遵医嘱应用肾上腺糖皮质激素以改善毛细血管通透性。④遵医嘱吸氧以保证组织供氧。

3. 胃肠道反应　可能会出现腹泻、呕吐等症状。

其预防、观察及处理同利妥昔单抗。

（二）注射相关反应

皮肤反应：注射部位会出现红肿、硬结、疼痛，停药后可自行恢复。

（1）预防：①注射药物前、注射药物后可在注射部位涂抹多磺酸黏多糖乳膏或马铃薯湿热敷。②严格按无菌操作进行注射。③规范操作流程（选择合适的注射部位、选择合适的注射针头、进针的角度、推注药液的速度、拔针后按压时间等）。④经常更换注射部位；对于不易吸收的药物，注射后给予热敷。

（2）观察：注射前观察注射部位有无出现红肿、硬结，询问患者有无疼痛。

（3）处理：①如出现轻度注射相关反应，可更换注射部位或给予对症处理；②如出现中度或重度注射相关反应，影响患者的日常生活，可遵医嘱给予停药，自行恢复后方可继续使用。

（苟海杰　杨金玲）

十、达依泊汀 α

【药物简介】

达依泊汀 α（Darbepoetin alfa）是由 165 个氨基酸残基组成的糖蛋白质，是通过将人肝细胞来源的促红素互补 DNA 的修饰体导入中国仓鼠卵巢细胞内表达产生的 5 个氨基酸残基被置换的人促红素衍生物。用于治疗接受血液透析的成人慢性肾脏病患者的贫血。

【给药方法】

静脉注射,无须配制。初始剂量为 20 μg/ 次,每周 1 次。

1. 药物保存　于 2 ~ 8 ℃避光保存,禁冻结。

2. 药物规格　10 μg/ 支;20 μg/ 支 L;30 μg/ 支;40 μg/ 支;60 μg/ 支。

【药液输注】

1. 物品准备

物品:医嘱单,手消液,治疗盘,复合碘棉签,无菌棉球,2 mL 注射器(2 个),止血带,垫巾,污物罐,锐器桶。

药品:达依泊汀 α 注射液,0.1% 盐酸肾上腺素注射液 1 mg。

2. 操作流程

(1)~(4)同重组人白介素 -2 静脉滴注。

(5)消毒皮肤(直径为 5 ~ 6 cm),备无菌棉球,扎止血带,排出注射器内空气,静脉穿刺,松开止血带,松拳,缓慢推药,观察患者反应(需边推药边观察患者反应),拔针,棉球按压穿刺处。

> tips:为使注射顺利进行,请在开盖前进行轻推操作。

(6)整理床单位、解释,交代注意事项(按压穿刺处 10 分钟,有任何不适及时呼叫护士,整理用物)。

（7）洗手，签名，签执行时间。

【常见不良反应的预防及处理】

最主要的不良反应为心血管系统反应（表现为高血压、心肌梗死、卒中、充血性心力衰竭、血液透析血管通路血栓形成和其他血栓栓塞事件等）、神经系统反应、纯红细胞再生障碍性贫血、超敏反应以及重度皮肤不良反应等。

（一）心血管系统反应

1. 心肌梗死、卒中、充血性心力衰竭、血液透析血管通路血栓形成和其他血栓栓塞事件 当给予达依泊汀使血红蛋白目标水平 > 11 g/dL 时，会增加死亡、心肌梗死、卒中、充血性心力衰竭、血液透析血管通路血栓形成和其他血栓栓塞事件的风险，且未增加获益。

（1）预防：用药前评估患者心血管系统，合并有心血管疾病和卒中的患者慎用。

（2）观察：密切观察患者有无心律失常、胸闷、呼吸困难、肿胀、疼痛、肢体抽搐伴痉挛等症状。

（3）处理：①给予心电监护，监测生命体征的变化，给予吸氧治疗，备好除颤仪。②重视患者的主诉，对于血管血栓形成者，给予制动、抬高患肢，并根据医嘱给予溶栓治疗。③对于卒中的患者，嘱卧床休息，减少或避免体力劳动，遵医嘱给予药物治疗。

2. 高血压 其预防、观察及处理同普纳替尼。

> tips：告知患者依从降压治疗和饮食限制的重要性。

（二）神经系统反应

使用药物过程中，由于脑部神经元异常过度放电会引起突然、短暂、反复癫痫发作。临床表现为不同的运动、感觉、疑似、认知、心理、自主神经等功能障碍。

（1）预防：防止头部受伤，遵医嘱应用预防癫痫药物。

（2）观察：在开始本品治疗的前几个月，密切监测患者是否出现神经系统先兆症状。

（3）处理：①尝试呼唤患者，并就近安置患者躺在安全的地上，避免周围物体碰撞砸伤。②患者头下放置软物以防止头颈部受伤。③将患者头偏向一侧，避免口腔分泌物流入呼吸道导致呛咳、窒息。

tips：癫痫患者应慎用本品。

（三）纯红细胞再生障碍性贫血

（1）预防：①指导患者卧床休息，注意保暖，避免受凉。②减少探视人员；定时开窗通风，保持室内空气新鲜。③做好口腔、肛周及皮肤护理；各项操作严格执行无菌操作。④鼓励患者进食高热量、高蛋白、富含维生素饮食，以增加营养、提高机体免疫力。

（2）观察：用药后密切观察患者有无乏力、发热、面色苍白情况，关注黏膜及各器官是否有出血倾向。

（3）处理：①如有血红蛋白降低，应摄入含铁量丰富的食物；补充含蛋白质的食物；遵医嘱给予升红细胞等药物治疗，必要时输注红细胞。②治疗开始后和每次剂量调整后，应每周监测血红蛋白，直至血红蛋白平稳。所有患者在治疗前和治疗期间均需评估铁储备状态。当血清铁蛋白低于 100 μg/L 或转铁蛋白饱和度低于 20% 时，需给予补铁治疗。③如果患者在接受本品或其他促红细胞生成刺激剂后发生纯红细胞再生障碍性贫血，应永久停用本品，并禁止改用其他红细胞生成刺激剂。

（四）超敏反应

注射后会发生严重超敏反应，包括速发过敏反应、血管性水肿、支气管痉挛、皮疹和荨麻疹。其预防、观察及处理同利妥昔单抗。

（五）皮肤反应

接受治疗的患者会出现水疱和皮肤剥脱反应，包括多形性红斑、重症多形红斑和中毒性表皮坏死松解症。

（1）预防：应告知患者可能出现的体征和症状，并密切监测皮肤反应。

（2）观察：注射后观察皮肤情况，教会患者自我观察。

（3）处理：①如果出现相关的体征和症状，应立即停用本品，并考虑替代治疗；②如果怀疑出现重度皮肤反应，如重症多形红斑/中毒性表皮坏死松解症，遵医嘱对症处理，并立即停用本品，且不得重新使用本品。

（史小慧　栾松华）

十一、重组人促红素

【药物简介】

重组人促红素（Recombinant human erythropoietin）为抗贫血药，主要成分为重组人促红素，系由含有高效表达人红细胞生成素（简称人促红素）基因组的中国仓鼠卵巢细胞，经细胞培养、分离和高度纯化后制成。常用于治疗肾功能不全所致贫血，包括慢性肾功能衰竭进行透析及非透析治疗者、非骨髓恶性肿瘤应用化疗引起的贫血；不用于治疗肿瘤患者由其他因素（如铁或叶酸盐缺乏、溶血或胃肠道出血）引起的贫血。

【给药方法】

皮下注射或静脉注射。对于贫血患者，推荐初始剂量为 30000 IU/ 周，可分 1 ~ 7 次给药。

1. **药物保存** 应贮存于 2 ~ 8 ℃冰箱内，不易冻结。
2. **药物规格** 分为西林瓶包装、预充式注射器包装，2000 ~ 10000 IU/ 支不等。

【药液注射】

（一）皮下注射

1. 物品准备

物品：同重组人白介素 -2 物品准备。

药品：盐酸肾上腺素注射液 1 mg，重组人促红素注射液 1 支。

2. **操作流程**　同重组人白介素-2操作流程（1）~（15）。

（二）静脉注射

1. **物品准备**

物品：同达依泊汀α注射液物品准备。

药品：盐酸肾上腺素注射液 1 mg，重组人促红素注射液 1 支。

2. **操作流程**　同达依泊汀α注射液操作流程（1）~（7）。

【常见不良反应的预防及处理】

本品耐受性良好，不良反应一般较轻微。

1. **一般反应**　少数患者用药初期可出现头痛、低热、乏力等，个别患者可出现肌痛、关节痛等。

（1）预防：使用后加强巡视病房，密切关注患者反应。

（2）观察：观察患者是否有头痛、低热、乏力等症状，出现症状立即通知医生。

（3）处理：绝大多数不良反应经对症处理后可好转，不影响继续用药，极个别病例上述症状持续存在，应考虑停药。

2. **过敏反应**　极少数患者用药后可能出现皮疹或荨麻疹等过敏反应，包括过敏性休克。

其预防、观察及处理同利妥昔单抗。

3. **心脑血管系统反应**　血压升高、原有高血压恶化和因高血压脑病而有头痛、意识障碍、痉挛发生，甚至可引起脑出血。

（1）预防：用药前向患者及家属介绍相关注意事项，注射完毕后，嘱患者卧床休息，加强巡视。

（2）观察：在治疗期间应注意并定期监测患者生命体征（尤其血压变化），重视患者主诉，发生异常，立即通知医生，给予对症处理。

（3）处理：根据医嘱给予降压药物，保障患者安全。必要时应减量或停药，并调整降压药的剂量。

4. 血液系统反应　随着血细胞比容增高，血液黏度可明显增高。

（1）预防：指导患者卧床休息，定期查血象适当活动，预防血栓。

（2）观察：注意有无血栓生成症状（局部肿胀、疼痛、皮温高或意识模糊等神经系统症状）。

（3）处理：一旦发现，局部制动，立即通知医生，给予相应检查以明确诊断，遵医嘱应用药物。

5. 胃肠道反应　会有恶心、呕吐、食欲缺乏、腹泻的情况发生。

其预防、观察及处理同利妥昔单抗。

（刘亚男　栾松华）

十二、重组人粒细胞刺激因子

【药物介绍】

重组人粒细胞刺激因子（Recombinant human granulocyte colony-stimulating factor）是化疗中常见的辅助类药物，可选择性作用于骨髓造血功能，能刺激骨髓的粒细胞增殖和分化，有助于预防中性粒细胞减少症的发生、减轻中性粒细胞减少的程度、缩短粒细胞缺乏症的持续时间、加速粒细胞数的恢复，从而减少合并感染、发热的危险性。临床上主要用于肿瘤化疗后，包括恶性淋巴瘤、小细胞肺癌、胚胎细胞瘤等；也用于血液相关疾病，包括再生障碍性贫血等，以及先天性、原发性中性粒细胞减少症等。

【给药方法】

皮下注射或静脉注射。化疗药物应用结束后 24 ~ 48 小时后给药，每天 1 次。

> tips：该药物的用量和用药时间应根据患者化疗的强度和中性粒细胞下降的程度决定。

1. **药物保存**　2 ~ 8 ℃避光保存，应避免冻结或剧烈震荡。
2. **药物规格**　75 μg/ 支；150 μg/ 支；300 μg/ 支。

（一）皮下注射

1. 物品准备

物品：同重组人干扰素 α1b 物品准备。

药品：盐酸肾上腺素注射液 1 mg，重组人粒细胞刺激因子注射液（剂量根据医嘱准备）。

2. 操作流程

同重组人干扰素 α1b 操作流程（1）~（15）。

（二）静脉注射

1. 物品准备

物品：同达依泊汀 α 注射液物品准备。

药品：盐酸肾上腺素注射液 1 mg，重组人粒细胞刺激因子根据医嘱准备。

2. **操作流程**　同重组人干扰素 α1b 操作流程（1）~（7）。

【常见不良反应的预防及处理】

1. **肌肉骨骼系统反应**　可出现肌肉酸痛、骨痛、腰痛、胸痛的现象。

（1）预防：适当功能锻炼，保持舒适体位，用药前排除本身的肌肉酸痛等反应。

（2）观察：询问患者有无肌肉酸痛等不良反应，若有，立即报告医生。

（3）处理：变换舒适体位，遵医嘱给予止痛药物。密切观察并评估用药后效果。预防不良事件发生。

2. **消化系统反应**　会出现食欲缺乏的现象，或肝脏谷丙转氨酶、谷草转氨酶升高。

（1）预防：密切巡视病房，观察患者有无腹痛等不良反应。

（2）观察：遵医嘱进行血象化验，关注患者化验结果，关注患者饮食情况。观察化验结果，发现异常立即报告医生

（3）处理：遵医嘱给予对症处理。观察指标变化，必要时给予心理疏导。

3. **其他反应**　会出现发热、头痛、乏力、皮疹及碱性磷酸酯、乳酸脱氢酶升高。

（1）预防：用药前询问患者有无发热、头晕等现象。

（2）观察：监测生命体征，观察患者是否出现发热、头晕、皮疹等现象，倾听患者主诉，观察皮疹颜色、面积，一旦发生异常反应，立即报告医生。

(3)处理：如出现发热、头痛、皮疹、乏力等现象应及时通知医生。

（王意涵　栾松华）

十三、聚乙二醇化重组人粒细胞刺激因子

【药物介绍】

聚乙二醇化重组人粒细胞刺激因子（Pegylated recombinant human granulocyte stimulating factor）是抗肿瘤药物、乙类药物，是重组人粒细胞刺激因子的长效剂型，比传统重组人粒细胞刺激因子临床应用更加方便、稳定、高效。常用于非髓性恶性肿瘤患者接受抗肿瘤治疗时，可降低发热性中性粒细胞减少症引起的感染发生率；不用于造血干细胞移植的外周血祖细胞的动员。

【给药方法】

皮下注射。推荐使用剂量为 100 μg/kg，化疗药物应用结束后 48 小时皮下注射本品。每个化疗周期后注射 1 次。

tips：注射前应当检查溶液是否有悬浮物质，如果有悬浮物质产生，勿注射于人。

1. **药物保存**　于 2 ~ 8 ℃避光处保存和运输。勿冻结，禁振荡。
2. **药物规格**　3.0 mg（1.0 mL）/ 支。

【药物注射】

1. 物品准备

物品：同重组人干扰素 α1b 物品准备。

药品：盐酸肾上腺素注射液 1 mg，聚乙二醇化重组人粒细胞刺激因子（剂量根据医嘱准备）。

2. 操作流程　同重组人干扰素 α1b 操作流程（1）~（15）。

【常见不良反应的预防及处理】

1. 脾破裂　使用聚乙二醇化重组人粒细胞刺激因子后有可能发生脾破裂，包括致命个案。

（1）预防：加强健康宣教，用药前排除潜在危险。

（2）观察：①患者在使用后若出现左上腹或肩疼痛，应评估是否发生了脾破裂。②监测生命体征，倾听患者主诉；观察患者是否出现腹痛、低血压等疑似脾破裂的情况，一旦发生异常反应，立即报告医生。

（3）处理：出现症状，立即进行观察、检查；一旦发生脾破裂，应立即取头和躯干抬高 20°~30°、下肢抬高 15°~20° 体位，迅速建立静脉通路（2 条以上），先快速滴注平衡液，然后配血，输全血或血浆，以补充血容量，监测血压、脉搏、尿量及中心静脉压，具备手术条件者及早手术。

2. 急性呼吸窘迫综合征　是指在严重感染、休克、创伤及烧伤等疾病过程中，肺毛细血管内皮细胞和肺泡上皮细胞炎症性损伤造成的弥漫性肺泡损伤，可导致急性低氧性呼吸功能不全或衰竭。主要表现为呼吸急促、口唇及指（趾）端发绀以及不能用常规氧疗方式缓解的呼吸窘迫（极度缺氧的表现），可伴有胸闷、咳嗽、血痰等症状。若患者出现急性呼吸窘迫综合征需停止使用本品。

（1）预防：用药前应评估患者肺部功能，排除肺部潜在问题；定期监测指标，关注患者主诉症状。给予健康宣教，及时巡视病房。

（2）观察：患者是否出现呼吸窘迫情况，一旦发生异常反应，立即报告医生。

（3）处理：立即给予吸氧，遵医嘱给予对症治疗，应用药物、机械通气或非机械通气，减轻患者紧张情绪，给予心理疏导。

3. 严重变态反应　大多发生于初次给药。变态反应包括过敏反应，可在中止最初抗过敏治疗后的数日内复发。

（1）预防：密切巡视病房，观察患者的不良反应。

（2）观察：密切观察患者生命体征、主诉及症状，一旦发生异常反应，立即报告医生。

（3）处理：立即停止使用药物，遵医嘱应用抗过敏药物治疗，必要时卧床休息，给予吸氧、补液治疗。对发生严重过敏反应的患者应长期停止使用本品。对于重组人粒细胞刺激因子有严重过敏反应病史的患者，不得使用本品。

4. 肌肉骨骼系统反应　以骨痛、关节痛及肌肉酸痛较为常见，一般持续1～7天，多为轻度，偶有剧烈疼痛。

其预防、观察及处理同重组人粒细胞刺激因子。

5. 注射部位红肿、硬结和疼痛

（1）预防：用药前询问患者有无发热、头晕等现象，选择注射部位，避开红肿、硬结、瘢痕部位。

注意正确的注射方法,教会患者正确按压方法及自我观察。

(2)观察:观察用药后注射部位皮肤状况,有无红肿、硬结等现象,一旦发现异常情况,立即报告医生。

(3)处理:遵医嘱用药,并评估用药后效果,及时交班并记录。

(王意涵　栾松华)

十四、重组人血小板生成素

【药物简介】

重组人血小板生成素(Recombinant human thrombopoietin)是利用基因重组技术,由中国仓鼠卵巢细胞表达提纯制成的药物,主要用于治疗实体瘤化疗后所致的血小板减少症;还可用于原发免疫性血小板减少症的辅助治疗及其他各类血小板减少症的治疗。

【给药方法】

皮下注射。推荐剂量为每天每千克体重 300 U,每天 1 次。

1. 药物保存　2~8 ℃冰箱内避光保存。

2. 药物规格　7500 U/mL;15 000 U/mL。

> tips:该药物不可冷冻。

【药物注射】

1. 物品准备
物品：同重组人干扰素 α1b 物品准备。
药品：盐酸肾上腺素注射液 1 mg，重组人血小板生成素注射液 1 支。

2. 操作流程
同重组人干扰素 α1b 操作流程（1）~（15）。

【常见不良反应的预防及处理】

较少发生不良反应，偶有发热、寒战、全身不适、乏力、膝关节痛、头痛、头晕、血压升高等，一般不需处理，多可自行恢复。个别患者症状明显时可给予对症处理。

1. 发热、寒战
其预防、观察及处理同利妥昔单抗。

2. 全身不适
（1）预防：用药前询问患者有无特殊不适，询问是否用过此类药物，向患者做好解释工作。
（2）观察：用药后及时观察患者的全身表现，重视患者主诉。
（3）处理：严格监测患者生命体征的变化，发现相应不适表现，及时报告医生，遵医嘱给予对症用药。

3. 乏力
其预防、观察及处理同西达本胺。

4. 膝关节疼痛
（1）预防：用药前及时做好相关检查，排除自身身体不适因素的影响。

（2）观察：按时巡视病房，询问患者有无膝关节疼痛的不适主诉，及时发现患者异常表现。

（3）处理：①如为轻度疼痛，不影响休息，应指导患者卧床休息，避免剧烈运动，可采用听音乐、看报纸等方式转移注意力。②如为中度或重度疼痛，可遵医嘱给予止痛药。给予止痛药后需密切观察患者疼痛的状况和用药后的反应，监测生命体征的变化。

症状较轻者给予心理安慰，症状较重者及时报告医生，遵医嘱应用止痛药。

5. 头痛、头晕

（1）预防：用药期间告知患者及家属相关注意事项，嘱其卧床休息。

（2）观察：按时巡视病房，注意观察患者的异常表现，及时倾听患者的主诉。

（3）处理：及时监测患者的生命体征，遵医嘱给予对症处理。

6. 血压升高　　其预防、观察及处理同普纳替尼。

（李梦圆　栾松华）

十五、艾美赛珠单抗

【药物简介】

艾美赛珠单抗（Emesezumab）是一种重组人源化双特异性单克隆抗体。常用于有或无抑制物的血友病A儿童和成人的预防性治疗，以防止出血或降低出血发生的频率。

【给药方法】

仅用于皮下注射。最初 4 周的推荐剂量为 3 mg/kg、每周 1 次，第 5 周起的维持剂量为 1.5 mg/kg、每周 1 次，或 3 mg/kg、每两周 1 次，或 6 mg/kg、每 4 周 1 次。用药前 24 小时停用旁路制剂（基因重组活化凝血因子Ⅶ、活化凝血酶原复合物及凝血酶原复合物）。在不同年龄段患者中，均按同等基于体重剂量给药。

> tips：维持剂量方案应根据医生和患者/照料者对于给药方案的偏好来选择，以提高依从性。

1. **药物保存** 2 ~ 8 ℃避光贮存。勿冷冻、振摇。
2. **药液配制** 无须稀释，可直接皮下注射。注射溶液小于 1 mL 时应采用 1 mL 注射器抽取，注射溶液为 1 ~ 2 mL 采用 2 ~ 3 mL 注射器抽取，超过 2 mL 的注射溶液需分次抽取注射。同时抽取多支药品时，勿在一只注射器中将不同浓度的本品混合使用。因本品不含任何抗菌防腐剂，一旦将其抽取至注射器中，应马上使用。

> tips：使用前，将药瓶置于室温清洁平面约 15 分钟，避免阳光直射。勿使用其他方法预热药瓶。

【药液输注】

1. 物品准备

物品：同重组人干扰素 α1b 物品准备。

药品：盐酸肾上腺素注射液 1 mg，配制好的艾美赛珠单抗。

2. 操作流程　同重组人干扰素 α1b 操作流程（1）~（15）。

【常见不良反应的预防及处理】

（一）注射部位局部反应

注射部位局部反应是接受艾美赛珠单抗治疗患者出现的十分常见的不良反应，临床试验中观察到其严重程度为轻度至中度，95% 的患者未经治疗即恢复。常见的注射部位局部反应症状为注射部位红斑、疼痛、瘙痒。

（1）预防：①掌握注射深度为针梗的 1/3 ~ 1/2。②选用锐利针头，每次注射应当选择不同的注射部位，与前一次注射区域至少间隔 2.5 cm。③勿选择可能与皮带或腰带摩擦的区域注射。注射后勿摩擦注射部位。④推药时，速度要缓慢，用力要均匀。⑤严格皮肤消毒，防止注射部位感染。

（2）观察：注射局部是否出现肿胀、皮肤瘙痒、可触及硬结、脂肪萎缩甚至坏死。

（3）处理：皮肤瘙痒、发红时可用碘伏擦拭患处以缓解症状；对于局部小血肿，一般可自行吸收，也可给予局部冷敷；对于硬结，可选用多磺酸黏多糖乳膏涂抹。

（二）头痛、关节痛

头痛、关节痛是接受艾美赛珠单抗治疗患者最常见不良反应。

1. 头痛

（1）预防：①减少摄酒，所有酒精类饮料都会加重头痛；②日常生活中应避免强光线直接刺激；

③做好心理调适,学会减压,放松心情,选择泡温水浴、做瑜伽等放松运动。规律运动,规律生活。

(2)观察:观察是否在用药期间发生头痛,若是,停药后头痛能逐渐缓解(缓解时间因人而异,可能数月)。

(3)处理:包括生物反馈松弛训练、压力管理和认知行为治疗等。对于头痛较重的患者,需要在医生指导下,根据具体情况给予止痛药。

2. 关节痛

(1)预防:①注意日常护理,经常疼痛的部位要及时保暖,减少深蹲、上下楼等活动,也不要长时间地站立。②肥胖患者注意减肥,以减轻关节承受的压力,进行适当的锻炼,注意在医生的指导下选择一些合适的锻炼方式。

(2)观察:是否出现关节疼痛、肿胀、瘀斑、活动受限等。

(3)处理:避免局部受凉,可对疼痛部位进行热敷;注意休息,若疼痛难以承受,可以遵医嘱给予非甾体抗炎药如布洛芬缓释胶囊,以缓解症状。

(三)血栓性微血管病

血栓性微血管病(thrombotic microan-giopathy,TMA)是由小血管内血小板微血栓引起的具有潜在致命风险的疾病,是一组急性临床综合征,呈微血管病性溶血性贫血、血小板减少及由于微循环中血小板血栓造成的器官受累表现。患者可出现急性肾损伤、神经系统异常和(或)心肌缺血。微血管主要是指微小动脉、毛细血管和微小静脉,部分小血管腔内可见血栓形成。

（1）预防：研究证实大剂量活化凝血酶原复合物在艾美赛珠单抗存在的情况下会导致过量凝血酶产生，从而导致血栓或血栓性微血管病事件的发生风险增加，因此应尽量避免 24 小时内同时使用活化凝血酶原复合物。

（2）观察：①监测血象，观察是否出现新的血小板减少、贫血、蛋白尿、血压升高。②密切观察肾功能指标。③观察心率、血氧饱和度，根据需要及早进行超声心动图检查。④观察患者的意识状态、肌张力、定向能力，警惕有无头晕、头痛、肢体发麻、眩晕等癫痫发作的先兆。⑤观察患者的大便及腹痛情况，必要时行肠镜检查。

（3）处理：以去除病因和支持治疗为主。立即终止活化凝血酶原复合物治疗并停用艾美赛珠单抗。

（四）横纹肌溶解综合征

横纹肌溶解综合征是一种肌肉坏死和细胞内肌肉成分释放到循环中的综合征。肌酸激酶水平通常显著升高，可能出现肌肉疼痛和肌红蛋白尿。疾病的严重程度从血清肌酸激酶无症状升高到与肌酸激酶升高、电解质失衡、急性肾损伤和弥散性血管内凝血相关的危及生命的疾病不等，是使用艾美赛珠单抗治疗患者在中度劳累活动后的潜在不良反应。

（1）预防：用药期间不要激烈运动。此外，要注意锻炼后的休息和恢复，不要马上转换运动模式，应在运动后做适当的拉伸和放松活动。另外，在运动前应该做好充分的热身运动，避免受伤；也要注意自己的饮食和水分摄入，保证身体有足够的营养和水分。

（2）观察：①是否存在以下临床表现，包括尿色异常、少尿、受累肌肉肿胀、疼痛、压痛以及低血容量休克等。②实验室检查：包括肌红蛋白尿、血肌酐蛋白升高、血清肌酸激酶显著增高、合并急性损伤时血清肌酐升高及电解质、酸碱平衡紊乱等。

（3）处理：尽早补液以纠正低血容量和肾脏缺血，促进肌红蛋白从肾脏排出，防治高钾血症，预防急性肾损伤。生命体征稳定后尽快去除病因，处理其他多脏器损伤。经补液治疗急性肾损伤无明显好转时，应给予血液净化治疗，同时注意营养治疗。

（李娜　秦然）

参考文献

1. 中国临床肿瘤学会（CSCO）抗肿瘤药物治疗安全管理专家委员会.海曲泊帕临床应用指导原则.白血病·淋巴瘤，2022，31（10）：577-582.
2. SIMONE, BIROCCHI, GIAN M, et al. Thrombopoietin receptor agonists for the treatment of primary immune thrombocytopenia: a meta-analysis and systematic review. Platelets, 2021, 32（2）: 216-226.
3. DENG J, HU H, HUANG F, et al. Comparative efficacy and safety of thrombopoietin receptor agonists in adults with thrombocytopenia: a systematic review and network Meta-analysis of randomized controlled trial. Frontiers in Pharmacology, 2021, 12: 704093.
4. 曹珊珊，关月，张筱芳，等.血小板生成素受体激动剂致不良反应的文献分析.中国药物应用与监测，2022，19（1）：34-38.
5. MURPHY P. Risk of thrombosis with thrombopoietin receptor agonists for ITP patients. Crit Rev Oncol Hematol, 2022, 7（174）: 103653.

6. 陈灿, 张其坤, 许青. 新型血小板生成素受体激动剂: 阿伐曲泊帕. 中国新药与临床杂志, 2020, 39 (11): 652-656.
7. 于立婷, 刘螺, 史爱欣. 血小板生成素受体激动剂 avatrombopag 的药理作用及临床评价. 中国新药杂志, 2019, 28 (8): 908-912.
8. 中华医学会血液分会血栓与止血学组. 成人原发免疫性血小板减少症诊断与治疗中国指南 (2020 年版). 中华血液学杂志, 2020, 41 (8): 617-623.
9. DONG Y, XIA Z, ZHOU J, et al. Risk of thrombotic events in immune thrombocytopenia patients treated with thrombopoietic agents: a systematic review and meta-analysis. Thromb J, 2023, 21 (1): 69.
10. LIU Y, ZHANG H X, SU J, et al. Efficacy and incidence of treatment-related adverse events of thrombopoietin receptor agonists in adults with immune thrombocytopenia: a systematic review and network Meta-analysis of randomized controlled study. Acta Haematol, 2023, 146 (3): 173-184.
11. 许洪铭. 生物制剂治疗成人持续性或慢性免疫性血小板减少症疗效与安全性评价的网状 Meta 分析. 湛江: 广东医科大学, 2022.
12. DAVER N, KANTARJIAN H, GARCIA-MANERO G, et al. Vosaroxin in combination with decitabine in newly diagnosed older patients with acute myeloid leukemia or high-risk myelodysplastic syndrome. Haematologica, 2017, 102 (10): 1709-1717.
13. 雨欣, 孙耀, 谢婧, 等. 含地西他滨预处理方案的 allo-HSCT 治疗 MDS 和 MDS-AML 的疗效及安全性. 中国实验血液学杂志, 2023, 31 (2): 522-53l.
14. 邱硕人, 陈宁萍, 曹蕾, 等. 骨髓增生异常综合征患者地西他滨治疗的护理. 护理学杂志, 2019, 34 (23): 34-35.
15. 张雪燕, 周乐山. 化疗药物静脉外渗的护理. 中国老年学杂志, 2014, 34: 3502-3503.
16. 李娟. 地西他滨治疗成人急性髓细胞白血病的疗效及不良反应分析. 中国合理用药探索, 2017, 14 (7): 55-57.
17. 吕茹迪, 杨艳丽, 李佳佳, 等. 地西他滨治疗骨髓增生异常综合征的临床疗效和不良反应观察. 当代医学, 2017,

23（31）：36-40.
18. 中国中西医结合学会血液学专业委员会骨髓增生异常综合征专家委员会.骨髓增生异常综合征中西医结合诊疗专家共识（2018年）.中国中西医结合杂志，2018，38（8）：914-920.
19. 黄晓军.骨髓增生异常综合征伴原始细胞增多（MDS-EB）诊疗指南（2022年版）.全科医学临床与教育，2022，20（6）：483-485.
20. 纪国超.阿扎胞苷治疗老年骨髓增生异常综合征的效果.临床医学，2023，43（5）：112-115.
21. 薛敏，朱晓晓，贾文琪.阿扎胞苷治疗骨髓增生异常综合征的综合护理干预研究.基层医学论坛，2021，25（21）：3095-3097.
22. 刘玉萍，苗若楠.康惠尔溃疡贴防治阿扎胞苷注射部位不良反应的疗效观察.循证护理，2023，9（8）：1496-1498.
23. 崔海燕，刘泽林，金梦迪，等.阿扎胞苷治疗中高危骨髓增生异常综合征的临床疗效观察.中国实用医药，2022，17（6）：186–188.
24. SALLMAN D A, DEZERN A E, GARCIA-MANERO G, et al. Eprenetapopt（APR-246）and azacitidine in TP53-mutant myelodysplastic syndromes. Journal of Clinical Oncology，2021，39（14）：1584-1594.
25. NGUYEN P, SAFDAR J, MOHAMED A, et al. Azacitidine-induced pneumonitis and literature review. BMJ Case Rep，2020，13（10）：e236349.
26. 张庆文.抗肿瘤药阿扎胞苷.上海医药，2012，33（23）：45-48.
27. 崔灿，许宏，崔中光，等.国产阿扎胞苷治疗骨髓增生异常综合征效果及安全性.青岛大学学报（医学版），2021，57（1）：51-54.
28. 罗涛，夏海龙.卡非佐米治疗多发性骨髓瘤的疗效及安全性的系统评价.中国实验血液学杂志，2019，27（6）：1887-1893.
29. 符美华.硼替佐米联合地塞米松治疗多发性骨髓瘤的临床分析.中外医疗，2019，38（20）：92-94.

30. 张冲,蔡执中,汤健,等.不同剂量卡非佐米对多发性骨髓瘤大鼠SDF-1 CXCR4表达的影响及作用机制.西部医学,2019,31(8):1196-1200.
31. 于奇宁.免疫球蛋白指标对多发性骨髓瘤的临床诊断价值分析.中国现代医生,2018,56(25):48-50.
32. 陈钦玑.硼替佐米对多发性骨髓瘤患者临床疗效的影响.中国卫生标准管理,2019,10(17):36-38.
33. CHARI A, LARSON-S. HOLKOVA B, et al. Phase I trial of ibrutinib and carfilzomib combination therapy for relapsed or relapsed and refractory multiple myeloma. Leukemia & lymphoma, 2018, 59(11):2588-2594.
34. HAEMMERLE M, STONE R L, MENTER D C, et al. The platelet life line to cancer: challenges and opportunities. Cancer cell, 2018, 33(6):965-983.
35. TAKAGI S, TSUKAMOTO S, PARK J, et al. Platelets enhance multiple myeloma progression via IL-1 β upregulation. Clin Cancer Res, 2018, 4(10):2430-2439.
36. JIN F B, YANG M Z, CHEN Y Y, et al. Ixazomib-associated tumor Lysis syndrome in maluple myelomas a case report. Medicine, 2020, 99(45):e22632.
37. 李晶,庄静丽,魏征,等.日服蛋白酶体抑制剂伊沙佐米治疗多发性骨髓瘤的疗效和安全性研究.中国临床医学,2019,26(2):218-223.
38. KATZ H, SHENOUDA M, DAHSHAN D, et al. A rare case of ixazomib-induced cutaneous necrotizing vasculitis in a patient with relapsed myeloma. Case Rep Hematol, 2019, 2019:6061484.
39. OKA S, ONO K, NOHGAWA M. Ixazomib-induced sweet's syndrome. Leuk Lymphoma, 2019, 60(14):3590-3591.
40. SUYAMA T, ITO S, SHINNGAWA A. I kazomib-induced sweet's syndrome. Int J Hematol, 2020, 111(2):161-162.
41. SHAH C, BISHNOI R, WANG Y, et al. Eficacy and salety of carfilzomib in relapsed and/or refraotory muiiple myeloma: systemalic teview and meta-analysis of 14 mrials. Oncotarget, 2018, 9(34):23704-23717.
42. 中国医师协会血液科医师分会,中华医学会血液学分会,中国医师协会多发性骨髓瘤专业委员会.中国多发性骨髓瘤诊治指南（2020年修订）. 中华内科杂志, 2020, 59（5）: 341-346.
43. 沈悌, 赵永强. 血液病诊断及疗效标准. 4版. 北京: 科学出版社, 2018: 93.
44. RICHARDSON P G, ZWEEGMAN S, O'DONNELL E K, et al. Ixazomib for the treatment of multiple myeloma. Bapert Opin Pharmacother, 2018, 19（17）: 1949-1968.
45. OKAZUKA K, ISHIDA T. Proteasome inhibitors for multiple my-eloma. Jpn J Clin Oncol, 2018, 48（9）: 785 -793.
46. 王鹏, 陈月, 张海英. 治疗成人β-地中海贫血新药: luspatercept. 中国新药与临床杂志, 2021, 40（8）: 568-571.
47. 李富慧, 肖志坚, 徐泽锋. Luspatercept治疗贫血的临床研究进展. 国际输血及血液学杂志, 2022, 45（3）: 205-212.
48. PIGA A, PERROTTA S, GAMBERINI M R, et al. Luspatercept improves hemoglobin levels and blood transfusion requirements in a study of patients with β-thalassemia. Blood, 2019, 133（12）: 1279-1289.
49. CAPPELLINI M D, TAHER A T. The use of luspatercept for thalassemia in adults. Blood Adv, 2021, 5（1）: 326-333.
50. PIGA A, LONGO F, GAMBERINI M R, et al. Long-term safety and erythroid response with luspatercept treatment in patients with β-thalassemia. Ther Adv Hematol, 2022, 13: 20406207221134404.
51. DIGHRIRI I M, ALRABGHI K K, SULAIMAN D M, et al. Efficacy and safety of luspatercept in the treatment of β-thalassemia: a systematic review. Cureus, 2022, 14（11）: e31570.
52. SHETH S, TAHER A T, COATES T D, et al. Management of luspatercept therapy in patients with transfusion-dependent β-thalassaemia. Br J Haematol, 2023, 201（5）: 824-831.
53. FENAUX P, PLATZBECKER U, MUFTI G J, et al. Luspatercept in patients with lower-risk myelodysplastic syndromes. N Engl J Med, 2020, 382（2）: 140-151.
54. KANG C, SYED Y Y. Luspatercept: a review in transfusion-dependent anaemia due to myelodysplastic syndromes or β-thalassaemia. Drugs, 2021, 81（8）: 945-952.

55. 吴歆，戚务芳，王志强，等.风湿病靶向药物使用规范.中华内科杂志，2022，61（7）：756-763.
56. 张玉丽，雷明君，张晓光，等.《中国银屑病生物治疗专家共识（2019）》解读.河北医科大学学报，2020，41（8）：869-872.
57. ROEST L H, KOSSE L J, VAN LINT J A, et al. Disease-specific ADRs of TNF-α inhibitors as reported by patients with inflammatory rheumatic diseases: a registry-based prospective multicenter cohort study. Expert Opin Drug Saf, 2023, 22（3）: 203-211.
58. EDWARDS C J, BUKOWSKI J F, BURNS S M, et al. An analysis of real-world data on the safety of etanercept in older patients with rheumatoid arthritis. Drugs Aging, 2020, 37（1）: 35-41.
59. HANSEL K, BIANCHI L, TRAMONTANA M, et al. Immediate local and systemic hypersensitivity due to etanercept and adalimumab. J Allergy Clin Immunol Pract, 2019, 7（2）: 726-727.
60. MURDACA G, NEGRINI S, MAGNANI O, et al. Update upon efficacy and safety of etanercept for the treatment of spondyloarthritis and juvenile idiopathic arthritis. Modern rheumatology, 2018, 28（3）: 417-431.
61. AKIHITO F, YASUHIRO N, NAOFUMI Y. Primary cutaneous diffuse large B-cell lymphoma, leg type, in a patient with rheumatoid arthritis undergoing etanercept therapy. Modern rheumatology case reports, 2021, 5（2）: 195-199.
62. SIZHENG Z, EDUARDO M, ROBERT J M. Etanercept for the treatment of rheumatoid arthritis. Immunotherapy, 2018, 10（6）: 433-445.
63. CORRELL C K, STRYKER S, COLLIER D, et al. Occurrence of adverse events and change in disease activity after initiation of etanercept in paediatric patients with juvenile psoriatic arthritis in the CARRA registry. RMD Open, 2023, 9（2）: e002943.
64. ANNA C, FEDERICO D, EMANUELA M, et al. Safety update of etanercept treatment for moderate to severe plaque psoriasis. Expert opinion on drug safety, 2020, 19（4）: 439-448.

65. SONG W K, CHO A R, YOON Y H. Highly suspected primary intraocular lymphoma in a patient with rheumatoid arthritis treated with etanercept: a case report. BMC Ophthalmol, 2018, 18 (1): 156.
66. 李媛, 咸务芳, 史玉泉, 等. TNF-α 拮抗剂治疗类风湿关节炎的临床效果. 中华医院感染学杂志, 2021, 31 (1): 73-77.
67. 冯慧. 重组人白介素 -2 致毛细血管渗漏综合征的急救与护理措施分析. 中国实用医药, 2018, 13 (26): 80-81.
68. 王永静. 重组人白介素 -2 致间歇性药物热 1 例. 药品评价, 2015, 12 (4): 43-44.
69. 任艳梅. 53 例恶性胸腔积液患者重组人白介素 -2 治疗的观察和护理. 世界最新医学信息文摘, 2018, 18 (31): 188, 190.
70. 张燕, 霍忠超. 恩度、顺铂及重组人白介素 -2 联合热疗治疗恶性腹腔积液的临床观察. 肿瘤药学, 2022, 12 (2): 228-233.
71. 吕建龙. 重组人白介素 -2 纯化工艺的改进及放大研究. 北京: 北京化工大学, 2018.
72. JUN K, SEOUNGHUN K, WON K K, et al. Nanoparticle delivery of recombinant IL-2 (BALLkine-2) achieves durable tumor control with less systemic adverse effects in cancer immunotherapy. Biomaterials, 2022, 280: 121257.
73. 孙琳琳, 戎殳, 叶朝阳, 等. 达依泊汀 α 在维持性血液透析患者中单次静脉给药的安全性和耐受性. 中华肾脏病杂志, 2009, 25 (11): 832-836.
74. 海颖. 安进公司修改达依泊汀 α 说明书的安全信息. 中国药物警戒, 2005, 2 (2): 124-124.
75. 孙琳琳. 长效红细胞刺激蛋白在慢性肾衰竭血透患者中单次静脉给药的安全性和药代动力学研究. 第二军医大学, 2007.
76. 张静. 长效红细胞生成素的研究进展和临床应用. 中国血液净化, 2012, 11 (9): 519-522.
77. 袁群生, 郑法雷. 慢性肾脏病患者贫血治疗中的几个关键问题. 北京医学, 2009, 31 (3): 182-184.
78. KANBAY M, AKCAY A, DELIBASI T, et al. Comparison of effects of darbepoetin alfa and epoetin alfa on serum

79. FOLLODER J. Effects of darbepoetin alfa administered every two weeks on hemoglobin and quality of life of patients receiving chemotherapy. Oncology Nursing Forum, 2005, 32（1）: 81-91.
80. 熊方武, 余传隆, 白江秋, 等. 中国临床药物大辞典: 化学药卷. 北京: 中国医药科技出版社, 2018.
81. 徐伟玲. 重组人促红素联合蔗糖铁治疗尿毒症贫血患者的疗效及对氧化应激反应的影响. 透析与人工器官, 2021, 32（2）: 23-24, 36.
82. 冯晓虹. 重组人促红素与铁剂联合治疗新生儿贫血的临床效果. 智慧健康, 2022, 8（12）: 88-90.
83. 杜桂英. 重组人促红素治疗肾性贫血疗效观察. 实用中西医结合临床, 2018, 18（1）: 79, 112.
84. DWITANTO K, ANGGINY N, SUTANDAR W. Comparative study of recombinant human erythropoietin (rhEPO) products on CKD (chronic kidney disease) patients. Drug Res (Stuttg), 2023, 73（5）: 271-278.
85. WAN H L, ZHANG B G, CHEN C, et al. Recombinant human erythropoietin ameliorates cognitive dysfunction of APP/PS1 mice by attenuating neuron apoptosis via HSP90β. Signal Transduct Target Ther, 2022, 7（1）: 149.
86. 陈红利, 孔旭东, 徐升. 长、短效重组人粒细胞刺激因子治疗乳腺癌化疗后白细胞减少症的效果. 河南医学研究, 2021, 30（36）: 6757-6760.
87. 张明辉, 曾令荣, 黄雪梅. 重组人粒细胞刺激因子脱敏药物治疗实践一例. 临床药物治疗杂志, 2021, 19（4）: 90-92.
88. 陈东玉, 臧玉柱. 重组人粒细胞刺激因子注射液对白血病化疗患者骨髓抑制及外周血象的影响. 内蒙古医学杂志, 2020, 52（1）: 68-70.
89. 司艳辉, 王洋洋, 李冰, 等. 重组人粒细胞刺激因子联合VDLP方案治疗费城染色体阴性急性淋巴细胞白血病患者的临床效果. 中国当代医药, 2020, 27（4）: 96-99.
90. 宋文艳, 张丽军, 阚文超. 重组人粒细胞刺激因子注射液不同给药途径对白血病化学治疗患者的影响. 临床与病理杂志, 2018, 38（1）: 74-77.

91. 单瑞睿. 重组人粒细胞集落刺激因子不良反应的文献分析. 临床合理用药杂志, 2022, 15 (16): 165-168.
92. 王阿娇. 聚乙二醇化重组人粒细胞刺激因子致过敏性休克1例. 药物流行病学杂志, 2022, 31 (12): 854-856.
93. 杨爱玲, 王岩, 付玉芳. 聚乙二醇化重组人粒细胞刺激因子注射液过敏反应1例. 军事医学, 2021, 45 (9): 720-721.
94. 黄晓光, 林灿峰, 林连兴. 聚乙二醇化重组人粒细胞刺激因子注射液对癌症患者粒细胞的作用. 实用癌症杂志, 2020, 35 (7): 1166-1169.
95. 李晓燕, 潘莹, 魏雪. 聚乙二醇化重组人粒细胞刺激因子致白细胞增多的国内外文献分析. 中国医院药学杂志, 2018, 38 (24): 2580-2583.
96. 中国医师协会放射肿瘤治疗医师分会, 中华医学会放射肿瘤治疗学分会, 中国抗癌协会肿瘤放射治疗专业委员会. 同步放化疗期间应用聚乙二醇化重组人粒细胞刺激因子中国专家共识 (2023版). 中华肿瘤防治杂志, 2023, 30 (6): 333-340.
97. 常娟, 李焱, 刘晓燕, 等. 重组人血小板生成素治疗血液肿瘤化疗后血小板减少的临床应用效果. 吉林医学, 2023, 44 (1): 136-138.
98. 赵志远, 孟艳秋, 甘慧, 等. 血小板生成类药物研究进展. 军事医学, 2021, 45 (8): 626-631.
99. NAKAMURA-ISHIZU A, SUDA T. Multifaceted roles of thrombopoietin in hematopoietic stem cell regulation. Ann N Y Acad Sci, 2020, 1466 (1): 51-58.
100. 尹超, 王瑜鹏. 使用重组人血小板生成素减少肝硬化患者术前血小板输注的效果. 血栓与止血学, 2021, 27 (3): 458-459.
101. 史艳侠, 邢镨元, 张俊, 等. 中国肿瘤化疗相关性血小板减少症专家诊疗共识 (2019版). 中国肿瘤临床, 2019, 46 (18): 923-929.
102. 汪秀芳, 邢亚群. 某医院重组人血小板生成素注射液应用合理性评价. 安徽医药, 2022, 26 (9): 1896-1899.
103. ARAI S, SHIBAZAKI C, ADACHI M, et al. The non-glycosylated N-terminal domain of human thrombopoietin is a

molten globule under native conditions. FEBS J, 2019, 286（9）: 1717-1733.
104. BLAIR H A. Emicizumab: a review in haemophilia A. Drugs, 2019, 79（15）: 1697-1707.
105. MAHLANGU J, IORIO A, KENET G. Emicizumab state-of-the-art update. Haemophilia, 2022, 28（4）: 103-110.
106. MAHLANGU J, OLDENBURG J, PAZ-PRIEL I, et al. Emicizumab prophylaxis in patients who have hemophilia a without inhibitors. N Engl J Med, 2018, 379（9）: 811-822.
107. CALLAGHAN MU, NEGRIER C, PAZ-PRIEL I, et al. Long-term outcomes with emicizumab prophylaxis for hemophilia A with or without FVIII inhibitors from the HAVEN 1-4 studies. Blood, 2021, 137（16）: 2231-2242.
108. 李艳娇, 张永凯, 张姝月, 等. 治疗 A 型血友病新药 -Emicizumab. 实用药物与临床, 2019, 22（10）: 1112-1116.
109. YADA K, NOGAMI K, OGIWARA K, et al. Global coagulation function assessed by rotational thromboelastometry predicts coagulation-steady state in individual hemophilia A patients receiving emicizumab prophylaxis. International journal of hematology, 2019, 110（4）: 419-430.
110. LANGER A L, ETRA A, ALEDORT L. Evaluating the safety of emicizumab in patients with hemophilia A. Expert opinion on drug safety, 2018, 17（12）: 1233-1237.
111. KNOEBL P, THALER J, JILMA P, et al. Emicizumab for the treatment of acquired hemophilia A. Blood, 2021, 137（3）: 410-419.
112. WILSON J A, HAYDEN S, ASAMOAH A, et al. Emicizumab associated rhabdomyolysis in hemophilia A. Clin Hematol Int, 2020, 2（4）: 165-167.
113. 梁晶晶, 杨林花. 非因子产品治疗血友病的进展. 中国实验血液学杂志, 2022, 30（4）: 1301-1304.
114. PIPE S W, SHIMA M, LEHLE M, et al. Efficacy, safety, and pharmacokinetics of emicizumab prophylaxis given every 4 weeks in people with haemophilia A（HAVEN 4）: a multicentre, open-label, non-randomised phase 3 study. Lancet Haematol, 2019, 6（6）: e295-e305.

115. RECHT M. Safety first: Tracking adverse events associated with new therapies for people with hemophilia. J Thromb Haemost, 2021, 19 (Suppl1): 3-5.
116. 陈敏, 方翼. 双特异性抗体的免疫原性. 中国临床药理学与治疗学, 2021, 26 (10): 1208-1212.
117. 杨仁池. 我如何治疗血友病合并抑制物. 中华血液学杂志, 2019, 40 (10): 801-803.